Health

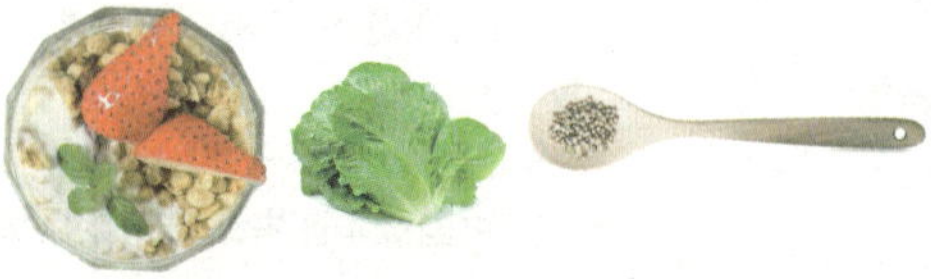

吃对食物，轻松调理亚健康

陈治锟 / 主编

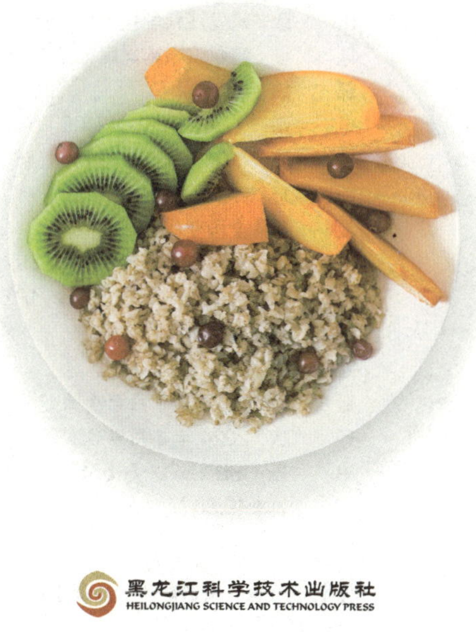

黑龙江科学技术出版社
HEILONGJIANG SCIENCE AND TECHNOLOGY PRESS

图书在版编目（CIP）数据

吃对食物，轻松调理亚健康 / 陈治锟主编 . -- 哈尔滨 : 黑龙江科学技术出版社 , 2021.9（2024.1 重印）
ISBN 978-7-5719-1020-4

Ⅰ . ①吃… Ⅱ . ①陈… Ⅲ . ①食物养生－基本知识 Ⅳ . ① R247.1

中国版本图书馆 CIP 数据核字 (2021) 第 125988 号

吃对食物，轻松调理亚健康
CHI DUI SHIWU,
QINGSONG TIAOLI YAJIANKANG

主　　编　陈治锟
策划编辑
封面设计　深圳·弘艺文化 HONGYI CULTURE
责任编辑　徐　洋
出　　版　黑龙江科学技术出版社
地　　址　哈尔滨市南岗区公安街 70-2 号
邮　　编　150007
电　　话　（0451）53642106
传　　真　（0451）53642143
网　　址　www.lkcbs.cn
发　　行　全国新华书店
印　　刷　天津旭丰源印刷有限公司
开　　本　710 mm × 1000 mm　1/16
印　　张　13
字　　数　200 千字
版　　次　2021 年 9 月第 1 版
印　　次　2024 年 1 月第 3 次印刷
书　　号　ISBN 978-7-5719-1020-4
定　　价　49.80 元

目录
CONTENTS

PART 01 亚健康，你不知道的那些事儿

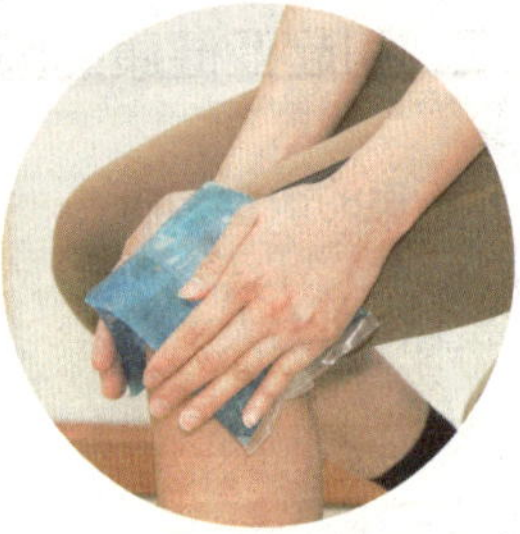

PART 02 体虚是亚健康的表现

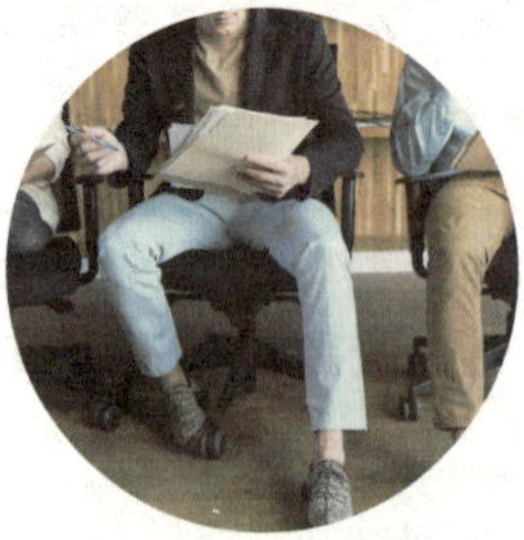

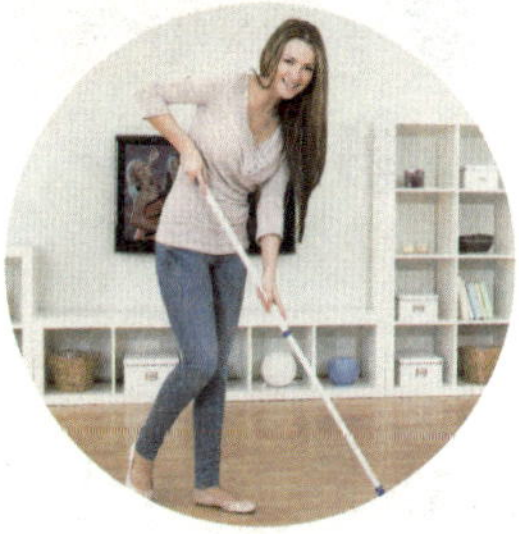

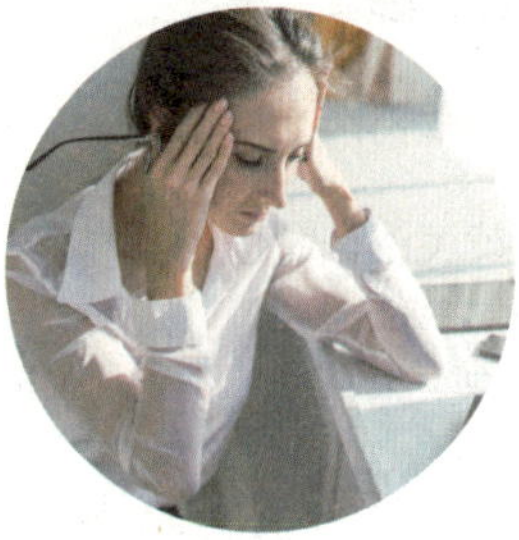

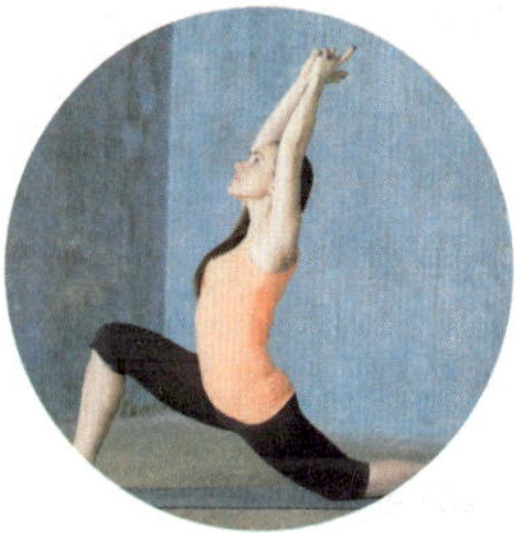

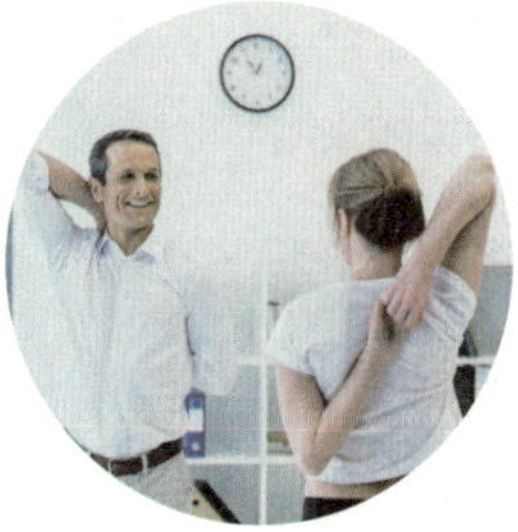

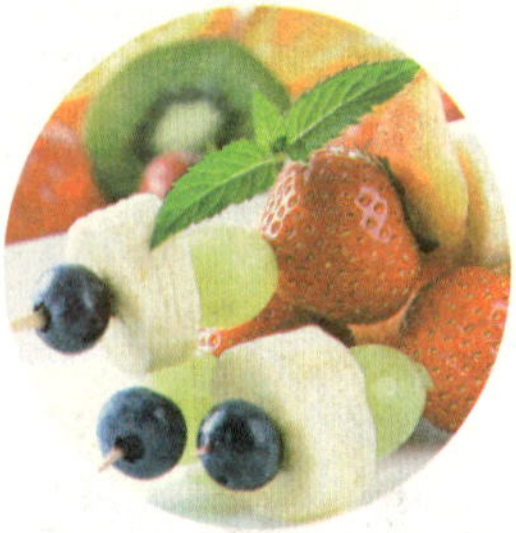 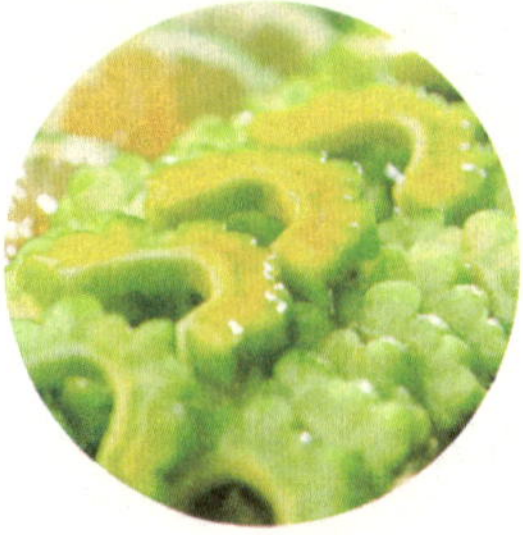 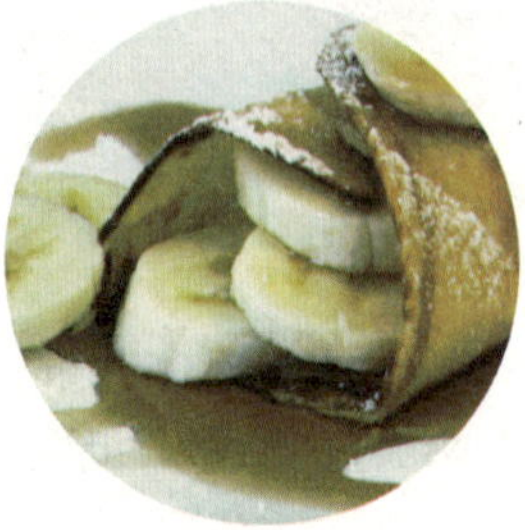

PART 03 19种女性亚健康病症食疗方案

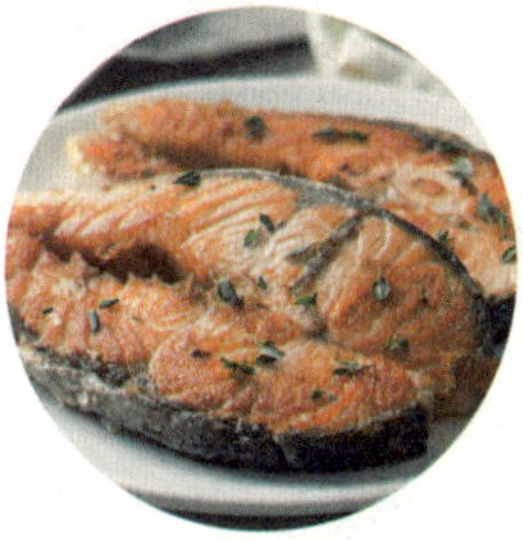
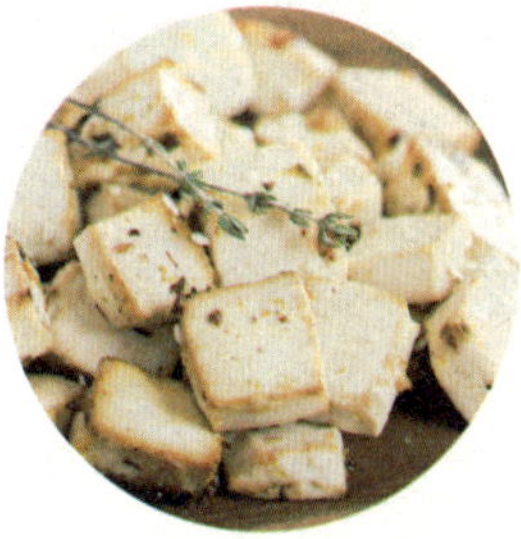
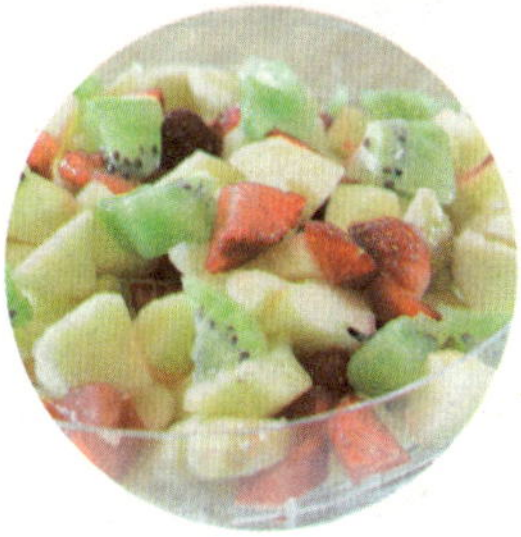

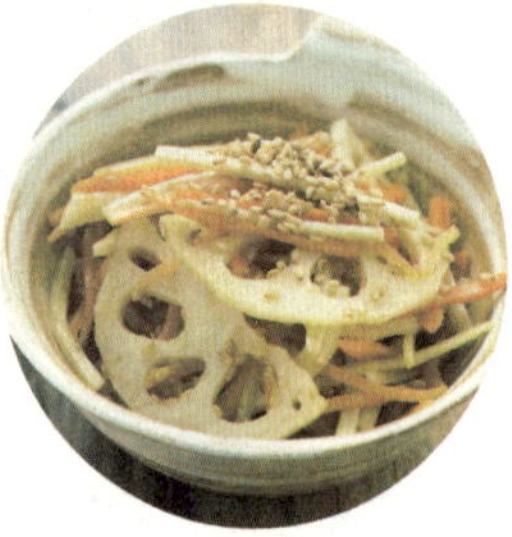 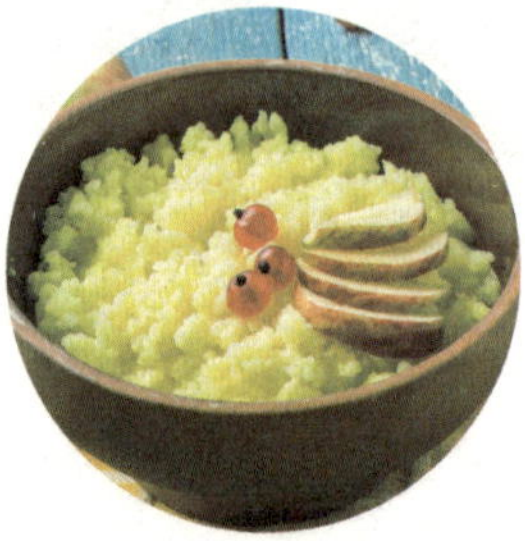 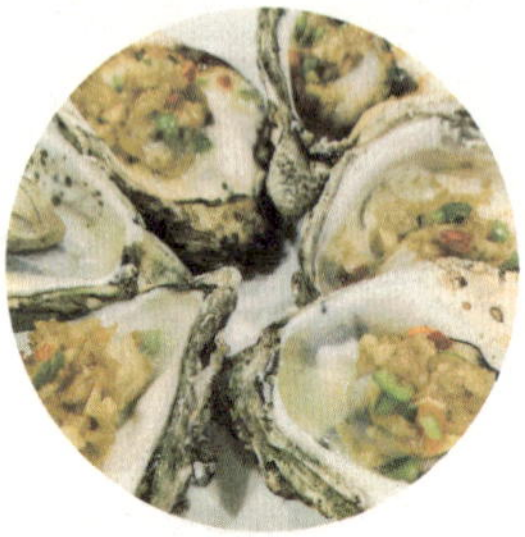

PART 04 12种男性亚健康病症食疗方案

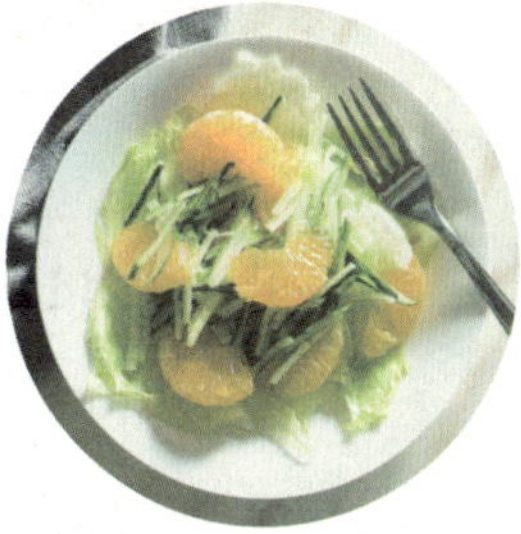 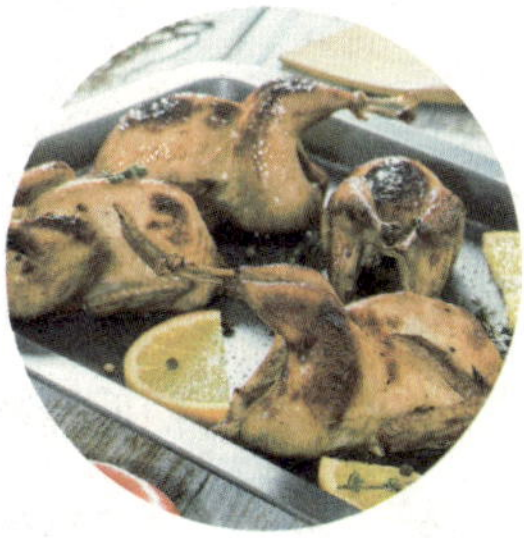 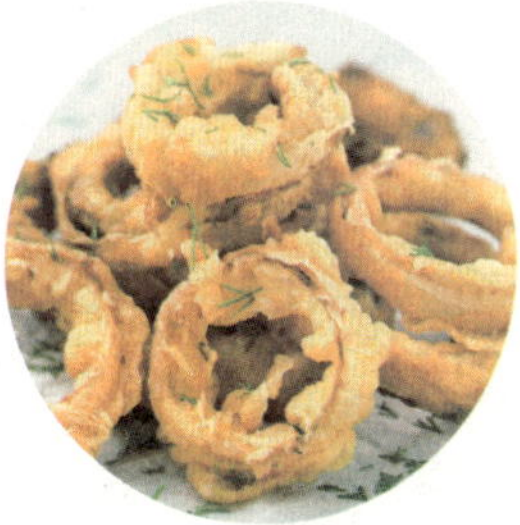

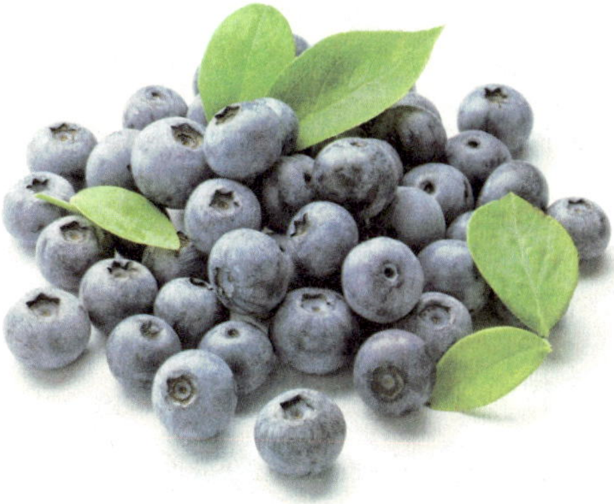

PART 05 每天拉筋 10 分钟，轻松远离亚健康

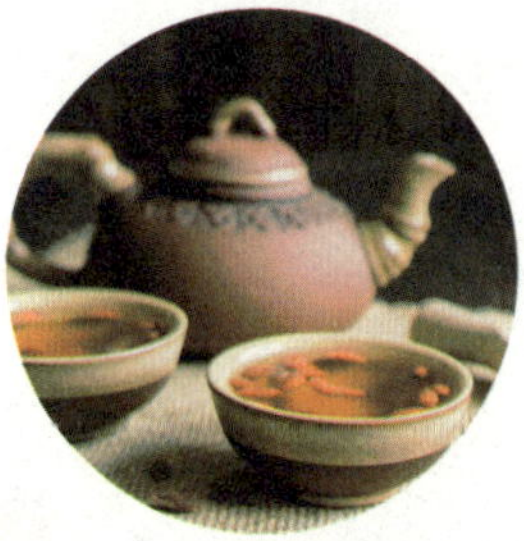

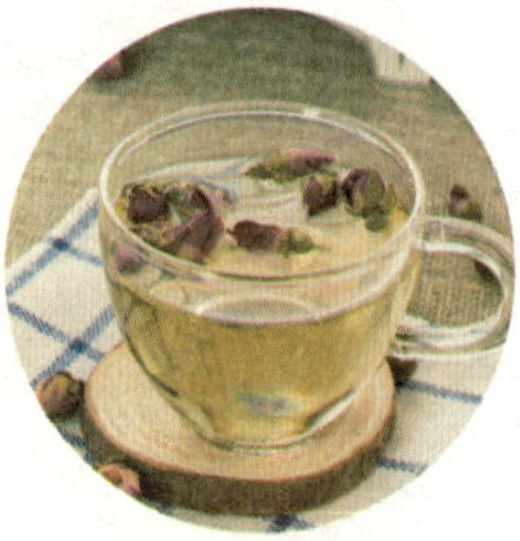

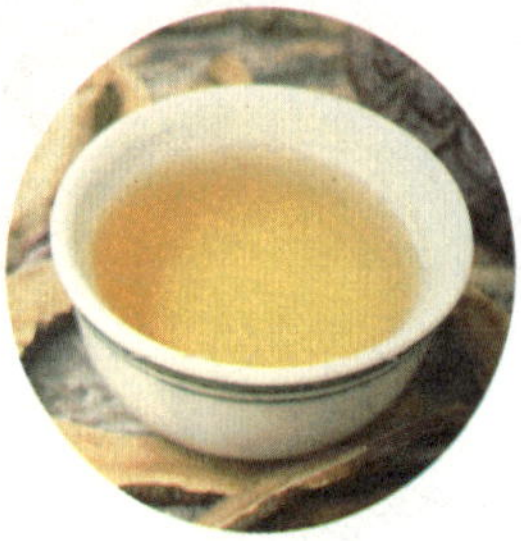

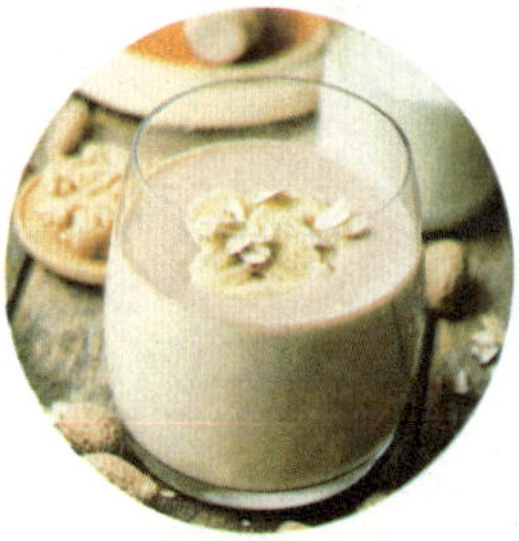

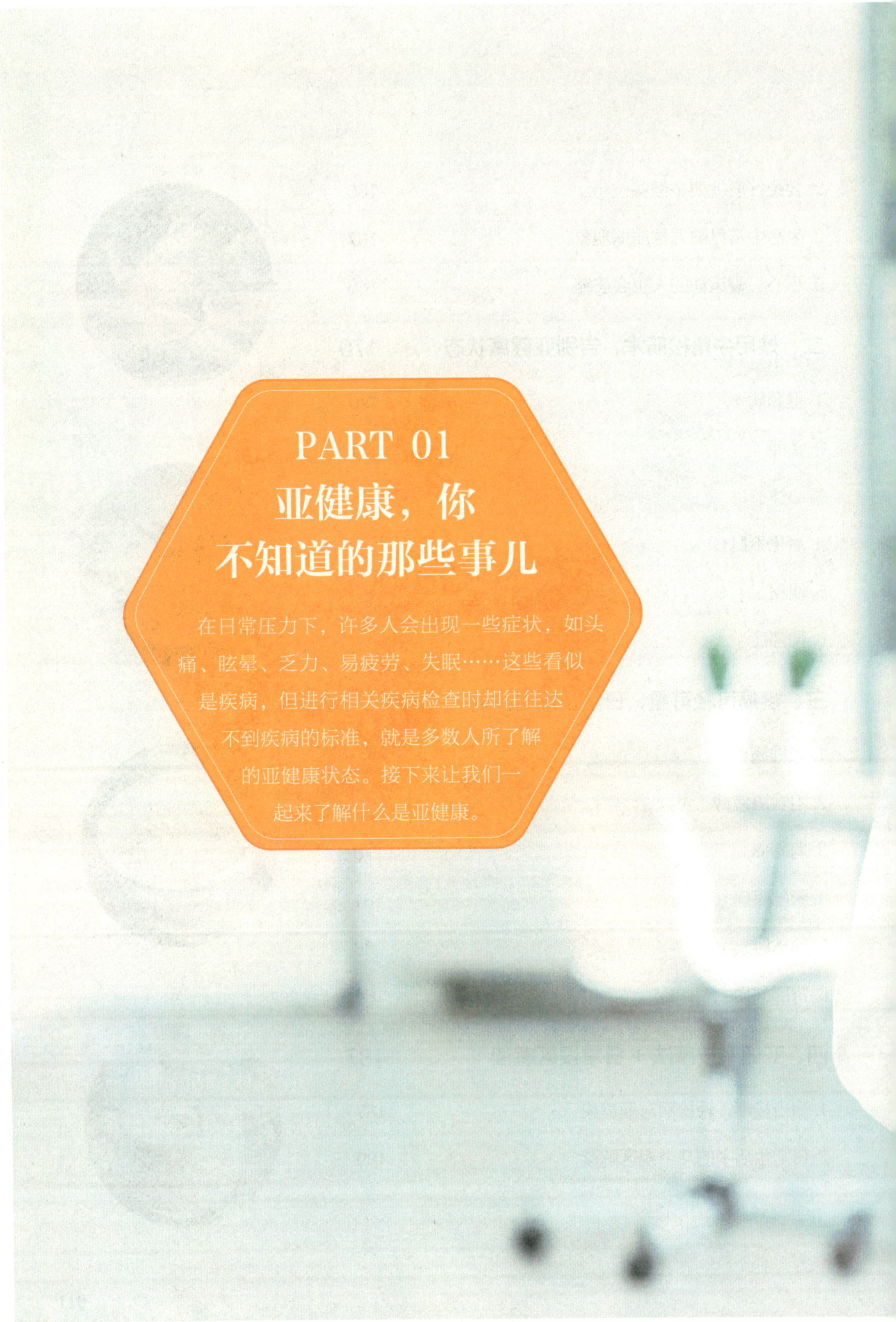

PART 01
亚健康，你不知道的那些事儿

在日常压力下，许多人会出现一些症状，如头痛、眩晕、乏力、易疲劳、失眠……这些看似是疾病，但进行相关疾病检查时却往往达不到疾病的标准，就是多数人所了解的亚健康状态。接下来让我们一起来了解什么是亚健康。

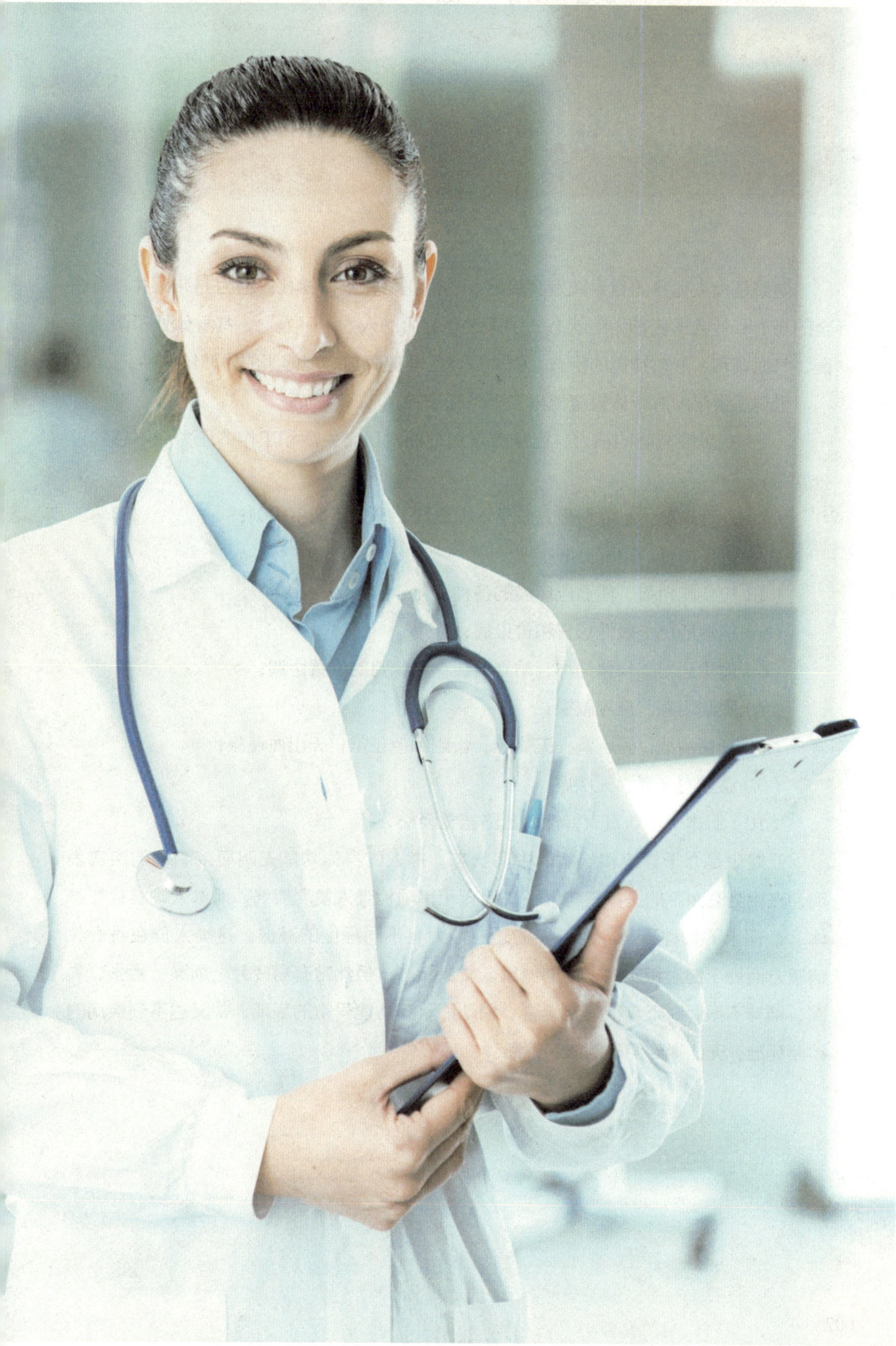

一、亚健康是不是“病”

健康是指人体各器官系统发育良好、功能正常，身体健壮，精力充沛，并具有健全的身心和社会适应能力的状态。中医学称健康的人为“平人”，其身体处于阴阳平衡、气血调和、形与神俱的状态，强调身体生理健康与心理健康的协调统一性。

世界卫生组织对个体健康提出了十条标准：

（1）有足够充沛的精力，能从容不迫地面对日常生活和工作的压力而不感到过分紧张；

（2）处世乐观，态度积极，乐于承担责任，事无巨细不挑剔；

（3）善于休息，睡眠良好；

（4）应变能力强，能适应环境的各种变化；

（5）能够抵抗一般性感冒和传染病；

（6）体重适当，身体匀称，站立时头、臂、臀的位置协调；

（7）眼睛明亮，反应敏锐；

（8）牙齿清洁，无空洞，无痛感，齿龈颜色正常，无出血现象；

（9）头发有光泽，无头屑；

（10）肌肉、皮肤富有弹性，走路感觉轻松。

亚健康是介于健康和疾病的中间状态，指人的身体功能无明显或明确的疾病表现，在相当高水平的医疗机构经系统检查和单项检查未发现疾病，而本人确实存在身体、心理上的种种不适，对外界的适应能力有不同程度的减退。这类人群在身心、情感方面处于健康和疾病之间的健康低质量状态，虽然常有易疲劳、烦躁、紧张、失眠、精神不振、缺乏食欲、易感冒、稍动即累等功能异常的表现，却又达不到疾病的诊断标准，无法得到明确的病名诊断。

二、亚健康的症状

亚健康人群的症状常表现在以下几个方面：

1.躯体亚健康

主要表现为不明原因或排除疾病原因的面色无光泽或晦暗、皮肤粗糙、易疲劳、活动后心慌气短、四肢酸软或疼痛、毛发易脱落、眼睛干涩、视物模糊、听力下降、食欲不振、便秘、尿频、尿急、头晕、头痛、月经不调、性功能下降等。

2.心理亚健康

表现为精神不振或紧张、睡眠异常、心情抑郁、焦虑不安、急躁易怒、情绪不稳定、脾气暴躁、思维不清晰、记忆力下降、注意力不集中、缺乏或丧失信心、遇事犹豫不决等。

3.潜病亚健康

表现为体检中一些生物参数偏离了正常范围，但够不上疾病的诊断标准，临床上也无明显不适，可能是某些疾病的病前生理病理改变。例如，血压偏高（临界高血压）、血脂偏高、血糖偏高，但未达到高血压、高脂血症、糖尿病的诊断标准。

4.社会适应性亚健康

难以适应工作、生活、学习等环境，不能坦然面对挫折，人际关系协调能力欠佳，家庭不和睦，自我认同感较差，幸福感较差。角色错位和不适应是社会适应性亚健康的集中表现。

三、引起亚健康的因素

引起亚健康的因素较多，主要包括以下几个方面：

1.不良的饮食习惯

高脂肪、高蛋白、高热量的饮食结构，过饥过饱的饮食不均衡状态，酗酒的生活习惯等，易造成消化系统功能的损害，日积月累导致亚健康状态。

2.工作压力大

现代社会竞争比较激烈，工作节奏快、时间长、强度大，熬夜睡眠时间短等现象已经成为都市生活的主旋律，导致身体长期处于不能正常休息和放松的状态。睡眠不足则使人的体力、脑力下降，反应迟钝，注意力不能集中；长期的身体和精神上的疲乏使工作、学习能力逐渐下降，进而影响机体的正常功能，导致亚健康状态的出现。

3.精神心理因素

许多人在现实生活中面临诸多如学业、择偶、工作、社交、情感等理想与现实的矛盾，身上都不同程度地存在着抑郁心理、嫉妒心理、虚荣心理、求全心理、矛盾心理等。当不良的精神因素打乱了心理平衡状态或超越了自身可调节的范围，则造成亚健康或病理状态。

4.缺乏运动

适当的运动可促进全身的新陈代谢，去腐生新，增强体质。但如果长时间缺乏运动，则易影响气血的正常运行，长此以往会出现亚健康状态。

四、你是否处于亚健康状态

出现躯体症状、精神心理症状、社会适应能力下降等方面的表现中的任何一条，并经系统检查排除可能导致该症状的疾病，即可判定为亚健康。到目前为止，检测亚健康状态的方式无外乎自测和他测两种。“他测”是依靠仪器测定，“自测”是自我测定。自我测定可通过相关健康问卷或量表进行。

亚健康状态自测表

以下自测表，如果你的得分累计超过30分，表明健康已敲响警钟；如果超过50分，赶紧去医院找医生，调理自己的身心，或是好好地休息一段时间。

（1）早上起床时有持续的头发掉落。（5分）

（2）感到情绪有些抑郁，会对着窗外发呆。（3分）

（3）昨天想好的事，今天怎么也想不起来了，且最近经常出现这种情况。（10分）

（4）害怕走进办公室，觉得工作令人厌倦。（5分）

（5）不想面对同事和上司，有自闭症式的渴望。（5分）

（6）工作效率下降，上司已表达了对你的不满。（5分）

（7）工作1小时后就感到身体疲倦、胸闷气短。（10分）

（8）工作情绪始终无法高涨。无明火很大，但又没有精力发作。（5分）

（9）一日三餐进食甚少，排除天气因素，即使非常适合自己口味的菜也食之无味。（5分）

（10）盼望早早地逃离办公室，目的是能回家躺在床上休息片刻。（5分）

（11）对城市的污染和噪音非常敏感，比常人更渴望清幽、宁静的山水和放松身心。（5分）

（12）不再热衷与朋友聚会，有种强打精神、勉强应酬的感觉。（5分）

（13）晚上经常睡不着，睡着了也老是做梦，睡眠质量差。（10分）

（14）体重有明显的下降趋势，早上起来发现眼眶深陷、下巴突出。（10分）

五、吸氧有利于改善亚健康

在日常生活中，常会碰到这样的情况：自觉有疲乏无力、胃口不好、头昏脑涨等不适症状。可到医院里却检查不出毛病。在很长一段时间里，人们对此现象不认识，还以为是医疗水平不够，或者是病人娇气，无病呻吟。现在，人们对这种现象逐渐了解了，这种“自感不爽，检查无病”，介于健康与疾病之间的状况，医学上称为“亚健康”，又叫“第三状态”或“潜病期”。

亚健康是医学界20世纪80年代后半期出现的新思维、新概念，是医学科学的一大进步。据世界卫生组织一项全球性调查表明，全世界真正健康的人仅占5%，诊断有病的人也只占20%，75%的人处于亚健康状态。特别是所谓的“白领阶层”，亚健康状态所占比例更高。他们虽然经济收入不菲，但生活节奏快，工作压力大，思想负担重，竞争激烈。再加上这些“白领人”大多数终日在密封的高楼大厦内，办公室内的空气又差，还常被装潢材料、办公设备等污染，久而久之会出现头晕头痛、眼睛刺激、咽喉干痒、胸闷烦躁、注意力不集中等一系列身体不适的症状，国外称其为“病态楼宇综合征”，实际上为一种白领阶层常见的亚健康状态。

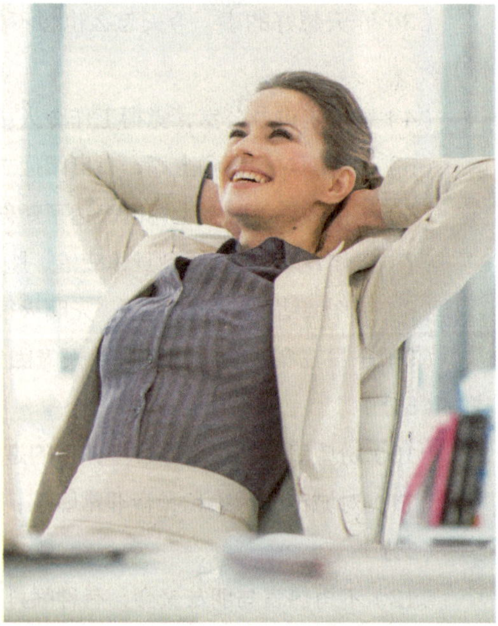

研究认为，空气中的含氧量不足，而紧张的脑力劳动耗氧量又特别大时，吸一点儿氧气是一种行之有效的办法。特别是在出现头昏眼花、胸闷不适、工作效率下降之际，放下手头工作，吸10分钟氧气，将会使你精神一爽，工作效率倍增。如果经常吸氧，还会减轻你的亚健康状态，使体质增强。

六、心理对亚健康的影响

心理问题是诱发亚健康的重要因素之一，不妥善处理会发展为心理障碍和心理疾病。所以，心理调节对于解决亚健康问题起到非常重要且不可替代的作用。例如许多高考生在紧张的复习阶段会出现胃胀、食欲不振、恶心呕吐等症状，但是生理检查指标正常，实际上这就是心理问题导致的躯体化症状，只要通过有效、科学的心理调节，心理问题解决了，躯体症状自然就消失了。

亚健康中的心理问题主要表现在精神疲劳、注意力分散、遇事紧张、烦躁、抑郁等。其主要原因是人们面对日趋激烈的社会竞争，社会适应能力欠缺，人际关系不和谐，从而诱发情绪紧张，持续一段时间后，导致出现心理问题。

专家指出，面对心理问题，心理调节的核心内容就是善待压力，因为心理应激的最终表现形式为压力。善待压力，人们至少要在生活中做到如下几个方面：

（1）承认压力存在的客观性。万事如意、一帆风顺是我们对生活的美好祝愿，但是压力在人的一生中是客观存在的，没有压力、没有逆境的人生是不可能的。只有承认了压力的客观存在，才能做好抗压的心理准备。

（2）提高承受压力（抗压）的能力。首先，要有意识地培养自己掌控情绪的能力，对待事情，要能拿得起、放得下，保持情绪的稳定性，这样当压力到来时，就不会有大起大落的应激反应；其次，要有坚定的意志品质，坦荡胸怀、豁达心境，凡事不钻牛角尖；再次，要不断领悟自然与人的客观规律，努力去认识这些规律并认识规律不可改变，人的认知和态度却可以改变，只要适应规律、把握规律，就能变压力为动力，从逆境走向成功，不会被规律压跨；最后，要善于处理人际关系，当今社会人们面临就业、升学、住房、医疗、利益分配等诸多问题，随着收入差距的不断加大，人际关系在这些事件演进中接受着严峻的考验，和谐的人际关系取决于人们健康平和的心态和有效的人际交往技巧，前者需要性格养成和认知领悟，后者则可以从长辈、书籍和社会学校中获得。

人们在处理亚健康问题时，除了应注意生活起居有规律、戒烟、不酗酒、不暴饮暴食等，也应当想到调节情绪的重要性。否则人们会为此付出惨痛的代价。

七、现代人的“健康”新概念

美国著名医学专家经过十多年的研究认为，第三种状态的人，既有坠入疾病深渊的可能，又有成为健康人的希望。因此，国际卫生组织就此提出现代人的“健康”新概念：

1.利用合理多样的膳食摄取营养

没有任何一种食物能全面包含人体所需的营养。西方营养学家提倡每人每天要吃50种以上的食物。而我们多数人日常的食物存在单调化，长期一贯制，根本不是以自身身体需要来进行膳食安排的，我们吃多种食物，是改变习以为常的不良饮食习惯，多吃不常吃的，山珍海味要有，牛奶要喝，粗粮、杂粮、蔬菜、水果要多吃，这样才是科学、合理、均衡的营养膳食。自己调理好饮食，便是做自己最好的医生。饮食合理，疾病就不易侵入。自己建立科学、合理的饮食机制，就是饮食的食疗作用。中国传统食疗有着优秀的营养保健效果。药膳是中国饮食文化和医疗文化的结晶，提倡以食为主，药食结合，起到良好食疗效果。因此，在日常饮食中，根据个人身体状况适当进食食疗食品能起到防病治病作用。建立自我饮食机制还要注意饮食方法，凡是暴饮暴食、大饥大饱、瞎吃乱吃都是不科学的。一定做到定时定量、有针对性、均衡消化，才能保证营养。

2.千万别透支睡眠

现在，人们的睡眠透支已成为普遍的问题，人们在对工作和娱乐的热情日趋高涨的同时，睡眠时间也越来越少。伴随着社会的变革和人们生活方式的改变，睡眠不足已成为我国当今最普遍的健康和社会问题。自古以来，睡眠一直占据人类生活1/3左右的时间，它和每个人的身体健康密切相关。世界卫生组织确定“睡得香”为健康的重要标志之一。人们经常有这样的体会，当感到情绪不佳或者身体不适时，美美地睡上一觉后，会觉得精神倍增，身体的不适感也会有所减轻，甚至恢复如常。由此可见，质量好的睡眠确是一味有益身心健康的良药。这其中确有一定的科学道理。

3.建立动养机制

人的健康躯体也是一种神形的表现，即要神形兼备。人的健康的精神状态来自于自身的思想意志，一方面人总是要有精神的，另一方面精神也要靠人体的各种力量来养护，使人的思维、内脏功能都保持旺盛状态，人才能显得精神百倍。人的形养离不开自身体育锻炼。人之所以生病，很大原因是不加强锻炼造成的，更有甚者，现代人热衷于都市生活，忙于事业，身体锻炼的时间越来越少。加强自我锻炼则可以防病治病，延缓衰老，我们应引起重视。

4.培养多种兴趣，保持精力旺盛

广泛的兴趣爱好，会使人受益无穷。它可以增加你的活力和情趣，使生活更加充实，更加丰富多彩。因此，人们在娱乐活动中，应该发展多种兴趣。例如，可以培养听音乐、钓鱼、养花、绘画、集邮、跑步、打太极拳等多种兴趣。这些有益的活动不仅可以修身养性、陶冶情操，而且能够辅助治疗一些心理疾病。无数事例证明，广泛的兴趣对健康是十分有益的。

5.善待压力，心胸开阔

善待压力，首先，要树立正确的处世观，把压力看作是生活中不可分割的一部分，做好抗压的心理准备。遇到突如其来的困难和压力，不要惊慌失措，要静下心来，审时度势，理顺思绪，从困境中找出解决问题、缓解压力的办法。其次，要确立切实可行的目标，切忌由于自我期望过高，无法实现而导致心理压力，倘若目标经过积极努力有可能实现，无论出现何种艰难和困厄，都不要退缩和逃避，要借助压力的刺激，不断强化自己的意志，充分发挥自身的能力，达到目标。最后，要学会适度卸减压力，以保证健康、良好的心境，使体内的正气旺盛，去除致病因素，早日成为健康人。

八、女性不可忽视亚健康状态

亚健康状态是指界于人体健康与疾病之间的临界状态。导致女性亚健康状态的原因非常复杂，一般多是社会环境、传统观念、家庭及生活行为方式的变化对女性的心理及身体适应能力所造成的严重冲击，造成女性生理功能低下，呈现亚健康状态。此外，禀赋薄弱、先天不足或大病久病失于调理、劳逸不当、早婚早育、房事不节等皆可耗精伤肾，导致出现亚健康状态。

女性亚健康状态多表现为身体与精神上的不适，如神疲乏力、四肢倦怠、腰膝酸软、头晕失眠、畏寒肢冷、心绪不宁、气短汗多、月经不调、性欲减退等，而到医院进行化验、X线、B超、CT等多种检查均无任何阳性结果。有些女性朋友盲目地认为，去医院做检查无阳性说明身体是健康的。其实，亚健康状态的出现就是人体脏腑功能、气血阴阳发生了病理改变而引起的，如果任其存在与发展，将可能引发多种器质性疾病，使人体受到更大的损害。

中医认为：亚健康状态实际上是体内阴阳失调所致，而引起阴阳失调的根本在于肾之阴阳的失调。肾为先天之本、元气之根，肾中精气的盛衰主宰着人体健康与否。所以，改善亚健康状态当从补肾入手，调和肾之阴阳的平衡。

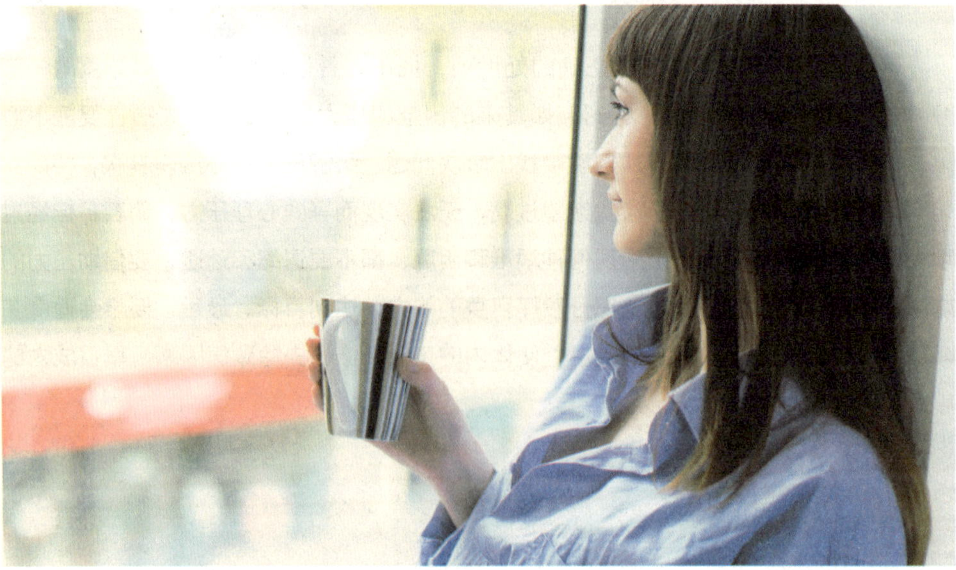

九、白领防治亚健康“秘笈”

白领们总是长时间伏案忙碌，用电脑、看文件……很容易患上肥胖症、心脑血管病、糖尿病、骨质疏松等疾病。应当进行体育锻炼，消除疲劳，远离亚健康，预防疾病。现介绍一些适于白领族的简易、有效的健身方法。

叩头

每天早晨起床或晚上睡前轻叩头部，刺激头部穴位。全身直立，放松。用双手手指轻叩头部，从前额向头顶部两侧叩击，再从头部两侧向头中央叩击。次数自定，一般50次左右。

梳头

先用木梳（别用塑料、金属质梳，最好是黄杨木梳，若无木梳，也可用手指代替）直梳，从前额经头顶部到后部，逐渐加快。避免用力过猛，以免划破头皮。再斜梳。先顺头形梳，将头发梳顺，再逆向梳，再顺头形梳。每分钟梳20~30下，每天1次，每次3~5分钟。这样可以刺激头皮，松弛头部神经，促进局部血液循环，疏通经络，达到消除疲劳、强身的效果，对脑力劳动者尤为适宜。

击掌

两手前平举，五指伸开，用力击掌，越响越好。有利于刺激手上的穴位，一般每天20次左右。

搓面

把搓热的双手平放在面部，两手中指分别由前沿鼻两侧向下至鼻翼两旁，反复揉搓，直到面部发热为止。然后闭目，用双手指尖按摩眼部及周围。

搓耳

耳廓上有很多穴位，经常揉搓可以起到很好的保健作用。用两手食指、中指、无名指前后搓擦耳廓。次数视各人情况而定，一般以20次左右为度。

PART 02
体虚是亚健康的表现

体虚之人的表现多与西医所说的亚健康状态有一定的关联性。中医理论讲究平衡，只要人体气血阴阳平衡，就是健康的；不足的为虚弱，需补养；多余的为病邪，要祛除，以达到新的平衡，恢复身体健康。

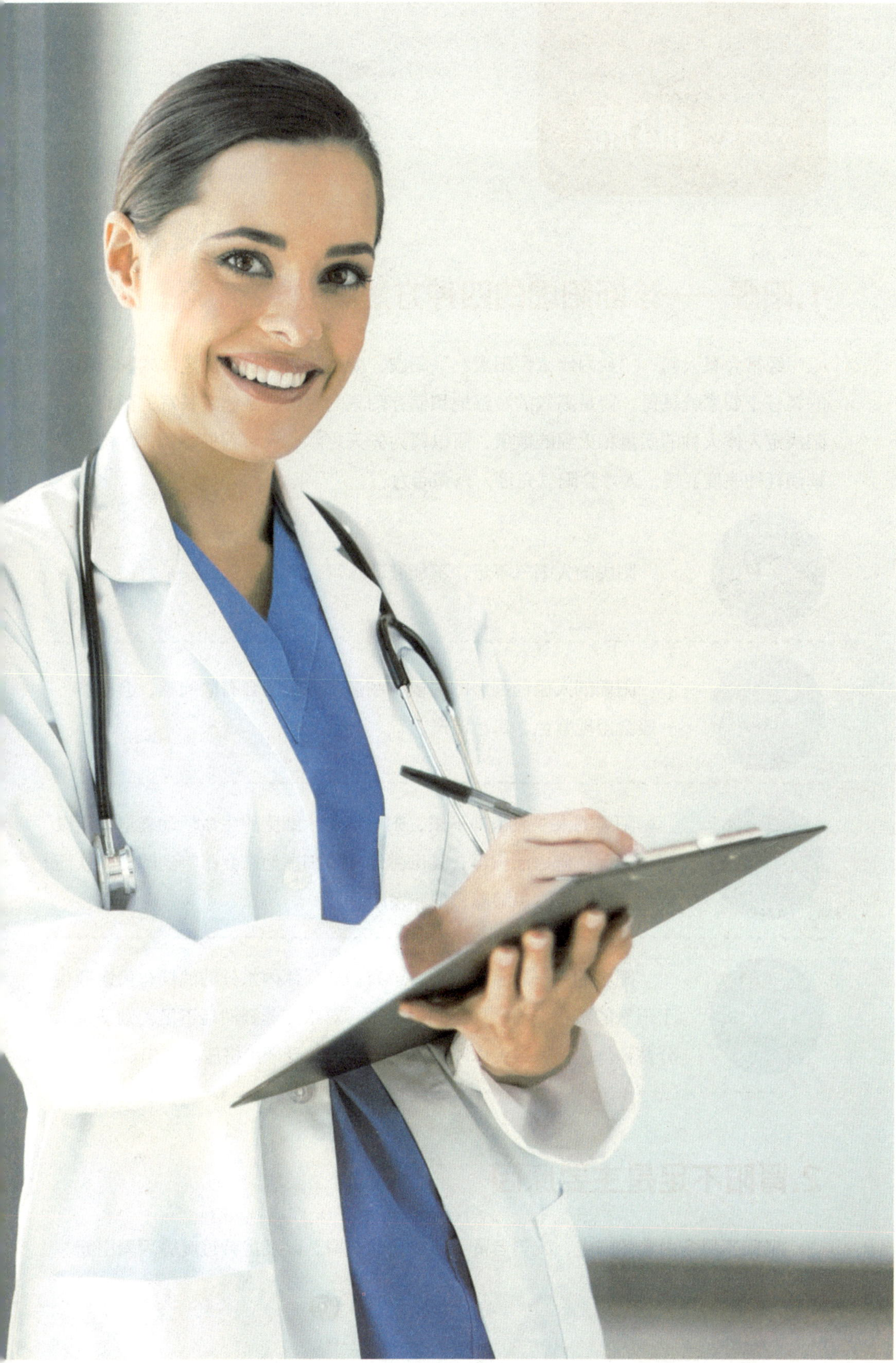

一、阳虚

1.阳虚——诊断阳虚的四种方法

经常会有人问："我为什么会阳虚？"阳虚，就是阳气少了。决定体内阳气存在的第一个要素就是肾。肾是阳气的发源地和储存阳气的总部，是健康长寿的源泉。肾阳决定人体火种的质量和火源的数量，所以肾为先天之本。只有养护好肾，才能让肾精消耗的速度变慢，人才会阳气充足，充满活力。

看脉象

阳虚的人阳气不足，不能鼓动脉管，所以脉象沉细无力。

看痧象

阳虚的人循经刮痧的时候，刮痧部分经常会有酸痛感，会出痧。一般会出现紫色、青色痧斑。

看外观

阳虚的人一般精神不振，阳气不足，细胞的生命活动衰退，所以表现为面色㿠白而虚浮，萎靡懒动。肾阳虚通常会影响到脾胃，从而导致面色萎黄、黑眼圈、口唇发暗。

看舌头

阳虚的人一般舌淡而胖，或有齿痕。体内水分的消耗与代谢取决于阳气的蒸腾作用，如果阳气衰微，对水液蒸腾消耗不足，则多余水分蓄积体内，导致舌体胖大。舌体胖大，受牙齿挤压则会出现齿痕。

2.肾阳不足是主要原因

肾阳不足多由素体阳虚，或年老肾亏，或久病伤肾，以及房劳过度等因素引起。

肾脏水中有火，阴中有阳，阴平阳秘，功能正常。其病则主要表现为水火阴阳失调，但水火阴阳失调又有虚实之分。因邪实而发病者属实，如外感寒湿，或湿热困于肾，病多为实，实证日久则由实转虚。因证虚而发病者属虚。肾虚有阴阳之别，精亏气虚之分。但肾虚日久，必致由阴及阳，或由阳及阴，而成为阴阳两虚之证。肾为人身阴阳之根，肾脏病变与其他脏腑的关系甚为密切。五脏之伤，久必及肾，而肾病又必影响其他各脏器。

肾阳虚证一般以全身功能低下伴见寒象为辨证要点。腰为肾之腑，肾主骨，肾阳虚衰，不能温养腰腑及骨骼，则腰膝酸软疼痛，不能温煦肌肤，故畏寒肢冷。阳气不足，阴寒盛于下，故下肢尤甚。阳虚不能温煦体形，振奋精神，故精神萎靡，面色苍白；肾阳极虚，浊阴弥漫肌肤，则见面色黧黑；舌淡胖苔白，脉沉弱，均为肾阳虚衰之象。

肾主生殖，肾阳不足，命门火衰，生殖功能减退，男子则阳痿，女子则宫寒不孕；命门火衰，火不生土，脾失健运，故久泻不止，完谷不化或五更泄泻。肾阳不足，膀胱气化功能障碍，水液内停，溢于肌肤而为水肿；水湿趋下，肾处下焦，故腰以下肿甚，按之没指；水势泛滥，阻滞气机，则腹部胀满，水气上逆凌心射肺，故见心悸咳喘。

总的来说，肾阳不足的临床表现主要为：腰膝酸软而痛，畏寒肢冷，尤以下肢为甚，精神萎靡，面色白或黧黑，舌淡胖苔白，脉沉弱。或男子阳痿，女子宫寒不孕；或久泻不止，完谷不化，五更泄泻；或水肿，腰以下为甚，按之没指，甚则腹部胀满，全身肿胀，心悸咳喘。

3.未病先防，消除阳虚，从生活点滴开始

防止身体虚弱，从生活中的小锻炼开始

俗话说：“每天锻炼1小时，健康工作50年，幸福生活一辈子。”由此可知锻炼身体带给我们的益处。体虚之人更应坚持锻炼，增强体质。

◎动动脖子护颈椎

坐姿，尽可能保持自然的端坐位，头部略微前倾，保持头、颈、胸的正常生理曲线。可升高或降低桌面与椅子的高度比例以避免头颈部过度后仰或过度前屈。此外，定制一块与桌面呈10°～30°的斜面工作板，更有利于坐姿的调整。

每隔1～2小时，头颈部向左右转动数次，转动时应轻柔、缓慢，以达到该方向的最大运动范围为准。或行夹肩运动，两肩慢慢紧缩3～5秒，然后双肩向上坚持3～5秒。

◎常爬楼梯心脑好

走路、慢跑、游泳、打乒乓球、骑车等是心脑血管疾病患者的最佳运动方式。运动时，身体对氧的需求增加，通过加快呼吸、加快心跳，可以满足心脏对血和氧的需求，运动后精神也会很好。每天不用刻意去走路，平时在去上班或吃午饭时，尽量不坐电梯，改走楼梯。每天能爬20层楼的人比只坐电梯的人血压、血脂、血糖水平明显更好，而且坚持该做法的人寿命可以延长4～5年。

◎大关节运动可预防静脉曲张

平卧，弯曲大腿至腹部上方，尽量向下颏方向提高膝关节；然后向上伸直腿部；再慢慢放下大腿，恢复平卧状态。

◎腿部运动

自然站立，两脚交替，尽可能抬高足跟， 脚尖点地，重复15次。

◎踝关节运动

交替伸直并弯曲两侧踝关节，持续时间30秒。

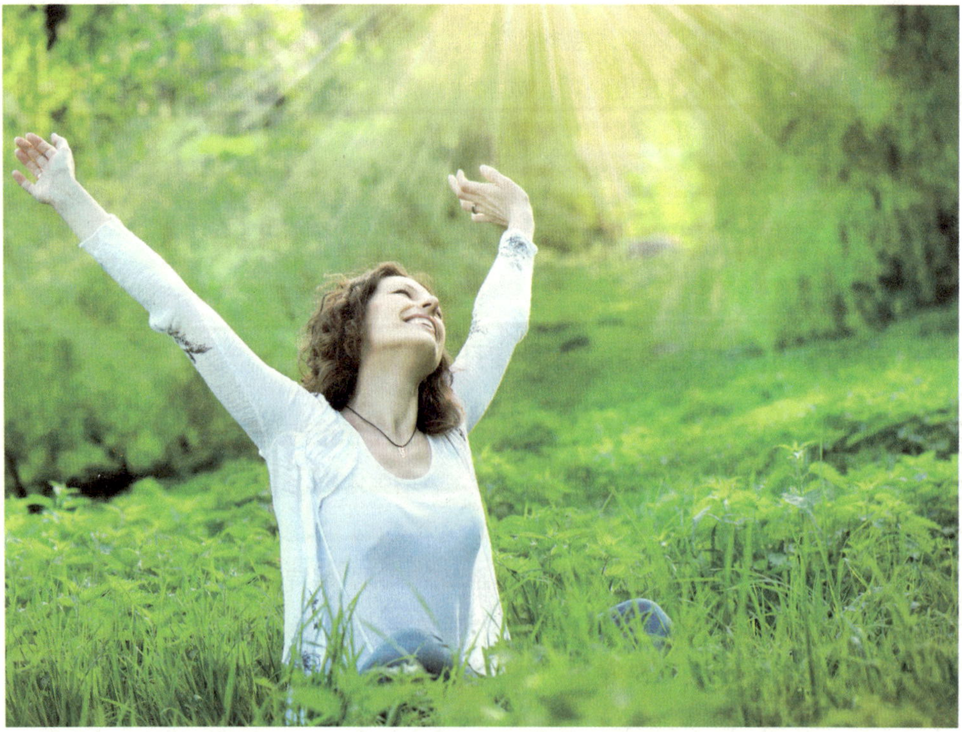

常晒晒太阳，补阳气

经常喝冰镇饮料，吹空调，露宿雨淋，很容易患伤阳之病，如感冒、拉肚子、风湿等。中医认为，晒太阳可以温煦体内的阳气，是养生必不可少的手段。

◎晒头顶补阳气

中医认为“头为诸阳之首”，是所有阳气汇聚的地方，凡五脏精华之血、六腑清阳之气，皆汇于头部。百会穴位于头顶正中，过两耳直上连线中点，是晒太阳的重点部位。晒头顶不必拘时拘地，可随时进行，平时天气好时，到室外散步，让头顶沐浴阳光，可以通畅百脉、调补阳气。

◎晒后背调气血

人体腹为阴，背为阳。很多经脉和穴位都在后背，晒后背能起到调理脏腑气血的作用。晒的时候注意让阳光直射背部，老人在公园锻炼时将后背朝向阳光即可。时间长短自己掌握，以舒适为宜。此外，人的后腰部位有两大穴位，分别是命门和肾俞（分别在第二腰椎棘突下凹陷处及旁开1.5寸处）。如果方便，可将衣服撩起来，让阳光晒一下这两个穴位，可以补充肾气。或者在晒太阳的时候，将双手搓热后摩擦该部位。

◎晒腿脚除寒气

“寒从脚起”，常容易手脚冰冷的人，多是阳虚体质，不妨多晒晒脚，以驱走体内的寒气。有老寒腿的患者，在夏天可以把腿在阳光下晾一晾，能很好地驱除腿部寒气，还能加速钙质吸收，帮助预防骨质疏松。晒腿要选择天气好的时候，将双腿裸露在阳光下，每次至少晒半个小时。晒时，可配合按摩小腿部位的足三里穴（小腿前外侧，膝盖下方四横指部位），对抗衰老、延年益寿大有好处。

◎晒手心助睡眠

人的手心是很少被晒到的地方，所以要“特殊照顾”手心，会有很好的养生功效。手心最重要的穴位是劳宫穴（自然握拳，中指尖下所指），按揉此穴位有清心安神的作用。晒手心方法很简单，摊开双手朝向阳光，或者抬起双手，掌心朝向阳光即可。常晒手心可舒缓疲劳，促进睡眠。

需要注意的是，晒太阳时不能隔着玻璃晒，这样起不到补气的作用，也不要在紫外线强烈的时候去晒太阳，容易导致色素沉着。

4.“药”在食物中，用饮食治阳虚

滋阴补阳——大枣姜糖茶

阳虚的人体内阴盛阳衰，需要补充阳气以平衡阴阳，大枣姜糖茶就是一道简单易做的补阳膳食。

大枣姜糖茶

材料：红糖20克，生姜30克，大枣25克

制作方法：①生姜洗净，切片；大枣洗净，在表面用刀划两刀。

②锅中加2碗水，烧开后放入姜片、大枣和红糖，加盖，转小火煮20分钟即可。

推荐理由：①生姜性味辛温，具有温中止呕、解表散寒的作用，既能散外寒，又能温内寒。现代药理研究已经证实，生姜所含的姜辣素对血管运动中枢有直接兴奋作用，可使血管扩张，血行旺盛而使络脉通畅，进而改善体表循环，使人感觉全身温暖。

②气血对人体有温煦的作用，气血亏虚会引起手足冰冷等阳虚症状。大枣性温味甘温，具有补中益气、养血安神的作用。人体气血充足，全身的血液循环也就得到改善。

肾阳虚引起腰痛——枸杞山药海参汤

肾是人体之重要器官。为了提高生育能力，男性可以食用一些壮阳补肾的食物。壮阳补肾不能只靠药物，日常生活的饮食也很重要，食补的营养远远大于药补。枸杞山药海参汤即是补肾壮阳的好选择。

枸杞山药海参汤

材料：山药、巴戟天各15克，枸杞15克，海参250克，香菇5克，葱花、盐、料酒各少许

制作方法：①将山药、巴戟天、枸杞、香菇煮20分钟；海参单煮，放入加有料酒的沸水里焯2分钟，将焯好的海参捞出。

②将煮好的其他材料放入碗里，最后放入海参，入锅蒸3小时，出锅加适量盐调味，撒上葱花即可。

推荐理由：①山药主治脾虚食少、久泻不止，有补脾养胃、生津益肺、补肾固精的功效。

②巴戟天，为双子叶植物茜草科巴戟天的根，具有补肾阳、壮筋骨、祛风湿的功

效，治阳痿、少腹冷痛、小便不禁、子宫虚冷、风寒湿痹、腰膝酸痛。

③海参同人参、燕窝、鱼翅齐名，不仅是珍贵的食品，也是名贵的药材。海参具有补肾益精、养血润燥作用，可治精血亏损、虚弱劳怯、阳痿、梦遗、小便频数、肠燥便艰。

肾阳虚早泄——锁阳羊肉粥

话说“十男九虚”，可见肾虚困扰着很多男性朋友。男人补肾是必不可少的，特别是都市男人，由于工作、家庭、生活各方面的压力，导致身体处于亚健康状态，补肾势在必行。那么男性补肾吃什么呢？不如来碗锁阳羊肉粥，补足肾气，强壮身体。

锁阳羊肉粥

材料：锁阳10克，枸杞15克，羊肉、粳米各100克，葱、姜、盐各适量

制作方法：①将羊肉洗净切细，先煎锁阳，去渣取汁，后放入羊肉、枸杞、粳米同煮为粥。

②待粥将成时，加入盐、葱、姜等调味，煮沸即可。

③每天1～2次，7日为一个疗程。

推荐理由：①锁阳具有补肾阳、益精血的功效，常用于治疗肾阳不足、精血亏虚、腰膝痿软、阳痿滑精。《本草切要》里说锁阳“治阳弱精虚，阴衰血竭”。

②羊肉性温，味甘，具有益气补虚、御寒保暖、温中暖肾、生肌增力等功效。羊肉补体虚，主治肾虚腰冷、阳痿精衰、畏寒怕冷等。《本草拾遗》中将羊肉与人参相提并论，认为它是温补、强身、壮体的肉类上品。现代营养学也证实，羊肉不仅营养丰富，还含有微量性激素，的确有壮阳作用。

5.中医养生，穴位治阳虚有妙招

阳虚找腰阳关穴补，即可暖全身

人体有这样相呼应的两个“关隘”，即任脉上的关元穴和督脉上的腰阳关穴。而腰阳关穴就相当于关元穴在背部的投影。腰是指位置在腰上；阳是指在督脉上，督脉为阳脉之海。腰阳关就是督脉上元阴元阳的相交点，“战略地位”极其重要，是阳气通行的关隘，主一身之阳，因此阳虚就找腰阳关来补。

【位置】位于腰部，后正中线上，第四腰椎棘突下凹陷中。

【按摩方法】用食指在腰阳关穴位置打转按摩。每日按揉100下。每天按揉5～10分钟即可。

【刮痧方法】用角刮法刮拭腰阳关穴1～2分钟，稍出痧即可。每天1次，能壮腰补肾，治疗腰骶疼痛、下肢痿痹等病症。

【艾灸方法】艾炷隔姜灸，用黄豆大艾炷，每穴5～7壮；或用艾条温和灸，灸至局部灼热红晕。每天或隔天1次，10次为一个疗程。

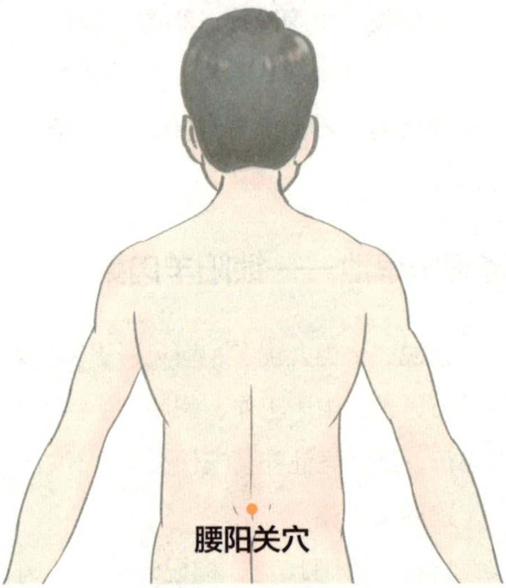

手脚冰凉，阳池穴帮助暖手暖脚

很多人因习惯了温暖的空调间、暖气房，而适应不了室内外的温差，如果平时疏于锻炼，很容易受凉，觉得手脚越来越怕冷。怎么办呢？不妨试试刺激阳池穴。阳池穴是支配全身血液循环及激素分泌的重要穴位。只要刺激这一穴位，便可迅速加快血液循环，增加热量，从而达到温暖身体的目的。经常按摩阳池穴，在冬季无疑对身体是有好处的。

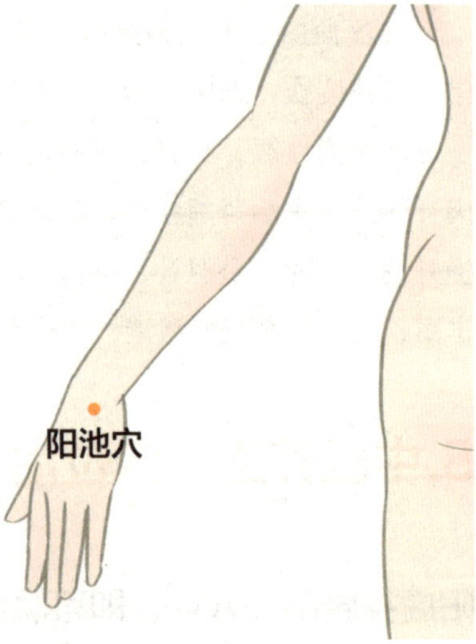

【位置】位于腕背横纹中，当指总伸肌腱的尺侧缘凹陷处。

【按摩方法】用食指按揉阳池穴2分钟，每天坚持，可缓解手脚冰凉。

【刮痧方法】用角刮法从手指近端向指尖刮拭阳池穴3～5分钟，隔天1次。

【艾灸方法】艾条雀啄灸（雀啄灸是将艾条燃着的一端悬置于施灸部位上方，一上一下地活动施灸，像鸟啄食一样），每穴10～15分钟，灸至局部红润灼痛为度，每天1次，20次为一个疗程。

温灸神阙穴可回阳救逆，补阳虚

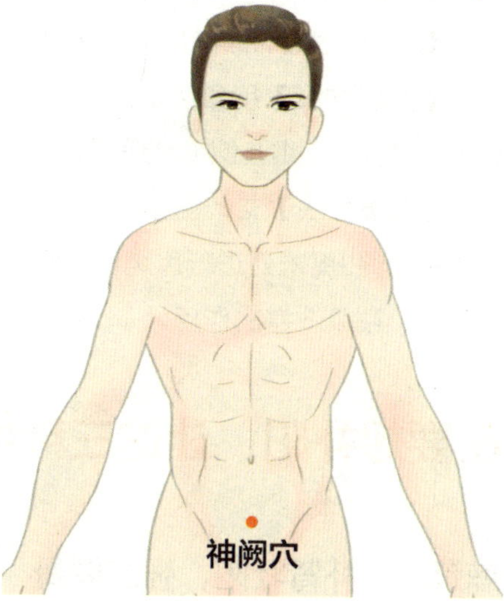

神阙穴是人体任脉上的重要穴位之一，是人体的长寿大穴，它与人体的生命活动密切相关。补阳虚最适合在冬至日灸神阙穴，因为冬至是一年中艾灸养生的最佳时机。此时进行艾灸可将节气、艾灸和穴位三者结合，更好地起到温阳补气、温经散寒的作用，从而提高人体的抗寒和抗病能力，提高人体免疫力和对气候变化的适应能力，还具有延年益寿的作用。

【位置】位于腹中部，脐中央。

【按摩方法】用食指指腹点按神阙穴2~3分钟，长期按摩，可改善四肢冰冷、脱肛等病症。

【刮痧方法】用面刮法刮拭神阙穴3~5分钟，以皮肤潮红为度，隔天1次。

【艾灸方法】隔姜灸，将生姜切片并扎数个孔，置于肚脐中央处，艾炷置于其上点燃施灸，每次5~7壮。每天或隔天1次，10次为一个疗程，每个疗程之间休息5~7天，可根据体重变化调整疗程数。

大椎穴助你温补阳气

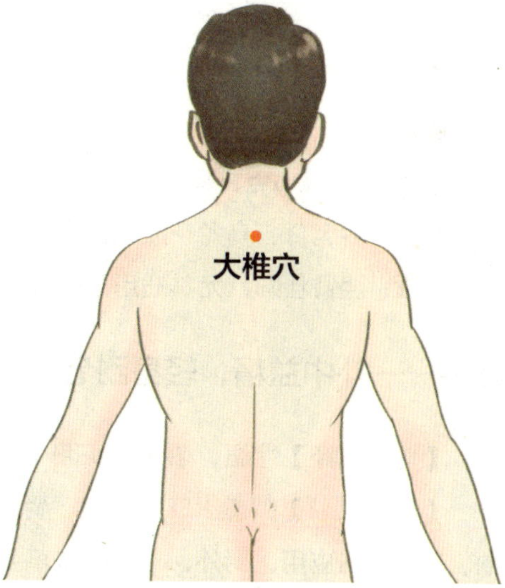

大椎穴是手足三阳经与督脉的交会穴。督脉具有统率和督促全身阳经的作用，又被称为“阳脉之海”，故大椎穴被称为“阳中之阳”，具有统领一身阳气的作用。按摩大椎穴可以起到疏通督脉和手足三阳经经气，调整督脉气血，补充人体阳气的作用。又因督脉、任脉和冲脉都是从胞宫中起源的，“一源三歧”，因此按摩大椎穴可以直接补充人体的肾中之阳——元阳，肾中元阳充盛，就可以保持强有力的抗御外邪的能力。

【位置】位于后正中线上，第七颈椎棘突下凹陷中。

【按摩方法】将食指、中指并拢，两指指腹揉按大椎穴100～200下，每天1次。

【刮痧方法】用角刮法刮拭大椎穴30次，稍出痧即可。隔天1次，可治疗腰脊强、角弓反张、小儿惊风等病症。

【艾灸方法】艾条温和灸3～5分钟。艾条温和灸是将艾条的一端点燃，在距离施灸部位约3厘米处进行熏烤，一般以灸至局部温热、出现潮红为度。本方法具有温通经络、祛风散寒的作用。

6.要想补阳，让这三种中药来帮忙

鹿茸——补肾壮阳，强筋健骨

【性味归经】性温，味甘或咸；入肝、肾经。

【养生禁忌】以下四种情况不宜服用鹿茸：①凡有“五心烦热”症状，阴虚者。②凡小便黄赤，咽喉干燥或干痛，时感烦渴，有内热者。③经常流鼻血，或女子行经量多，血色鲜红，舌红脉细者。④伤风感冒，而发热畏寒、头痛鼻塞、咳嗽多痰等外邪正盛者。

【功能主治】助肾阳，补精髓，强筋健骨。主治肾虚、阳痿、遗精、头晕、耳聋、目暗、腰膝痿弱、虚寒带下以及久病虚损、精神倦乏等病症。

【中药配伍宜忌】与山药配伍，可补肾助阳、生精益血强筋；与干松茸配伍，可补肝肾、益精血、强筋骨。

【用法与用量】口服。研末，每次0.5～1.5克。多入丸、散剂或泡酒，而不入煎剂。

鹿茸乌龙茶

原料：鹿茸0.5克，乌龙茶5克。

做法：将鹿茸、乌龙茶放入杯中，加入沸水，冲泡15分钟即可。

功效：温肾壮阳，尤其适用于阳虚怕冷、阳痿、遗精、早泄等。

杜仲——补中益精，轻身耐老

【性味归经】性温，味甘；归肝、肾经。

【养生禁忌】阴虚火旺者慎服。肾虚火旺者不宜服用杜仲，若需要服用应当与黄柏、知母配伍应用。另外，《得配本草》云：“内热、精血燥二者禁用。”

【功能主治】补肝强肾，强筋骨，安胎。用治肾虚腰痛、筋骨无力、妊娠漏血、胎动不安、高血压。

【中药配伍宜忌】与牛膝配伍，补肝肾及强筋骨之力增强；与续断配伍，可补肝肾，利腰膝，固冲任；与补骨脂配伍，温补肾阳力增，兼补脾、肝，既涩下元，又固冲任。

羊肾黑豆杜仲汤

原料：羊肾1对，黑豆50克，杜仲15克，生姜10克，菖蒲10克。

做法：羊肾剖开洗净，用开水浸泡3分钟；黑豆、杜仲、菖蒲、生姜共煮30分钟，然后加入羊肾，文火炖熟即可。

功效：补肾助阳、填精、开窍。用于肾精亏虚所致的耳鸣、耳聋等。

韭菜子——温补肝肾，壮阳固精

【性味归经】性温，味辛甘；归肾、肝经。

【养生禁忌】韭菜子不宜与苦寒的中药一起服用，避免兴奋性能力受到抵消。生活中苦寒的中药材并不少，例如栀子、黄柏、黄连以及知母都是属于此性味的中药。

【功能主治】有补肝肾、暖腰膝、壮阳固精的功效，可治疗肾阳虚衰、肝肾不足、阳痿遗精、尿频遗尿、白带过多、腰膝酸软冷痛等症。

【中药配伍宜忌】与龙骨配伍，可治遗精；与桑螵蛸配伍，可治下元虚冷、小便不禁；与芡实、白术配伍，可治白带异常。

韭菜子羊肉粥

原料：韭菜子10克，粳米90克，羊肉100克。

做法：羊肉洗净切碎；韭菜子洗净；粳米用水洗净；用适量清水将粳米煮至半熟后，加入韭菜子和羊肉，搅匀，煮熟即可。

功效：本菜品有补肾壮阳的作用，有暖腰膝、兴阳道、止遗泄的食疗价值。

二、阴虚

1.阴虚——自我诊断阴虚的四种方法

阴虚体质的人最大的特点就是“五心烦热”，即两手心、两脚心和胸中经常发热。生活中有很多这样的人，有的人手中要时常握着冷物，还有人睡觉的时候手脚热得难受，这就是所谓的“五心烦热”。

看脉象

阴虚一般脉细数。辨证时还要看看舌象及其他症状。阴虚多有五心烦热，盗汗，口干咽燥的症状。

看痧象

阴虚的人刮痧之后容易出痧，但出痧量少，痧色粉红或鲜红；有沙砾、结节样阳性反应。

看外观

阴虚体质的人即使形体很瘦，也会血脂偏高，阴虚到一定程度，血液黏稠，就会引发高血脂、高血压。阴虚内热，火燥，干性皮肤比较多，皮肤易生斑，面色晦暗，或出现较多色素斑或口腔溃疡反复发作的症状。

看舌头

阴虚的人身体是干燥的，加上口腔里津液不足，所以总是会口干渴。阳虚的人体内是寒的，一般不口渴，而且舌头看起来水润，如果想喝水也是喝热水。而阴虚的人体内偏热，所以喜欢喝凉水。

2.阴虚就是津液不足

阴虚体质是九种体质之一，据调查，阴虚体质者的比例为8.89%。阴虚之人不仅表现出身体症状，心理问题也在日益加重，常变形为烦躁、易怒等，也会给工作和生活带来很多问题。

阴虚，其实就是人体内的津液不足，导致阴阳不平衡。要警惕的是，阴虚的人看上去很健康，精力充沛，其实是“阴虚火旺”。人体津液属于阴的范畴，津液是有形的，可以流动的，主要作用是滋润和营养机体。除了津液，血也属于阴的范畴，因为“津血同源”。因此，津液缺少了，会累及血液。

临床上，有很多女孩子面色苍白，可是检查指标显示并不贫血。和阳虚一样，也许很多阴虚的人并不知道自己津液匮乏，以为自己很健康。实际上，很多女性缺乏性欲，又伴有便秘，就应该考虑自己是否为阴虚体质。

在我们身边有很多这样的女人——皮肤总是暗淡无光泽，似乎这样的皮肤不会起“痘”。殊不知，“痘”也是一种充盈，在后面介绍湿热体质时我们会谈到。而虚是匮乏，所以阴虚的人不容易起“痘”。如果将人体看作自然界的话，津液就像河流。河道里面的水少了，那么船舶就不能够正常地行驶，周围的树木也得不到滋养，会枯萎；水少了，土地会干裂，草木无法生长。发生在人体里，也是一样。津液不能输入于体表，皮肤就干燥了，甚至有些人的皮肤会干燥得出血；津液不能上升，口里得不到滋润，就会口干舌燥；不能输入大肠，大便就容易秘结而难以排出。

3.未病先防，消除阴虚，从生活点滴开始

要养成常常喝水的习惯

阴虚，实际上是身体里的“阴液”少了，也就是“水”缺少了。话多、汗多、久病失血、纵欲过度、多食辛辣、气候干燥都会过度消耗体内的“水”，使体液消耗而导致阴虚。因此，阴虚很容易伤津液，所以阴虚的人平常要养成喝水的习惯，时刻补充身体中缺失的津液。

阴虚的人要想补充阴液，首先就要多喝水，不要等到渴的时候才喝。因为当感到渴的时候，身体实际上已经“着火”了。要少量多次地补水，就像给干枯的植物浇水一样，要让植物慢慢地吸收，慢慢渗透，才能全部有效吸收。短时间一次大量饮水，水还没来得及进入体内代谢化为津液，就进入膀胱被排出体外了。

此外，日常除了要多喝水，还要饮食清淡，远离肥腻、厚味、燥烈之品，多吃芝麻、糯米、蜂蜜、乳制品、甘蔗及鱼类等清淡食物，姜、葱、蒜、韭、椒等辛味之品

应少吃。常吃鸭肉、蟹肉、海参、小银鱼及鲍鱼等，少吃公鸡等动风助火的肉类。情志方面要喜静勿躁，切忌过贪嗔痴。平日要多运动，如练气功、练瑜伽等，但要少参加剧烈的运动。起居调养，切忌熬夜，早睡早起。

阴虚的人容易眼干涩，保持作息规律是关键

我们常见到很多久坐电脑前的年轻人因眼部不适而使用各种眼药水，甚至视力下降，视物模糊。还有一些中老年人也常常感觉眼睛干涩不适，有异物感。这些症状基本上都是阴虚引起的。

良好的生活方式及护眼习惯对缓解干眼症很重要，而干眼症的治疗首先要找到病因，再进行对症治疗。目前人们对干眼症仍然认识不足，相当数量的干眼症被当作慢性结膜炎处理，长期大量用药，损害眼表，造成干眼与眼表损害的恶性循环。轻症患者，尤其一些因不良生活习惯引起，如看电视、电脑使用过度的年轻人可给予人工泪液以缓解症状，但很多中重度患者，尤其是中老年妇女，多伴有围绝经期自主神经功能紊乱、情绪烦躁等，主要还是从病因着手。

中医认为这些患者多为肝郁气滞，部分伴有阴虚内热，而气化水，肾中水阴，随气之升腾而为津液，入目为泪，气阴亏虚则目失濡养，故目生干涩。因此，气化不利是主要病因，并由此入手，用疏肝养阴法治疗干眼症，既可补气生津，又可疏肝解郁，调畅气机。气行津行，津液正常地输布环流，促进泪液正常分泌。

另外，生活日常中要保持作息的规律，避免熬夜，这样不仅影响视力，还会影响第二天的精神状态。人类是作息有规律的生物，只有在一种规律的生活模式下，我们的身体才能正常运转。如果日常生活中每件事情都能遵循一定的顺序进行，身体会发育得更好，我们将会更加健康。

4.“药”在食物中，用饮食治阴虚

补肝益肾、润燥生津——黑芝麻糊

黑芝麻糊不但味道极佳，而且具有很好的食疗作用。黑芝麻糊的美容效用更胜鲜奶，多食则皮肤会光滑、少皱纹，还会令肤色红润白净。

黑芝麻糊

材料：黑芝麻60克，大米30克，白糖10克

制作方法：①将大米、黑芝麻分别洗净，一同放入石钵中捣烂。

②砂锅中加3碗清水，煮沸后放入白糖，再将捣烂的米浆缓缓调入，煮成糊状即可。

推荐理由：①黑芝麻味甘、性温，有补血、润肠、滋阴、养发等功效，可用于治疗身体虚弱、头发早白、贫血、大便燥结、头晕耳鸣等症状。

②黑芝麻糊补肝肾、润五脏、清虚火、祛风湿，对病后虚羸、虚风眩晕等症有效。

养阴润肺的补品——百合绿豆汤

绿豆素有“济世良谷”之称，因其营养丰富，用途广泛，备受百姓欢迎。百合绿豆汤入口香甜，为解暑佳品，具有清热解暑的效果，用于暑热心烦、口干、出汗者，亦可用于防治中暑。对于阴虚者，白喝绿豆汤具有很好的滋阴润肺功效。

百合绿豆汤

材料：绿豆50克，百合25克，白砂糖50克

制作方法：①绿豆去掉杂质洗净，百合剥开洗净。

②将绿豆放入锅中，加入500毫升清水煮沸，再转小火煮至绿豆开花，放入百合，继续煮至绿豆、百合熟烂时，放入白糖，糖化开即可。

推荐理由：①百合补中益气，性寒，味甘、微苦，能润肺止咳，清心安神。干品作粉煮食有滋补营养之功，鲜品有镇静止咳作用。

②绿豆味甘，性凉，入心、胃经，具有清热解毒、消暑除烦、止渴健胃、利水消肿之功效，有增进食欲、降血脂、降低胆固醇、抗过敏、解毒、保护肝脏的作用。（绿豆性凉，素体虚寒者不宜多食或久食，脾胃虚寒泄泻者慎食）。

滋阴润燥的补品白果炖鸡

白果炖鸡是营养丰富的高级滋补品，具有很高的食用价值、药用价值和保健价值，有健胃补脾、滋阴润肺、清热解暑、降脂降压之功效。尤其有利于延缓衰老、补充蛋白质，十分适合老年人食用。

白果炖鸡

材料：鸡1只，白果、莲子、糯米各15克，枸杞5克，香肠1根

制作方法：①香肠切片；白果去壳；枸杞、莲子、糯米用温开水泡发、洗净；材料调味，装入鸡腹。

②将鸡放入锅内，加适量清水，旺火煮沸，去浮沫，改小火炖至熟烂即可。

推荐理由：①白果具有敛肺平喘、益脾止泻、滋肾益阳的功效，主治肺虚咳喘、

哮喘痰多，脾虚或脾肾两虚所致的带下、白浊、腹泻，以及肾气不固所致小便频数或遗尿等。

②枸杞味甘，性平，归肝、肾、肺经，具有养肝、滋肾、润肺的功效，主治肝肾亏虚、头晕目眩、目视不清、腰膝酸软、阳痿遗精、虚劳咳嗽、消渴引饮。肾虚的人食用枸杞效果很好。多吃枸杞还可延年益寿，缓解腰痛。

5.中医养生，穴位治阴虚有妙招

按揉少海穴，降火滋阴

人体一旦出现水火不济的现象，晚上睡觉时可能出现浑身燥热、烦躁、爱出汗、失眠多梦等症状，而一部分男性可能出现自汗、遗尿、遗精等问题。少海穴是手少阴心经上的合穴，是心血汇聚之处，因此它主治的疾病非常多，可以滋阴降火、调气养血、宁心安神，有效缓解失眠健忘，治疗神经衰弱和耳鸣手颤等病症。合穴属水，而心经属火，因此少海穴可以帮助心火太旺的人降一降火，心火引起的失眠、健忘、牙龈肿痛、耳鸣等症状自然就会没有了。

【位置】屈肘，当肘横纹内侧端与肱骨内上髁连线的中点处。

【按摩方法】用拇指弹拨少海穴片刻，然后松开，反复10～15次，能防治前臂麻木。

【刮痧方法】用角刮法从上向下刮拭少海穴3～5分钟，以出痧为度，隔天1次，可治疗心痛、手臂麻木、健忘等。

【艾灸方法】艾条雀啄灸（雀啄灸是将艾条燃着的一端悬置于施灸部位上方，一上一下地活动施灸，像鸟啄食一样），每穴灸10～15分钟，灸至局部红润灼痛为度，每天1次，20次为一个疗程。

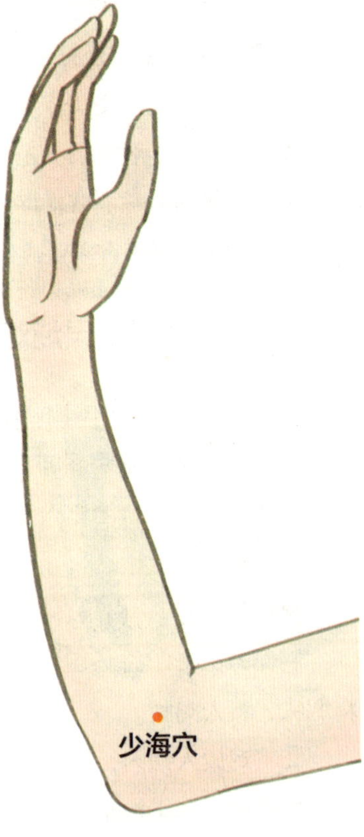

然谷穴专治阴虚火旺

然谷穴是肾经的荥穴。荥穴属火，肾经属水，然谷穴的作用就是平衡水火，专治阴虚火旺。如果心火太大，就以肾水“浇一浇”，使身体不致太热也不致太冷。如果总想喝水，心老起急，就是心火较旺，揉一揉然谷穴，就可以用肾水把心火降下来。所以然谷穴相当于专治阴虚火旺的大补阴丸。

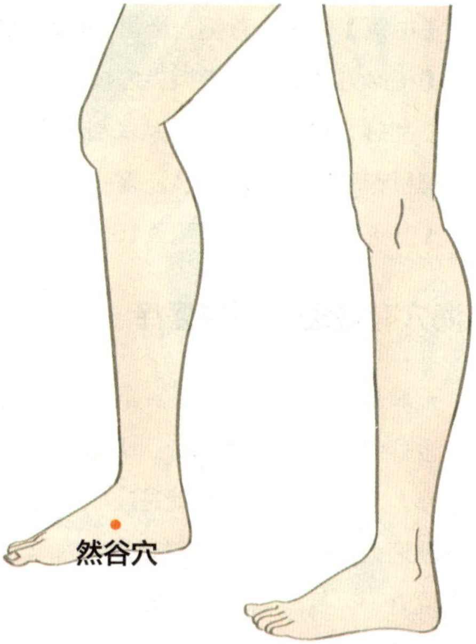

【位置】位于足内侧，足舟骨粗隆下方，赤白肉际处。

【按摩方法】拇指指腹用力按揉然谷穴100～200次，每天坚持，可治疗阳痿、遗精、月经不调等。

【刮痧方法】用角刮法刮拭然谷穴15～30次，由轻至重，逐渐加力，每天1次，可治阴虚火旺引起的便秘、烦热等。

【艾灸方法】用艾条温和灸然谷穴5～10分钟。本法具有通络、散寒等作用，对于阴虚火旺是最好的治疗手法。

常按太冲穴可解烦躁

太冲穴是肝经的原穴，是肝的脏腑之气输注之处，因此太冲具有泄降肝经之热的作用。阴虚体质者的总体特征为“燥”和“热”，多表现为口燥咽干、唇色颧骨发红、皮肤干燥粗糙、大便秘结、心烦失眠、常感身体潮热盗汗。从中医的角度来解释，阴

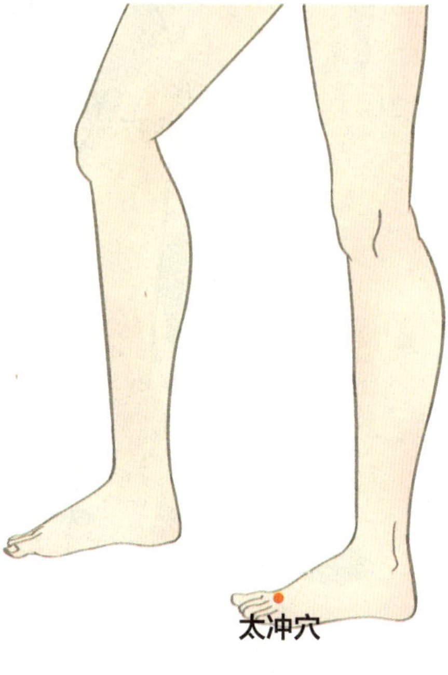

虚就是由于人体里面的津液亏损，精血亏虚，导致身体里水不能制火，从而表现出虚热之症。

【位置】位于足背侧，当第一跖骨间隙的后方凹陷处。

【按摩方法】用拇指指尖掐按太冲穴3～5次，每天坚持，能够治疗头晕、眩晕。

【刮痧方法】用角刮法从跖趾关节向足尖方向刮拭太冲穴3～5分钟，隔天1次，可缓解目赤肿痛、黄疸、淋证等病症。

【艾灸方法】艾条温和灸15分钟。

血海穴有效缓解阴虚瘙痒

干燥是阴虚的典型特征，而发展到疾病时，就已经不是某一个器官或局部的干燥了，全身都会出现干燥症状。阴虚的人，汗腺、皮脂腺的分泌明显减少后，会导致皮肤瘙痒。皮肤瘙痒的根源就是皮肤没有得到气血的滋养，只要能够把气血引过来，问题也就迎刃而解了。血海穴有化血为气、运化脾血之功能，为人体足太阴脾经上的重要穴位之一，具有调节血液循环、祛风的作用。

【位置】屈膝，位于大腿内侧，髌底内侧端上2寸，当股四头肌内侧头的隆起处。

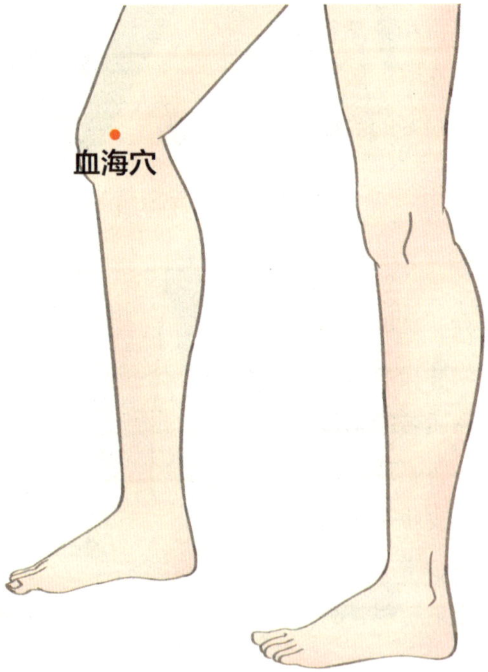

【按摩方法】用拇指按揉血海穴100～200次，每天坚持，能够治疗崩漏、痛经。

【刮痧方法】用面刮法从上而下刮拭血海穴3～5分钟，力度微重，以出痧为度，每天1次，可治疗月经不调、痛经。

【艾灸方法】艾条回旋灸。回旋灸是将艾条的一端点然，在距离施灸部位皮肤3厘米左右处往复回旋施灸，灸至局部出现温热、潮红为度。左右每穴各灸10~15分钟，每天1次。

6.要想补阴，让这四种中药来帮忙

麦冬——久服轻身，不老不饥

【性味归经】性微寒，味甘、微苦；归心、胃、肺经。

【养生禁忌】凡感冒风寒、寒气犯肺或有痰饮湿浊咳嗽，以及脾胃虚寒泄泻者均忌服本品。

【功能主治】清心除烦，养阴润肺，益胃生津。常用于治疗肺燥干咳、咯血、吐血、肺痈、肺痿、虚劳烦热、咽干口燥、热病津伤、便秘等病症。

【中药配伍宜忌】用于肺虚热咳、咯血，宜与生地黄、川贝、沙参、旱莲草、仙鹤草等配伍；用于烦热不安，宜与竹叶、莲子心配伍；用于津少口渴，宜与沙参、石斛、天冬、玉竹、生地黄等配伍。

【用法与用量】内服：煎汤，6～12克。或入丸、散。滋阴清心多连心用。

麦冬茶

原料：麦冬、党参、北沙参、玉竹、天花粉各9克，乌梅、知母、甘草各6克。

做法：将上述药品共研粗末，置保温瓶中，以沸水冲泡，盖上盖闷30分钟即可。

功效：益阴养胃。适宜萎缩性胃炎，热病后邪热已去，胃纳不佳、口干舌燥以及胃阴不足、胃酸缺乏、消化不良者服用。

女贞子——滋阴补肾，养肝明目

【性味归经】性凉，味甘、微苦；归肝、肾经。

【养生禁忌】古代医家认为：脾胃虚者不宜服用本品，否则会减食作泻，若误用本品补五脏，反会滋生病患。因此，脾胃虚寒、阳虚气弱、大便溏泄者均不宜服用。

【功能主治】滋肾水，益肝阴，清退虚火，明目益睛。适用于肝肾阴虚所致的腰膝酸软、头晕目眩、须发早白、骨蒸潮热以及视力减退等。

【中药配伍宜忌】用于肝肾不足所致的眩晕耳鸣、两目昏花，常与旱莲草、生地黄、白芍、枸杞、桑葚等配伍应用。

【用法与用量】煎汤，内服：6~15克；或入丸、散。

女贞子旱莲茶

原料：女贞子、旱莲草各12克，百合9克，大枣20克。

做法：将上述药材先洗净，一同放入砂煲内，加8碗清水，小火炖2小时即可。

功效：滋阴补肾，养肝明目，补肝肾阴，乌须明目。现代医学研究认为女贞子有抑制幽门螺杆菌的作用，可以治疗胃病；具有抑制嘌呤异常代谢的作用，用于痛风和高尿酸血症的治疗。还可用于肝肾阴虚、腰酸耳鸣、须发早白的治疗。

玉竹——养阴润燥，除烦止渴

【性味归经】性微寒，味甘；归肺、胃经。

【养生禁忌】小剂量服用玉竹，可起到强心作用，但大剂量服用则会抑制心脏功

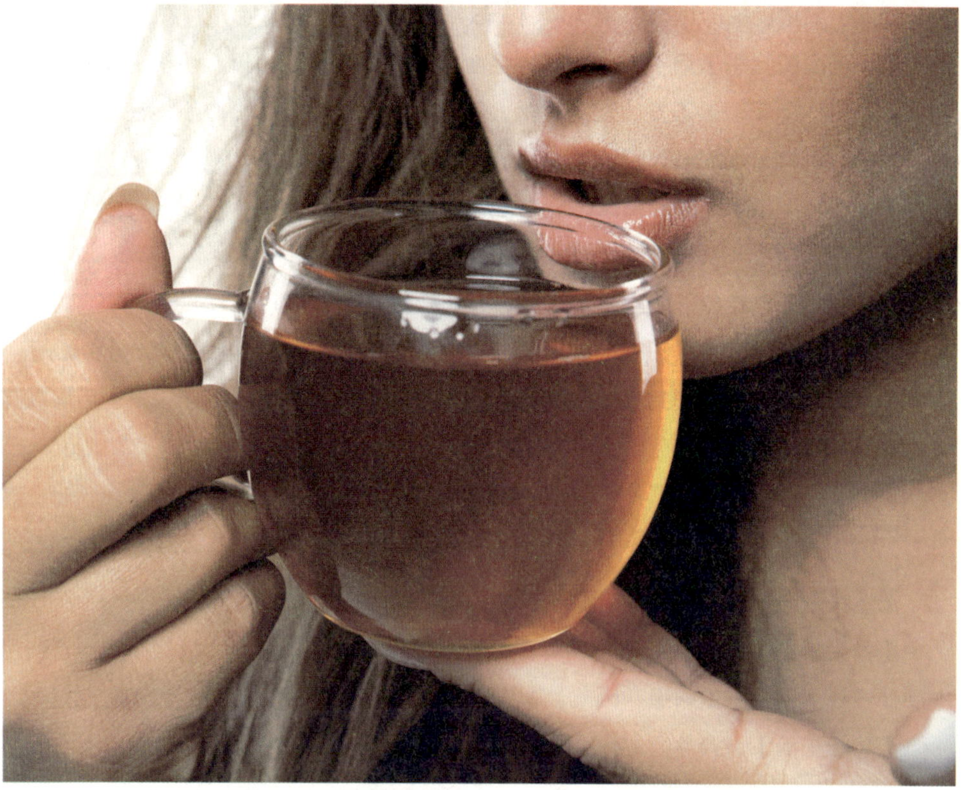

效，并降低血糖。此外，中寒便溏、痰湿内盛者均忌用本品。

【中药配伍宜忌】与沙参、麦冬、天冬配伍，用于肺阴受伤、肺燥咳嗽、干咳少痰；与葱白、豆豉、薄荷、桔梗配伍，用于阴虚外感发热、无汗恶寒等。

【功能主治】养阴润燥，除烦止渴。主治热病伤阴、虚劳发热，以及咳嗽烦渴、小便频数、消谷易饥等症。

【用法与用量】内服：煎汤，6～12克；熬膏或入丸、散。

玉竹瘦肉汤

原料：猪瘦肉250克，玉竹100克，葛根60克，大葱白、淡豆豉各15克。

做法：玉竹、淡豆豉、葛根分别洗净；猪瘦肉洗净，切块；大葱白洗净，切大葱花；将玉竹、葛根、猪瘦肉一同放入锅中，加适量清水，旺火煮沸，放入淡豆豉、大葱花煲沸，调味即可。

功效：滋阴清热，解表祛邪。

乌梅——生津止渴，涩肠止泻

【性味归经】性平，味酸、涩；归肝、脾、肺、大肠经。

【养生禁忌】感冒发热、咳嗽多痰、胸膈痞闷之人忌食；菌痢、肠炎的初期忌食；妇女正常月经期以及怀孕妇人产前产后忌食之。

【功能主治】敛肺止咳，涩肠止泻，生津止渴，和胃安蛔。主治肺虚久咳、久泻久痢、虚热消渴，并适用于蛔虫所致的腹痛、呕吐等症。

【中药配伍宜忌】临床上，乌梅常配五味子，二者相须为用，生津止泻，敛肺止咳；配诃子，涩肠敛肺，可用于久咳不止及久泻脱肛；配川椒，可杀虫止泻。

【用法与用量】口服，入煎剂，3～10克，最大剂量可用至30克；用于止血、止泻时宜炒炭用。

乌梅茶

原料：乌梅500克，甘草末60克，干姜末15克，白砂糖2克。

做法：乌梅放入温水中，泡软后去核，放入瓷碗内，放入蒸笼蒸半小时，取出，并捣成泥；将乌梅泥、甘草末、姜末、白砂糖一起放入瓷碗，搅拌均匀，再放入蒸笼，蒸熟软即可。

功效：此茶中乌梅配以白砂糖，可生津止渴；配以干姜，则生化脾胃阳气而祛寒气。

三、气虚

1.自我诊断气虚的四种方法

气虚是指由于元气不足引起的一系列病理变化及证候。所谓气，是人体最基本的物质，由肾中的精气、脾胃吸收运化水谷之气和肺吸入的清气共同结合而成。气虚包括元气、宗气、卫气的虚损，以及气的推动、温煦、防御、固摄和气化功能的减退，从而导致人体的某些功能活动低下或衰退、抗病能力下降等衰弱的现象。

看脉象

气虚证的脉象以细或虚软无力为主要特点。

看痧象

气虚的人刮痧的时候出痧很少，而且出痧的速度也很慢。刮痧的时候多酸痛，痧斑易出现的部位有肺经、大肠经、脾经、胃经循行部位。

看外观

气虚的人体形多虚胖或偏瘦，气短懒言，精神不振，还特别容易疲劳，爱出汗，记性差。气虚的人总是叹气，并不是因为悲观，而是因为气不足，体内的气提升不上来，只能用大口叹气的方式努力提气来舒解。气虚之人多面色苍白而没有光泽。

看舌头

舌头内和舌体表面的水分比较多，舌体胖大，舌边有齿痕，舌色浅，舌苔薄白。

2.夏季出汗异常也是病，头汗多属气虚

夏天出汗很频繁，出汗过多也是身体给我们的提示。例如，白天动一动就出汗是

气虚的表现，可通过饮食、练太极拳调理；半夜出汗多是盗汗现象，可选用百合、雪梨等滋阴；头面部汗多多数是气虚，应该注重清淡饮食。

白天动一动就出汗

白天不活动或轻微活动的情况下就汗出不止，这些人常有身体虚弱，中医认为是气虚的表现。

支招：饮食上可选山药、豆浆等，也可用党参或黄芪炖鸡，以补益身体，缓解气虚。

半夜出汗多

睡着出汗，醒来汗止，中医称“盗汗”。

支招：可选百合、雪梨等滋阴，少吃羊肉、洋葱、葱、姜、蒜等热性食物，也可用沙参、麦冬、五味子或西洋参等泡水饮用。

头面部汗多

很多人一吃饭头上就大汗淋漓，老人和产后身体虚弱的女性也会有头汗过多的情况，多属于气虚。

支招：若同时有上腹胀满、口渴、不想吃饭，可减少进食量，注意清淡饮食。

手足心汗多

一到夏天，许多人的手心很容易出汗。这样的人通常脚汗、腋窝汗也出得厉害。

支招：若手足心多汗伴随大便不通，多属于肠道内有积粪的热证，可服用通便药。

3.未病先防，消除气虚，从生活点滴开始

倒立式瑜伽，防止气虚引起的“内脏下垂”

日常生活中，人们几乎是以直立姿势活动的，在地心引力的作用下，人体器官会下坠。适当做些倒立动作，对治疗腰背痛、坐骨神经痛都有一定的疗效。

◎长期直立的弊病

①血液的循环由横向变成竖向，这就造成大脑供血不足和心血管系统超负荷运

行。轻者导致秃顶、眼花、白发、精神不振、易疲劳、未老先衰，重者脑疾病和心脏病缠身。

②心脏和肠胃因地心引力而下移，造成许多肠胃和心脏器官下垂病，使腹部和大腿部脂肪淤积。

◎头倒立的益处

①将血液送往头部，消除疲劳，活化脑细胞，令头脑清晰。

②活化脑下垂体、松果体及甲状腺等，增加血液内的血红蛋白，强化全身功能。

③增强记忆力及集中力，改善失眠及头痛。

④帮助消化，治疗便秘。

⑤倒立时心脏得以休息，减轻心悸，降低患感冒、咳嗽和扁桃体炎的概率。

◎瑜伽头倒立

“头倒立”对于瑜伽初学者还是有一定的危险性，胆小的人不敢做可又想以接近自然的瑜伽方式美容怎么办呢？别着急，脚不离地的半头倒立式的美容效果也很好，最重要的是很安全，而且一点儿也不难。

久卧伤气，生活习惯补气

现在喜欢睡懒觉的人越来越多，很多人整天都觉得困，想睡懒觉，但是懒觉醒来后感觉更累，所以整天都是无精打采的。

《内经》有云：久卧伤气。我们老祖宗几千年前就告诉我们，睡久了就会气不足，气不足就觉得有气无力了。这可以从两个方面解释。其一，中医认为，肺主一身之气，久卧导致肺气不宣，所以人就会感觉没精神，越睡越累；其二，中医认为人的活动应该顺应大自然，该睡不睡，该起不起，都是损害身体的行为。早上该起床了，而你睡懒觉，长此以往，自然体虚无力。

如今很多年轻人出现了睡眠的恶性循环，深更半夜不睡，第二天又要上班，也不能多睡会，所以周一到周五整天都是昏昏沉沉的。有些人晚上的精神状态良好，但观其白天的精神状态却萎靡不振，昏昏欲睡。到了周末就开始睡个昏天黑地，感觉好像是补足觉了，其实越补越累。要想改变身体状况，必须改变平时的生活习惯，晚上不要睡太晚。到了休息日，应该到大自然中呼吸新鲜空气，运动一下，而不是窝在床上睡懒觉。

慢跑、健走等温和运动帮你补气虚

既然不能做剧烈运动，又不能久卧，那气虚的人究竟适合做什么运动呢？对气虚的人来讲，运动要坚持低强度、多次数、循序渐进的原则。上班族可于空闲时间，用正确姿势慢跑、健走和健身，还能舒缓压力。另外，许多人走路时会边拍手、甩手，这些都是错误的姿势，严重时会导致腰和膝盖受伤。走路速度快才有效果，而正确的健走姿势必须抬头缩下巴，挺胸收小腹，双手握拳自然摆动，两腿打直前行，速度上每分钟120步，每步之间距离维持60厘米，以标准姿势走路会觉得很轻松。

运动要适度，不要出汗过多

气虚的人还要时刻谨记，无论进行哪一种运动，一定要把握好度，以微微出汗为宜，切忌大汗淋漓、出汗过多，练习的过程也要循序渐进。另外，温和运动起效慢，所以需要持之以恒地坚持练习，才能取得良好的效果。

4.“药”在食物中，用饮食治气虚

补气血、益脾胃的汤——大枣桂圆汤

大枣桂圆汤一年四季都可以喝，它具有补气虚、养脾胃等功效。

大枣桂圆汤

材料：大枣20克，桂圆15克，红糖30克，枸杞10克。

制作方法：

①大枣洗净去核；桂圆去皮去核。

②将大枣、桂圆肉、枸杞同放入锅内，加入大约500毫升清水，用火炖煮35分钟，加入红糖搅匀。

推荐理由：

桂圆亦称桂圆，性温味甘，益心脾，补气血，具有良好的滋养补益作用，可用于心脾虚损、气血不足所致的失眠、健忘、惊悸、眩晕等症。还可治疗病后体弱或脑力衰退。也很适宜妇女产后调补。李时珍在《本草纲目》中记载：“食品以荔枝为贵，而资益则桂圆为良。”大枣富含维生素A、维生素C和维生素D，特别是它含有类黄酮，能保护维生素C不受破坏。

一款女性养颜茶——大枣蜂蜜茶

大枣蜂蜜茶不仅是补气的好茶，还是一款女性养颜茶，蜂蜜可润肠排毒，大枣可调和气血，女性常饮此茶面容红润，皮肤白皙。

大枣蜂蜜茶

材料：去核大枣500克，蜂蜜500毫升。

制作方法：

①大枣洗净，放入汤锅中，加适量清水用旺火烧开，再转小火慢煮至大枣软烂，汤汁收干。

②将煮好的大枣放凉，加蜂蜜混合，在果汁机中搅打匀，装进干净的密封玻璃瓶，放入冰箱保存。饮用时用勺取适量，加入温水调匀即可。

推荐理由：

①大枣是天然的美容食品，还可益气健脾、促进气血生化循环和抗衰老。此外，大枣还有一些鲜为人知的功能：抗过敏、治低血压、护肝、抗癌等。

②蜂蜜含果糖、葡萄糖、蛋白质、维生素、无机盐、有机酸等。果糖和葡萄糖均为人体能直接吸收的单糖，具有迅速恢复体力、解除疲劳的作用。而且，蜂蜜中的B族维生素较多，能使体内脂肪转化为能量而释放，所以，蜂蜜虽比白糖甜却不会使人发胖，是很好的减肥食品。蜂蜜能养阴润燥，润肺补虚，和百药，解药毒，养脾气，悦颜色，调和肠胃。

改善肺气虚的秘方——银贝雪梨汤

寒冷的冬季，稍微不注意就会受外感风邪的侵袭，很容易引起肺气虚，下面为大家介绍一款改善肺气虚的饮食秘方——银贝雪梨汤。它具有化痰止咳、补肺气等功效，尤其适用于老年人肺虚、肺气肿、肺功能不佳所致胸闷气短、干咳无痰或咳痰咯血等症。

银贝雪梨汤

材料：银耳（干）20克，雪梨200克，川贝母5克，冰糖30克，枸杞5克。

制作方法：①将水发银耳洗净，撕成小片；雪梨洗净削去皮，除去核，切成小块；川贝母洗净。

②将处理好的材料放入炖盅内，加入1杯水，放入枸杞和冰糖，蒸1小时。

推荐理由：①银耳味甘、淡，性平，既有补脾开胃的功效，又有益气清肠、滋阴润肺的作用。能提高人体免疫力，还可增强肿瘤患者对放、化疗的耐受力。

②雪梨味甘性寒，具有生津润燥、清热化痰、养血生肌之功效，特别适合秋天食用。

③川贝母具有清热化痰、润肺止咳的功效，是临床常用的止咳化痰药。

5.中医养生，穴位治气虚有妙招

常灸关元穴，预防反复感冒

关元穴是人体足太阴脾经、足少阴肾经、足厥阴肝经在任脉的交会点，此穴有精宫、丹田等别名。关元穴可以治疗一切气虚证，如气喘短气、虚劳羸瘦等。关元穴又是小肠的募穴，小肠之气汇聚于此。小肠是人体吸收营养物质的主要器官，灸关元穴就能很好地促进肠道功能，增强其对营养物质的吸收能力。关元穴自古是养生要穴，古今医家都认为刺激该穴的重要手段就是灸。坚持艾灸关元穴可以健康长寿、增强体质。

【位置】位于下腹部，前正中线上，当脐中下3寸。

【按摩方法】用手掌根部推揉关元穴2～3分钟，长期按摩，可改善痛经、失眠等病症。

【刮痧方法】用面刮法刮拭关元穴2分钟，可不出痧，隔天1次。

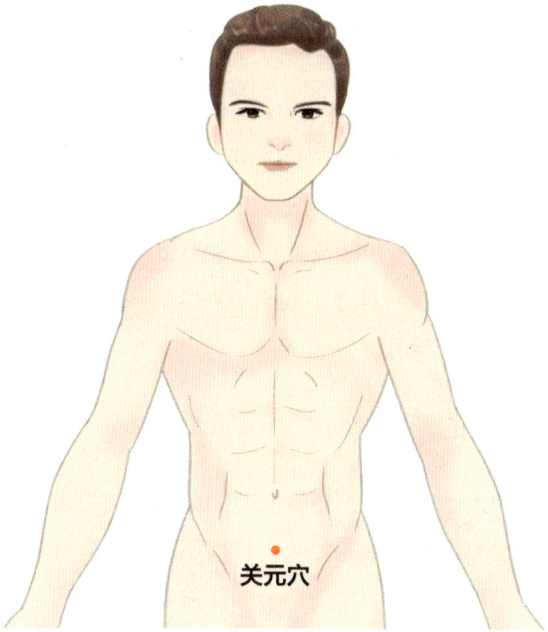

【艾灸方法】隔姜灸，将生姜切片并扎数个孔，置于肚脐中央处，艾炷置于其上点燃施灸，每次5～7壮。每天或隔天1次，10次为一个疗程，每个疗程之间休息5～7天，可根据体重变化调整疗程数。

肺气虚，补益肺气找太渊穴

太渊穴可治一切肺虚之证，对虚寒咳嗽、脾虚咳嗽，特别是表现为咳声无力、遇寒即咳、口吐清稀白痰者，最为对症。如果有吸不上气的感觉，那就点揉太渊穴。气虚的按摩，需要从肺经入手，因为中医经络中，肺经主人体一身之气。而太渊这个穴位，是肺经的原穴，所储存的是人体的先天之气，而且是气血最旺盛的地方，所以按摩太渊穴可以激发人体的先天之气，不断地充实身体的气血，使人逐渐强壮起来。

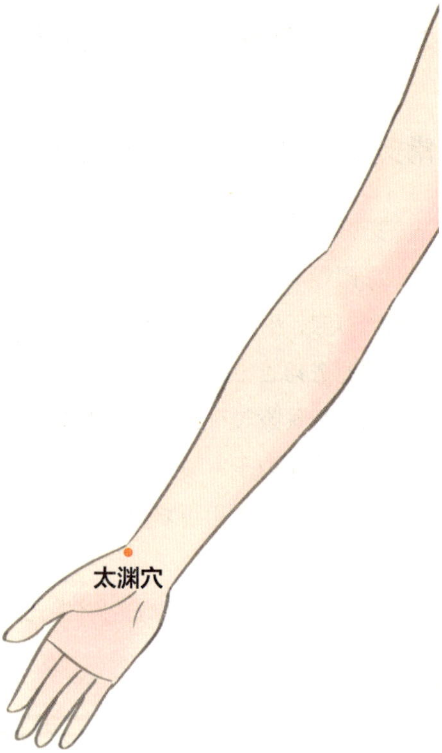

【位置】位于腕掌侧横纹桡侧，桡动脉搏动处。

【按摩方法】用拇指按压太渊穴片刻，然后松开，反复5～10次，可改善手掌冷痛麻木。

【刮痧方法】用角刮法从上向下刮拭太渊穴3～5分钟，隔天1次，可治疗目赤肿痛、发热、咯血、便血等。

【艾灸方法】艾条雀啄灸（雀啄灸是将艾条燃着的一端悬置于施灸部位上方，一上一下地活动施灸，像鸟啄食一样），每穴10～15分钟，灸至局部皮肤红润灼痛为度，每天一次，20次为1个疗程。

肺俞穴可治气虚引起的咳嗽

一般免疫力较低的人感冒后常常出现反复咳嗽，这类患者多属气虚。受凉可使感冒后咳嗽反复发作，这类咳嗽多数是轻咳，程度不剧烈，但反复发作，持续时间长。肺俞穴是治疗咳嗽的常用穴位，取穴简单、操作方便，适合在家进行。肺俞穴主治肺脏病变，对改善肺脏功能，消除肺脏功能失常所产生的证候，具有一定功效，故有解表宣肺、肃降肺气的作用。临床上用于治疗咳嗽、哮喘、咯血、肺痨及过敏性鼻炎等病症，相当于现代医学中的一些呼吸系统疾病。

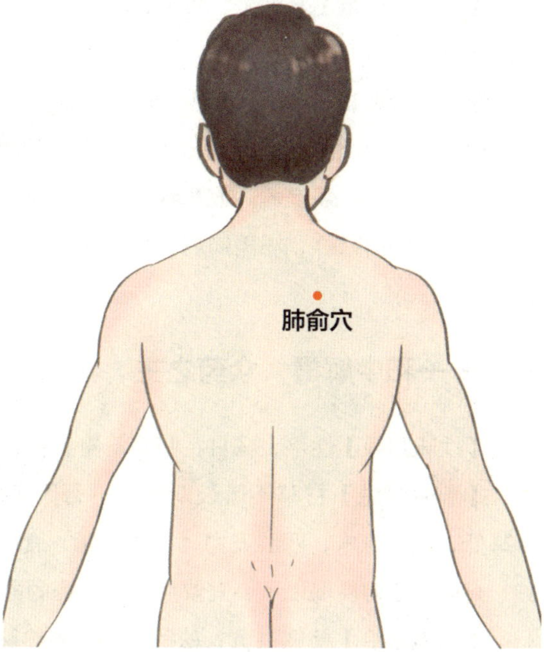

【位置】位于背部，当第三胸椎棘突下，后正中线旁开1.5寸。

【按摩方法】用拇指按揉肺俞穴100～200次，每天坚持，能够治疗肺部疾患。

【刮痧方法】用面刮法从上向下刮拭肺俞穴3～5分钟，隔天1次，可治疗发热、伤风。

【艾灸方法】用艾条温和灸肺俞穴10～15分钟。艾条温和灸是将艾条的一端点燃，在距离施灸部位约3厘米处进行熏烤，一般以灸至局部出现温热、潮红为度。

6.要想补气，让这四种中药来帮忙

党参——补中益气，健脾益肺

【性味归经】性平， 味甘、微酸；归脾、肺经。

【养生禁忌】凡有湿热证、热性病症者不宜单独服用党参；有食积气滞者不宜服用党参。

【功能主治】补中益气，健脾益肺。用于脾肺虚弱、倦怠乏力、气虚不足、气急喘促、脾虚食少、面目水肿、久泻脱肛等症。适用于各种气虚不足者。

【中药配伍宜忌】党参性平，益气健脾，一般来讲没有禁忌，可随证配伍，用于各种正虚邪实之证，能起到扶正祛邪的作用。但服用中药藜芦者不宜同时吃党参。此外，党参也不宜与五灵脂同用。

【用法与用量】水煎服，每次6~10克，最大剂量可用至30克。或入丸、散。

党参炖鸡

原料：母鸡1只，党参50克，枸杞25克，陈皮10克，姜片4片，盐10克。

做法：将处理干净的母鸡放入大碗内，加清水淹没母鸡，加枸杞、陈皮、党参、姜片、盐，拌匀，盖上盖，放在蒸锅屉上，蒸2.5小时至入味，出锅。

功效：鸡肉嫩鲜，汤美肉烂，活血补气。

甘草——和中解毒，众药之主

【性味归经】性平，味甘；归脾、胃、肺、心经。

【养生禁忌】甘草不可长期服用，否则可出现血压升高、水肿、水钠潴留、血钾降低、痉挛麻木、四肢无力、头痛头晕、食欲降低等反应；对于肾病、高血压、水肿、充血性心力衰竭患者，宜慎用甘草；醛固酮增多症、低钾血症患者则禁用甘草。

【功能主治】补脾益气，祛痰止咳，清热解毒，缓急止痛，调和诸药。用于脾胃虚弱、咳嗽痰多、倦怠乏力、心悸气短、脘腹以及四肢挛急疼痛的治疗。

【中药配伍宜忌】甘草不能与干遂、大戟、芫花、海藻等药物配伍。甘草也不宜与常山同用，否则易引起呕吐。

【用法与用量】煎汤，2~6克，调和诸药用量宜小，作为主药用量宜稍大，入丸、散，1~3克。

茯神甘草酒

原料：茯神90克，炙甘草20克，人参45克，陈皮30克，炒枣仁120克，生姜30克，当归30克，白酒2500毫升。

做法：将以上药物粗加工成碎颗粒，然后用绢布袋包起来，放入干净容器中，倒入白酒，加盖密封浸泡，隔天摇动，14天后开封。

功效：养血安神，理气健脾。尤其适用于心气虚、失眠、食欲不振等症。

黄芪——止汗脱毒，补气之最

【性味归经】性温，味甘；归肺、脾二经。

【养生禁忌】黄芪为温性补品，因此发热、咯血、气滞、热毒、便秘等热证患者忌服。阴虚内热、食积腹胀、肝气不和以及妊娠期妇女不宜服用。

【功能主治】补气固表，止汗脱毒，生肌，利尿，退肿。常用于治疗气虚乏力、中气下陷、表虚自汗、血虚萎黄、久泻脱肛、便血崩漏、痈疽难溃。

【中药配伍宜忌】黄芪补而不腻，与人参、党参等补药配伍效果更好。与甘草、芍药、良姜、桂枝、饴糖等配伍可治脾胃虚寒、慢性胃炎、肠炎、腹泻等症；与人参、甘草、升麻、当归、柴胡等配伍可治内脏下垂、脱肛、子宫下垂等症。

【用法与用量】煎汤，每天10～15克，大剂量可用至30～60克；也可炖服，每次15～20克。

黄芪大枣茶

原料：黄芪12克，大枣15克。

做法：将黄芪、大枣放入砂锅，加适量水，小火煮1小时以上。

功效：益气固表，强身健脑。黄芪对五脏之虚均有补养作用；大枣健脾和胃，滋养强壮，养心安神。二物共用，既可强身健脑，又可益气固表。

山药——补气健脾，药之上品

【性味归经】性平，味甘；归脾、肺、肾经。

【养生禁忌】山药养阴而兼涩性，可助湿，因此湿盛中满或有积滞者不宜单独服用。又因山药属于滋补药，所以凡属湿邪、热毒、外感热病者不宜服用。另外，炎症腹泻者忌用。

【功能主治】滋养强壮，补气虚，助消化，敛虚汗，止泻。可用于治疗脾虚腹泻、小便频数、肺虚咳嗽、遗精白带、糖尿病等病症。

【中药配伍宜忌】用于脾胃虚弱，常与人参、白术、茯苓等配伍；用于肺肾虚弱，常与人参、麦冬、熟地黄、菟丝子、山茱萸等配伍；用于阴虚内热，常与黄芪、生地黄等配伍。山药不可与甘遂、大戟同服。

【用法与用量】煎汤， 15～30克，大剂量可用至250克；也可以入丸、散服用；还可捣敷外用。

桂枣山药汤

原料：大枣30克，山药300克，桂圆肉2大匙，白砂糖半杯。

做法：大枣泡软，山药去皮、切丁，同放入砂锅中，加入适量清水烧开，煮至熟软，放入桂圆肉及白砂糖调匀，待煮至桂圆肉散开即可。

功效：山药补气，大枣、桂圆补血，三者合用，为女性补气补血、美容养颜的佳品。

四、血虚

1.自我诊断血虚的四种方法

血虚指因先后天亏损，血液生化不足，或因失血、溶血等耗伤血液，以致营血亏少，脏器失其濡养。多见于眩晕心悸、血红细胞少、血红蛋白量低为主要表现的劳损类疾病。

看脉象

血虚的人脉象主要特点是微细沉迟无力。

看痧象

血虚的人刮痧不易出痧，痧色浅红，或呈分散的浅红痧点。疼痛性质多为酸痛，有气泡感。刮拭各经脉、脏腑器官容易有酸痛的感觉，但出痧很少，特别是心经、肝经循行部位。

看外观

血虚的人面色淡白或萎黄，口唇、眼睑、爪甲色淡，心悸多梦，手足发麻，头晕眼花。整个人显得很虚弱，没有精神。

看舌头

舌质淡，苔滑少津。

2.血虚不等于贫血，女性切勿盲目补血

不少女性当出现脸色发黄，且时常感觉头昏、腿软乏力时就要求医生为其开药补血，以调出红润的脸蛋和乌黑秀发，但是真有补血的必要吗？血虚和贫血是两种不同的概念，如果女性盲目补血反而对身体产生不良影响。

“黄脸婆”不一定是贫血造成的

其实那些去医院就诊的所谓“黄脸婆”根本不懂什么是贫血，而是把脸色不好、头晕目眩、腿软乏力、口唇苍白等中医理论中的血虚症状，与西医的“贫血”等同。实际上这两者不是同一概念，西医治疗贫血与中医治血虚的方法也不一样。脸色不好可能跟自己先天形成的肤色或面部的毛细血管分布有很大的关系，也可能和抽烟、熬夜等不良生活习惯有关。而有些人经常不吃早餐，同样也会有头晕、目眩、腿发软的症状，不一定是贫血所致。在没有弄清自己是否贫血之前就盲目补血，容易造成不良后果。

是否贫血可查血常规

如果怀疑自己贫血，最好先确诊，最有效的方法是扎手指或静脉抽血，检查血常规。贫血在西医中指外周血中血红蛋白（也叫血色素）浓度低于正常值。

贫血治疗不同于补血

如果凭脸色不好就判断自己贫血，进而寻求贫血治疗，显然是不对的。只有真正患有贫血的人才需要用药治疗。此外，中医针对气血不足等症状往往强调补血，但跟西医的贫血治疗不同。中医的补血往往和补气、补阴、补阳、补肾这些概念联系在一起，而非单纯补血。

3.未病先防，消除血虚，从生活点滴开始

血虚体质人群的日常保健

血液内养脏腑，外濡皮毛筋骨，从而维持着人体各脏腑组织器官的正常功能活动。人进入老年，体质的总特点是虚，其中有的是血不够用，即血虚体质。若想改善血虚，日常生活中应注意保健。

具体方法：

①谨防“久视伤血”：因为中医认为“目得血而能视”，所以长时间看书、看报、看电视等，不仅会影响眼睛的视物功能，还会使本来就不足的血更虚。一般目视1小时左右就应适当活动一下，使眼部肌肉得到放松，以缓解眼睛疲劳。

②不可劳心过度：人的血液循环与心有关，大脑的血液靠心脏源源不断供给。若思虑过度，挖空心思，就会耗伤心血，所以老年人，尤其是血虚体质的老年人不可用

脑过度。一旦感到大脑疲劳时，就要调节一下，或观赏花鸟鱼虫，或欣赏美景，保持心情愉快，精神振奋，尽快消除大脑疲劳。

③饮食调节：可常食桑葚、荔枝、松子、木耳、菠菜、胡萝卜、猪肉、羊肉、牛肉、羊肝、甲鱼、海参等食物，因为这些食物都有补血养血的作用。

④加强精神修养：血虚的人时常精神不振、失眠、健忘、注意力不集中，故应振奋精神。七情之病也，看书解闷、听曲消遣，有胜于服药者矣。当烦闷不安、情绪不佳时，听听音乐，看看幽默剧，可使精神振奋、排解忧愁。

⑤经常参加体育锻炼：老年人经常感到这痛那痒，很重要一点是血不够用，血虚的老人则会更明显。时常参加体育锻炼，能加强气血运行，这样可减少或避免疼痛。但运动量不宜过大，以传统的健身方式为佳，如太极拳、八段锦、气功导引等，还可以进行郊游、踏青，既能呼吸新鲜空气，又能活动筋骨。

⑥药物治疗：可常服当归补血汤（当归、黄芪）、四物汤（当归、川芎、熟地黄、白芍）或归脾汤。若气血两虚，则气血双补，选八珍汤（八珍益母丸）、十全大补汤（十全大补丸）或人参养荣汤（人参养荣丸），可在医生的指导下服用。

经常头痛眩晕是血虚，常做有氧运动

如果你时常出现不明原因的头痛眩晕等不适症状，可能是由血虚造成的，这种头晕被中医称为“血虚眩晕”。

血虚眩晕，多因生血不足、失血过多而引起。除了头痛眩晕，还会出现心悸气短、神疲乏力、饮食不佳等症状，严重者还会感到手足麻木、虚烦失眠。尤其是经常坐在电脑前的上班族，更应该多做有氧运动。为什么推荐大家多做有氧运动呢？下面为大家介绍有氧运动的好处。

提高心肺功能

有氧运动可以提高心肺功能。运动时，由于肌肉收缩而需要大量地吸收氧气，心脏的收缩次数便增加，而且每次压送出的血液量也较平常为多。同时，氧气的需求量亦增加，呼吸频率比正常快，肺部的收张程度也较大。所以，当运动持续，肌肉长时间收缩，心肺就必须努力地供应氧气分给肌肉并运走肌肉中的废物，而这种持续性的需求可提高心肺的耐力。

治病强身

有氧运动对2型糖尿病患者、肥胖症患者以及脂肪肝患者都有很好的物理疗效。患有心律不齐、心脑动脉血管硬化的人，以及年龄大的人，也可以通过做一些强度低、难度小的有氧运动来达到改善体质和维护身体健康的目的。

抗衰老，提高免疫力

长期坚持有氧运动还能增加体内血红蛋白的数量，提高身体的抵抗能力，延缓身体的衰老速度，增强大脑皮质的工作效率和心肺功能。有氧运动还能增加脂肪消耗，防止动脉硬化，降低心脑血管疾病的发病率。减肥者如果在合理安排膳食的同时，结合有氧运动，不仅减肥能成功，并且减肥后体重也会得到保持。有氧运动对于脑力劳动者也是非常有益的。

4."药"在食物中，用饮食治血虚

补血止血、治血虚的良药——蛋黄阿胶酒

蛋黄阿胶洒具有补虚养血、滋阴润燥、止血安胎之功。适用于体虚乏力、血虚萎黄、虚劳咳嗽、吐血便血、妊娠胎动不安、胎漏下血、崩漏、子宫出血等症。

蛋黄阿胶酒

材料：鸡蛋4个，阿胶40克，大枣10克，米酒500毫升，盐少许。

制作方法：

鸡蛋打破，取蛋黄，备用；米酒倒入坛中，用小火煮沸，下入阿胶，烊化后，下入蛋黄、大枣、盐，搅拌均匀，数次煮沸后离火，冷后盛入碗中。

推荐理由：

①鸡蛋黄性平味甘，含有大量的卵磷脂，还富含多种矿物质、维生素A_1、维生素B_2、维生素D、维生素E，具有滋阴润燥、养血安胎、宁心安神的作用。

②阿胶性平味甘，有补血活血、养肺润燥之功，可凝固血络，有止血作用，一切失血之症均可应用。

③食盐咸寒，能软坚、润肠通便、解毒、凉血润燥、定痛止痒。

补血养颜，生津润肠——黑豆桑葚粥

黑豆与桑葚同煮可治疗肝肾阴亏、腰膝酸软、血虚津亏、目涩耳鸣、关节不利、口渴烦热、肠燥便秘等。黑豆桑葚粥具有养血滋阴、补益肝肾、祛湿解痹等功效。

黑豆桑葚粥

材料：黑豆50克，新鲜桑葚60克，大米100克。

制作方法：

①黑豆去杂，洗净，用清水泡软。

②新鲜桑葚、大米分别去杂，洗净，备用。

③锅内加水适量，放入黑豆、大米煮粥，六成熟时加入桑葚，再煮至粥熟即可。每天2次，连服1个月。

推荐理由：

①黑豆性平，味甘，有滋补肝肾、活血利水、祛风解毒等功效，可用于治疗肾虚腰痛、产后风痛、风寒湿痹、脚气水肿等症。

②桑葚性寒，味甘、酸；归心、肝、肾经。具有补肝益肾、补血养颜、生津润肠的功效。我们在市场上看到卖桑葚的人的手、垫着桑葚的叶子全部被染成了紫色，是因为桑葚含有一种叫花青素的物质。花青素具有很强的抗氧化能力，而颜色越深，所含的花青素就越多。不仅如此，桑葚还有另外一种抗氧化成分——桑葚多糖。

补血美容的千古名方——四物汤

四物汤是中医补血、养血的经典药方，由当归、川芎、白芍、熟地黄四味药组成。四物汤是传统中医流传下来的药方，最早记载于唐代蔺道人著的《仙授理伤续断秘方》，通过实践运用，《太平惠民合剂局方》中的四物汤是目前应用较为广泛的。

四物汤

材料：当归、川芎、白芍、熟地黄各10克。

制作方法：

①把四味药在凉水里浸泡半小时以上，把药物泡软，成分容易析出来。

②将泡好的药材放入锅里，加适量水，用大火烧开后，把火调小，熬40～50分钟，熬好后，可以放些蜂蜜调味，如果嫌味道难闻，可以加上大枣和枸杞调味。大枣和枸杞都是甜的，且大枣补气养血、健脾益胃，枸杞有补血安神的作用。

推荐理由：

①四物汤具有补血调经的功效，可减缓痛经。

②本方中熟地黄滋阴养血填精，白芍补血敛阴和营，当归补血活血调经，川芎活血行气开郁。四物相配，补中有通，滋阴不腻，温而不燥，阴阳调和，使营血恢复。

③值得注意的是，本方孕妇慎用，阴虚血热之月经过多、胎动漏红则非本方所宜。

5.中医养生，穴位治血虚有妙招

女性血虚常找膻中穴

中医将胸称为大气之府，气乃万物之主，无所不及，无论是血、津、液，还是情、欲，都离不开气的温煦、推动、滋养。而膻中穴位于这大气之府的中央，是气之“会穴”。此外，膻中穴还是“诸阴之海”“主胞胎”，可统领一身阴血之责的任脉之穴。女性若取膻中穴灸疗，可达到气血双补的效果。无论是按摩，艾灸还是刮痧，均可以使人保持气血畅通，调理血虚，帮助我们调理出好气色。

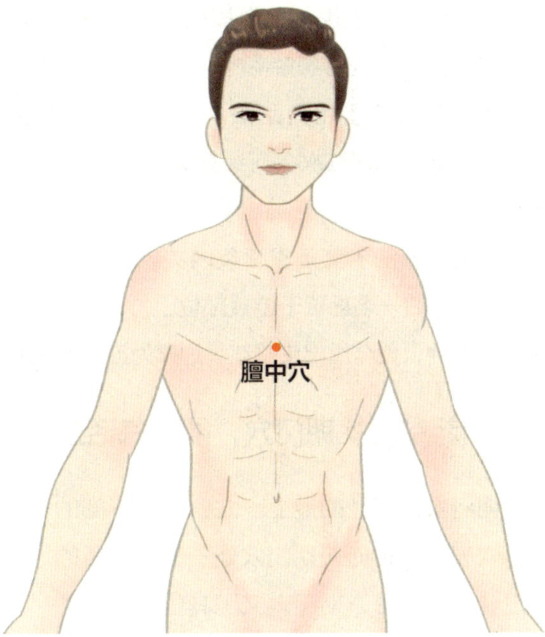

【位置】位于胸部，当前正中线上，平第四肋间，两乳头连线的中点。

【按摩方法】用手掌大鱼际擦按膻中穴5～10分钟，长期按摩可改善呼吸困难、心悸等病症。

【刮痧方法】用角刮法刮拭膻中穴3分钟，稍出痧即可，隔天1次，可治疗胸痛、腹痛、呼吸困难、咳嗽等病症。

【艾灸方法】用艾条温和灸膻中穴10～15分钟。艾条温和灸是将艾条的一端点燃，在距离施灸部位约3厘米处进行熏烤，一般以灸至局部出现温热、潮红为度。

血虚引起心悸，找内关穴来帮忙

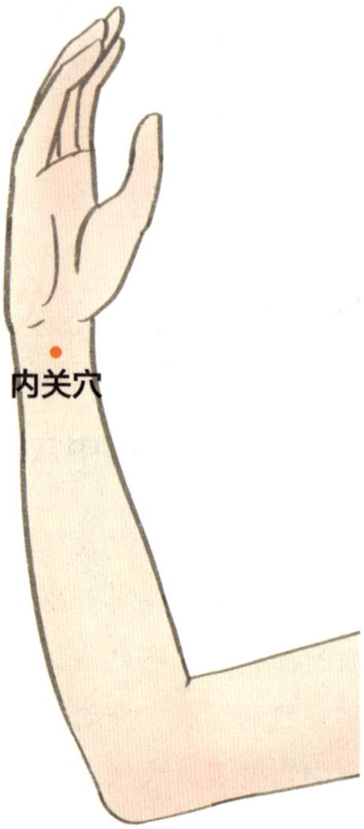

心是“君主之官”，主神明、主血脉。同时，血又为气所帅，气为血所养。寒、湿、痰等病邪在体内作祟，就会引起血脉瘀堵，流通不畅，气息不顺。治心悸，其首要任务就是益气养血、宁心安神。内关穴主治功能较广，为五总穴之一，能疏调三焦气机、理气宽中、降逆止呕、活血除烦等。治胸闷心悸、虚烦不眠等。

【位置】位于前臂掌侧，当曲泽与大陵的连线上，腕横纹上2寸，掌长肌腱与桡侧腕屈肌腱之间。

【按摩方法】用食指揉按内关穴100～200次，每天坚持，能够缓解呕吐、晕车、心痛等。

【刮痧方法】用角刮法从上向下刮拭内关穴3～5分钟，隔天1次，可缓解癫狂、热病、心痛、心悸等。

【艾灸方法】艾条雀啄灸内关穴（雀啄灸是将艾条燃着的一端悬置于施灸部位上方，一上一下地活动施灸，像鸟啄食一样），每穴10～15分钟，灸至局部皮肤红润灼痛为度，每天1次，20次为一个疗程。

血虚引起贫血找期门穴，能理气活血

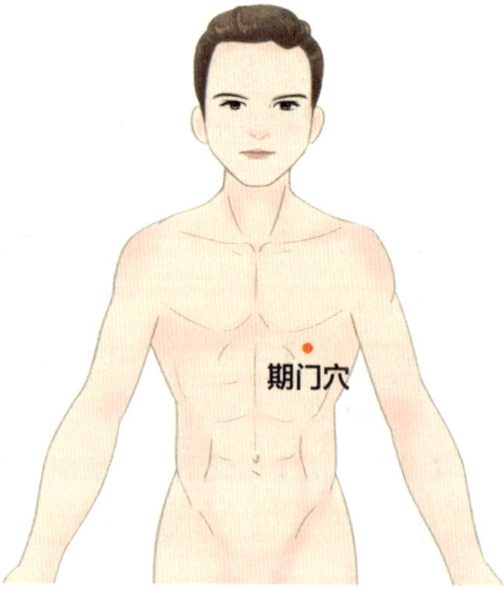

期门穴为肝经的最上一穴，由于下部的章门穴无物外传而使期门穴处于气血物质的空虚状态。但是，期门穴又因其位处人体前正中线和侧正中线的中间位置，既不阴又不阳，既不高又不低，因而既无热气在此冷降也无经水在此停住。所以，艾灸期门穴能健脾疏肝、理气活血。

【位置】位于胸部，当乳头直下，第六肋间隙，前正中线旁开4寸。

【按摩方法】用食指按揉期门穴100～200次，每天坚持，能够治疗胸胁痛、冷酸。

【刮痧方法】用角刮法从上到下再由内到外刮拭期门穴3～5分钟，隔天1次。

【艾灸方法】用艾条温和灸10～15分钟。艾条温和灸是将艾条的一端点燃，在距离施灸部位约3厘米处进行熏烤，一般以灸至局部出现温热、潮红为度。

肝血虚就找足三里穴

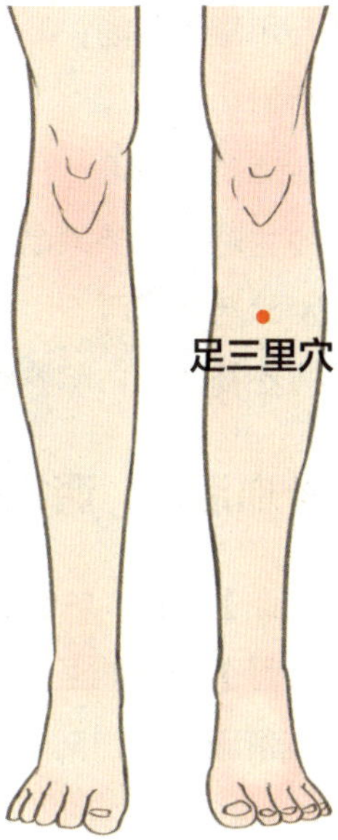

古今大量的实践证实，足三里穴是一个能防治多种疾病、强身健体的重要穴位。中医学认为，脾胃为后天之本，气血生化之源，五脏六腑赖之充养，是生命的根本。所以，调补脾胃的重要穴位足三里穴可以补益气血、扶正培元，达到保健防病、强身健体的目的。按摩足三里穴，能有效促进气血运行，并能健脾补胃、增强正气，提高免疫力，从而发挥其防病强身、延年益寿的作用。

【位置】位于小腿前外侧，当犊鼻下3寸，距胫骨前缘一横指（中指）。

【按摩方法】用拇指指腹推按足三里穴1～3分钟，长期按摩，可改善消化不良、下肢痿痹、下肢不遂等。

【刮痧方法】用面刮法刮拭足三里穴3分钟，以局部潮红发热即可，隔天1次，可治疗呕吐、腹胀、肠鸣、消化不良等病症。

【艾灸方法】用艾条温和灸足三里穴10～15分钟。一般以灸至局部出现温热、潮红为度。

6.要想补血，让这四种中药来帮忙

白芍——养血柔肝，敛阴收汗

【性味归经】性微寒，味苦、酸；归肝、肾经。

【养生禁忌】白芍性微寒，因此阳衰虚寒者不宜单独服用本品。

【功能主治】养血，柔肝，敛阴，收汗，缓急止痛。主治月经不调、经行腹痛、崩漏、肝气不和、胁肋脘痛、四肢拘挛、肝阳上亢、头痛眩晕等。

【中药配伍宜忌】与甘草配伍，不仅其解痉作用增强，镇痛的效果也显著提高；与熟地黄、当归、川芎配伍，用于月经不调、月经疼痛、闭经等。白芍忌与石斛、芒硝、硝石、小蓟、藜芦这几味药材配伍。

【用法与用量】煎汤，6～13克；或入丸、散。内服：最大剂量可用30克。

人参白芍酒

原料：生晒参、参须、白芍各30克，白酒1000毫升。

做法：将生晒参、参须以及白芍切碎，放入白酒内浸泡15天左右（其间须经常摇动），然后滤除药渣即可。

功效：人参补气，白芍养血，二者合用，尤适宜气血不足者。

当归——补血活血，调经止痛

【性味归经】性温，味甘、辛；归肝、心、脾经。

【养生禁忌】当归性温，且滋腻黏滞，含油脂较多，因此热盛出血、湿盛中满及大便溏泄者应禁服。当归又辛香走窜，所以有出血倾向、月经过多、阴虚内热者也不宜服用。

【功能主治】补血活血，调经止痛，润肠通便。主要用于血虚所致的面色苍白、头晕目眩、耳鸣心悸、肠燥便秘等症，还可用于产后血瘀所致的腹痛。

【中药配伍宜忌】与黄芪配伍，用于气血虚损，黄芪的剂量数倍于当归，以便“气能生血”；与赤芍、郁金、炒小茴香、炙没药、参三七配伍，用于疏通经络，如病变后期出现肿块疼痛时尤为合适。

【用法与用量】水煎服， 每次6～12克，每天2次。炖肉，每次13～30克。

当归炖鸡

原料：鸡1只，当归20克，姜、大葱、盐、料酒、味精各适量。

做法：鸡宰杀后处理干净，用开水氽透，放入凉水中洗净；当归洗净，切块；姜、大葱洗净，姜拍散，大葱切段；将材料装入鸡腹，放入砂锅，注入适量清水，加料酒、味精，旺火烧开。

功效：鸡肉酥烂白嫩，汤汁咸鲜可口，具补血、保肝之功效。

熟地黄——滋阴补血，明目益精

【性味归经】性微温，味甘；归心、肝、肾经。

【养生禁忌】凡脾胃虚弱、外感未清、气滞痰多或腹满便溏者均忌用本品，肝阳上亢但无肝肾阴虚的高血压病患者也应慎用。忌用铜器加工本品。

【功能主治】滋阴补血，明目益精。主治肝肾阴虚、骨蒸潮热、盗汗遗精、腰膝酸软、内热消渴、心悸怔忡、血虚萎黄、月经不调、眩晕等。

【中药配伍宜忌】与苍术配伍，取苍术之燥去熟地黄之腻，同时又以熟地黄之润克制苍术之燥；与砂仁配伍，以助药物流动之性；与木香、陈皮、枳壳等健胃之品配伍，以减少滋腻碍胃之弊。熟地黄不宜与萝卜、大葱、蒜、猪血、薤白等同食。

【用法与用量】水煎服，10～30克，也可入丸、散、膏剂等。

熟地补血汤

原料：熟地黄24克，当归12克，白芍10克，鸡血藤15克。

做法：将熟地黄、当归、白芍、鸡血藤一同用水煎，水沸1小时后，取汤温服。

功效：此四味药同用，可补益精血，治疗血虚和贫血。

桂圆肉——补血安神，养血益颜

【性味归经】桂圆肉性温，味甜；归心、脾经。

【养生禁忌】痰火过盛、消化不良、湿滞停饮以及恶心呕吐者忌服本品。孕妇应慎食，以免引起胎动不安甚至早产等。此外，现代医学证实，桂圆肉中葡萄糖含量较高，因此糖尿病患者不宜多服。

【功能主治】补益心脾，养血安神。主治气血不足所致的面色无华、神疲乏力，以及心血亏虚所致的心悸、失眠、健忘等症。

【中药配伍宜忌】同莲子、芡实配伍以补脾阴，使脾旺统血归经，可治神思劳倦，心经血少；与生地黄、麦冬配伍以补养心血，可治筋骨过劳，肝脏空虚；与熟地黄、当归配伍，可滋肝补血。

【用法与用量】煎服，6～15克。内服：熬膏、浸酒或入丸剂。

薏米桂圆汤

原料：鲜桂圆400克，薏米500克，白糖60克。

做法：薏米提前浸泡4小时，加3倍的水煮熟。桂圆肉和白糖加3大匙水一起煮，至桂圆肉煮软。把薏米和桂圆白糖水拌匀即可。

功效：补养气血，可用于瘦弱体虚、失眠健忘、心悸心慌等症。

PART 03
19种女性亚健康病症食疗方案

面对亚健康，女性朋友们又该采取什么措施呢？本章介绍了19种女性亚健康病症，并分别提供了每种病症的4道对症药膳，女性朋友可根据自己的症状选择适合的药膳改善亚健康病症。

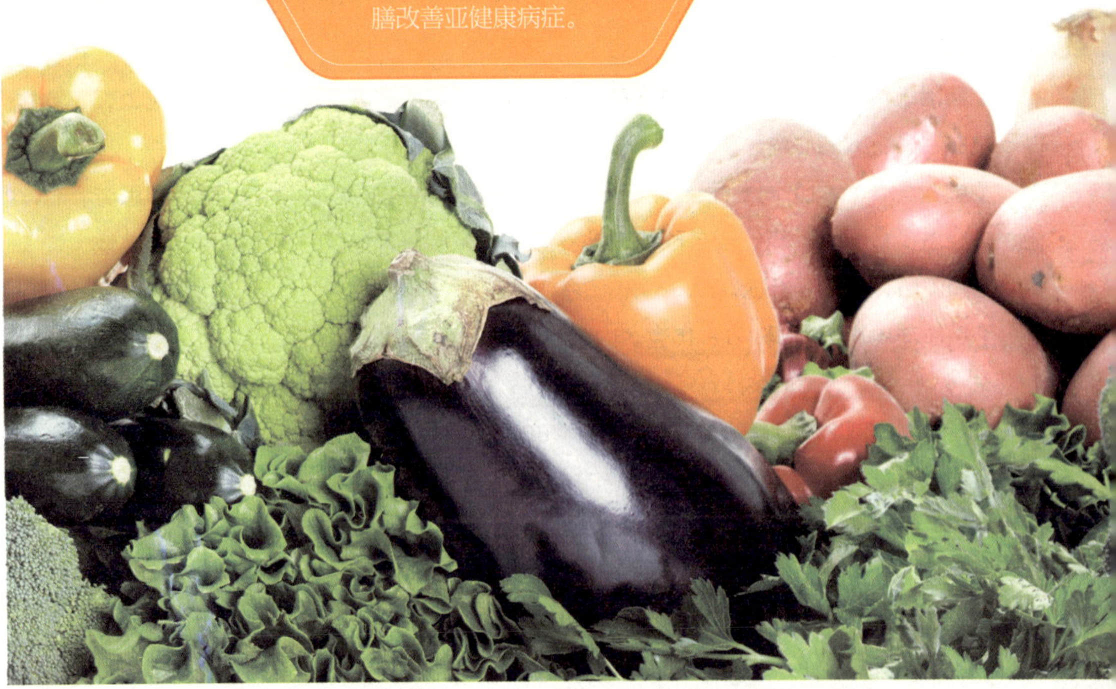

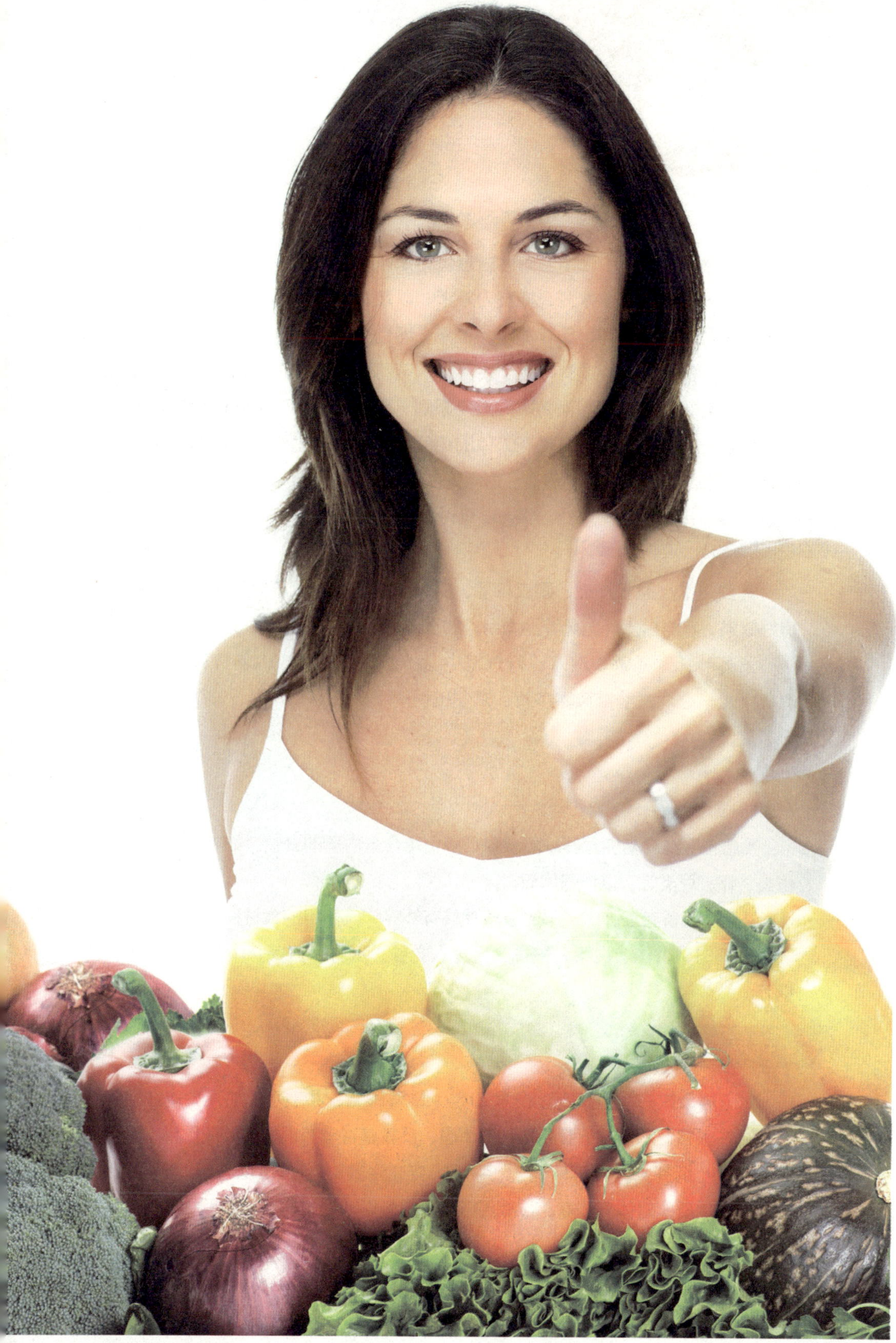

反复感冒

反复感冒相当于中医学里的体虚感冒，是以反复发作、缠绵难愈为特点的临床常见疾病，主要见于体弱、抵抗力差者，以及患有慢性呼吸道疾病的患者。其临床表现为：发热不高、反复发作，自汗，面色无华，恶风怕冷，鼻塞流清涕，肢软体乏，食欲不振，或有咳嗽、舌淡嫩、苔薄白等。中医中药对此有较好的疗效，可采用益气补虚、增强体质的治疗原则。此外，患者要加强体育锻炼，如晨跑、打太极、游泳等，可以提高人体的免疫力。在日常生活中要尽量避免饮食、生活不规律，如饥饱无度、熬夜、烟酒无度等。

• 特效本草

黄芪：本品益气补虚、固表御邪，对脾肺气虚、卫气不固、表虚易感冒者有良好效果，宜与白术、防风等品同用，如玉屏风散（《丹溪心法》）。

紫苏叶：本品解表散寒、行气宽中，外能解表散寒，内能行气宽中，且兼有化痰止咳之功，治疗风寒感冒，常配伍香附、陈皮等药，如香苏散（《和剂局方》）。

• 饮食原则

1.患者平常要增加营养以防感冒，多食富含蛋白质的食物，如鱼类、瘦肉类、蛋类、虾、豆类等，以增强体质。

2.反复感冒者多肺虚，平时应多食具有补养肺气作用的食材和药材，如猪肺、乳鸽、鸭肉、杏仁、白果、核桃、大枣、党参、玉竹、黄芪、山药、紫苏叶、红糖等。

• 民间偏方

1.玉屏风饮：黄芪15克、白术10克、防风10克，共煎水，加入少量红糖服用（适合在未感冒的情况下服用），对体虚、反复感冒者有很好的调理作用。

2.苏叶荆芥茶：紫苏叶8克、荆芥10克、生姜3片，共煎水服用，可发散风寒、增强体质，对体质偏寒、怕冷易感冒者有良好的效果。

虫草鸭肉汤

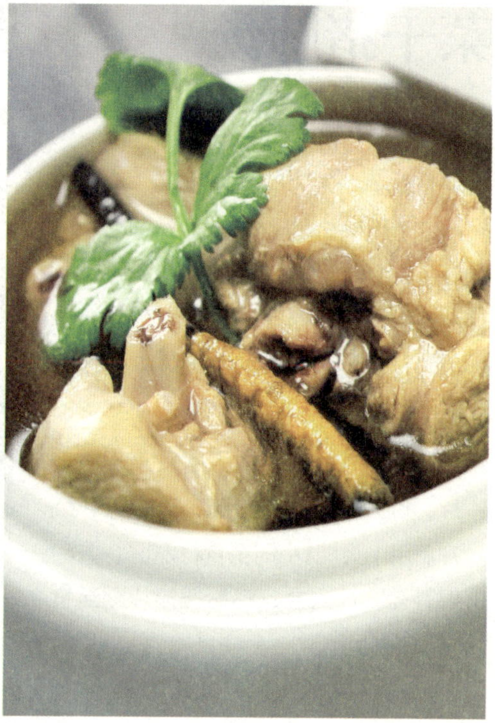

材料

鸭肉块300克，虫草3枚，料酒20毫升，姜片6克，盐2克

做法

1. 锅中注水烧开，放入洗好的鸭肉块、料酒，汆煮2分钟至去除腥味和脏污，捞出，沥干，待用。
2. 取一炖盅，放入鸭肉、虫草，注入500毫升清水，加入姜片，炖1小时至食材熟软，加入盐调味即可。

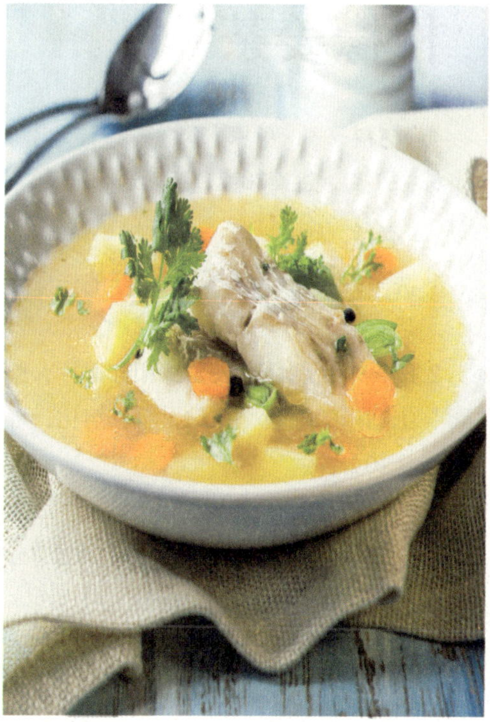

黄芪山药鲫鱼汤

材料

黄芪15克，山药片20克，鲫鱼1条，胡萝卜丁30克，姜、葱、盐各适量

做法

1. 鲫鱼去鳞、去内脏，洗净，在鱼两侧各划一刀备用；姜洗净，切丝；葱洗净，切成葱花。
2. 将黄芪、山药片放入锅中，加适量水煮沸，然后转文火熬煮约15分钟后转中火，放入鲫鱼、胡萝卜丁煮10分钟。
3. 鱼熟后，放入姜、葱，盐调味即可。

菜干猪肺汤

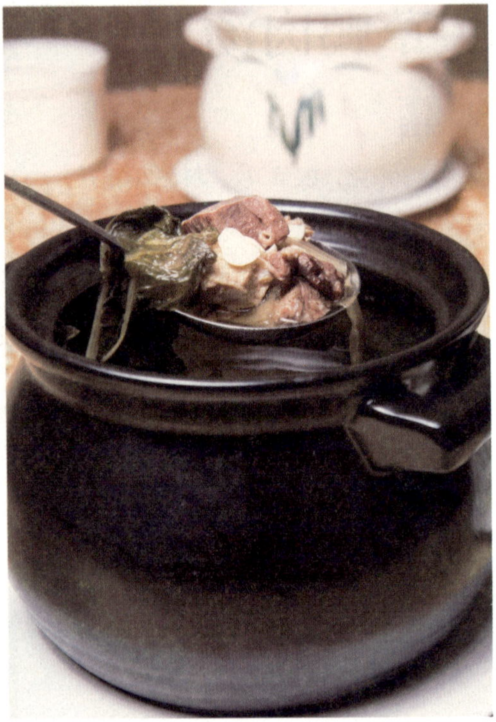

材料

猪肺400克，水发菜干100克，姜片35克，料酒10毫升，盐2克，鸡粉2克

做法

1. 处理好的猪肺切成小块，倒入沸水锅中，加入料酒，搅散汆去血水，捞出猪肺，洗净。
2. 砂锅中注水烧开，放入水发菜干、姜片，倒入汆过水的猪肺，盖上盖，烧开后用小火炖1小时至食材熟透。
3. 揭开盖，放入盐、鸡粉搅拌片刻至食材入味即可。

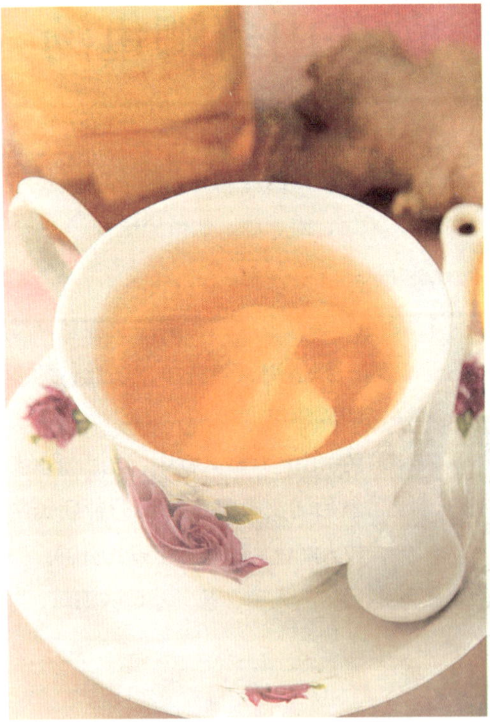

柠檬姜茶

材料

柠檬70克，生姜30克，红糖适量

做法

1. 洗净去皮的生姜切片；洗净的柠檬切片，待用。
2. 取一个大碗，放入姜片和柠檬片，撒上适量的红糖，拌匀，至其溶化，静置10分钟。
3. 汤锅置火上，倒入腌好的材料，注入适量清水，盖上盖子，用中火煮3分钟，至材料析出营养成分。
4. 关火后揭盖，盛出煮好的姜茶，装入杯中即可。

面色萎黄

所谓面色萎黄，是指面色发黄，缺少血气而没有光泽，从中医学角度来说多因气虚和血虚造成。气虚又有脾气虚和肺气虚之分，面色萎黄的女性多是脾气虚，除了面色萎黄外，不少女性还伴有食欲不振、神疲乏力、大便不调等现象。另外，血虚引起的面色萎黄多因平时作息紊乱、经期耗血过多引起。因此，调理此症状要以健脾益气、化湿和中、补血养血为主。患者平时还应经常进行体育锻炼，如跳健美操、打球、游泳、跳舞和跑步等，可增强体力，加强造血功能。

• 特效本草

玫瑰花：玫瑰花具有补血疏肝、活血调经、解郁安神的作用，适合血虚所致的面色萎黄及暗沉、月经不调、经前乳房胀痛者服用。

红酒：红酒具有补血活血、消斑美容、增强体质的作用，具有造血功能，适合气血不足、劳倦乏力、血虚萎黄、面生色斑、皮肤粗糙之人食用，是女性的美容养颜佳品。

• 饮食原则

1.面色萎黄多由脾虚所致，平时应多食具有补气健脾作用的食材和中药材，如红酒、牛肉、鸡肉、兔肉、鸭肉、猪肚、青鱼、鳜鱼、鲫鱼、鳝鱼、山药、小米、莲子、党参、白芍、黄芪、白术、冬虫夏草等。

2.因经期耗血过多而导致血虚萎黄者，应多食用补养气血的食材与中药材，如当归、熟地、首乌、枸杞、阿胶、大枣、动物肝脏、乌鸡、生鱼、菠菜等。

• 民间偏方

1.黄芪建中汤：黄芪4.5克，炙甘草6克，大枣12枚，芍药18克，生姜9克，桂枝9克去皮，一同放入锅中，加水1.4升，煮至600毫升时放入30克麦芽糖，小火煮至麦芽糖溶化。

2.黄土汤：甘草9克，干地黄9克，炮制附子9克，阿胶9克，黄芩9克，灶下黄土25克，加水1.6升共煎，待煮至600毫升时即可服用。

玫瑰花茶

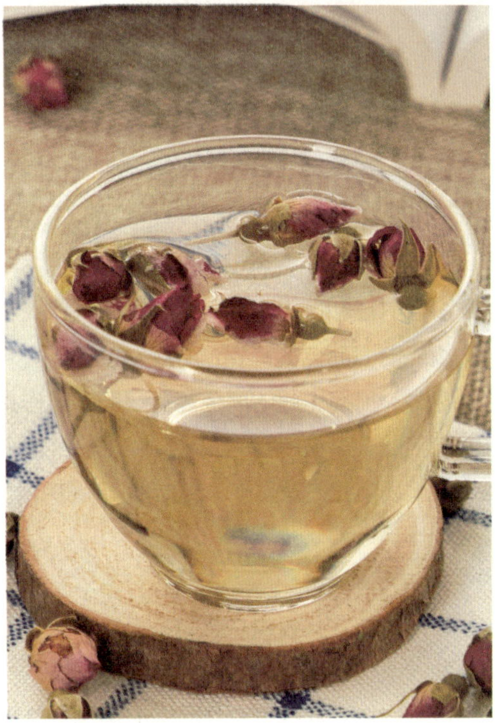

材料

干玫瑰花10朵

做法

1. 将干玫瑰花放入玻璃杯中，注入适量开水。
2. 盖上盖子，泡10分钟，待茶水颜色变深即可。

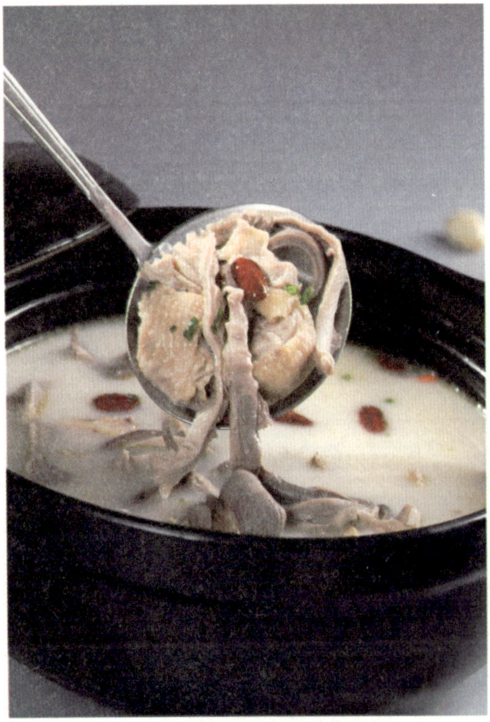

猪肚鸡

材料

鸡肉块500克，猪肚条300克，大枣5枚，枸杞5克，姜片、葱花各适量，盐2克，鸡粉2克，料酒5毫升

做法

1. 锅中注水烧开，倒入鸡肉块，淋入少许料酒，汆去血水，捞出，洗净。
2. 锅中注水烧开，倒入猪肚条，淋入少许料酒，煮2分钟，捞出，洗净。
3. 锅中注水烧开，倒入鸡肉块、猪肚条、大枣、枸杞、姜片，用小火煮40分钟至食材熟透，加入盐、鸡粉搅拌均匀，撒上葱花即可。

鳝鱼南瓜盅

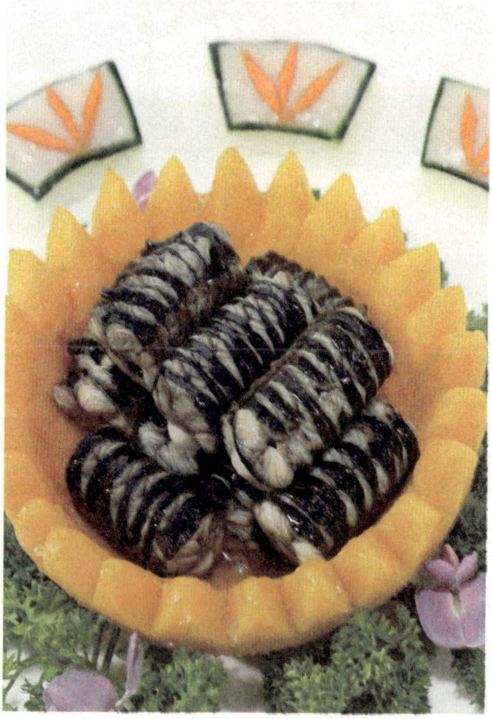

材料

圆南瓜半个，鳝鱼1条，盐2克，生抽5毫升，胡椒粉2克，料酒、水淀粉各适量

做法

1. 南瓜挖去子，去皮，切成锯齿状，制成南瓜盅。
2. 鳝鱼洗净，切成段，在表面切花刀，加盐、生抽、胡椒粉、料酒、水淀粉，拌匀，腌渍至入味。
3. 将鳝鱼段放入南瓜盅中，放入蒸锅中蒸20分钟即可。

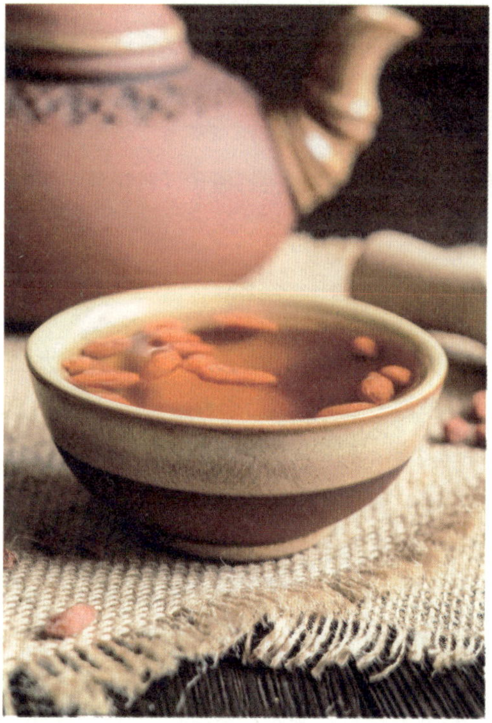

枸杞茶

材料

枸杞10克

做法

1. 将枸杞放入杯中，注入开水。
2. 盖上盖子，泡10分钟，待茶水颜色变深即可。

倦怠疲劳

倦怠疲劳主要表现为不明原因地出现严重的全身倦怠感，伴有头痛、肌肉痛、抑郁、注意力不集中等症状。疲劳是一种主观上的疲乏无力感，也是一种自然现象，大多由于工作任务繁重、生活节奏紧张与压力过大所致。疲劳包括生理疲劳和心理疲劳两方面。生理疲劳主要表现为肌肉酸痛、全身疲乏等；而心里疲劳主要表现为心情烦躁、注意力不集中、思维迟钝等。保持良好、积极、愉快的状态是增进健康、摆脱疲劳的重要方法。养成良好的生活习惯，学会饮食调节，加强体育锻炼，都是抵御疲劳的良方。

• 特效本草

山药：本品能补肺、脾、肾三脏之气，是气阴双补佳品，其性质平和，对各种原因引起的体虚疲乏、倦怠无力均有很好的食疗效果。

• 饮食原则

1.疲乏无力在中医理论中属于气虚的范畴，因此患者应多食补气类食材及中药材，如太子参、党参、山药、黄芪、灵芝、海参、冬虫夏草、瘦肉、蛋类、鱼类等，这可补充体力、提高免疫力。

2.对于心理疲劳者可多选择香附、郁金、合欢皮、猕猴桃、橙子、黄花菜、西米等疏肝解郁的中药材和食物。

• 民间偏方

1.大枣5枚，洗净人参10克，切片；人参放入砂锅中加清水浸泡半小时，加大枣，煮约1小时即可食用，可补气血，适用于气血亏虚、虚弱劳损者。

2.童子鸡1只，生姜、葱白、盐、黄酒各适量。鸡去内脏，洗净切块，放入汽锅，同时放入葱白、生姜、黄酒、盐，不加水，制成“鸡露”，具有益气作用，体弱、产后、病后均可食用。

山药枸杞

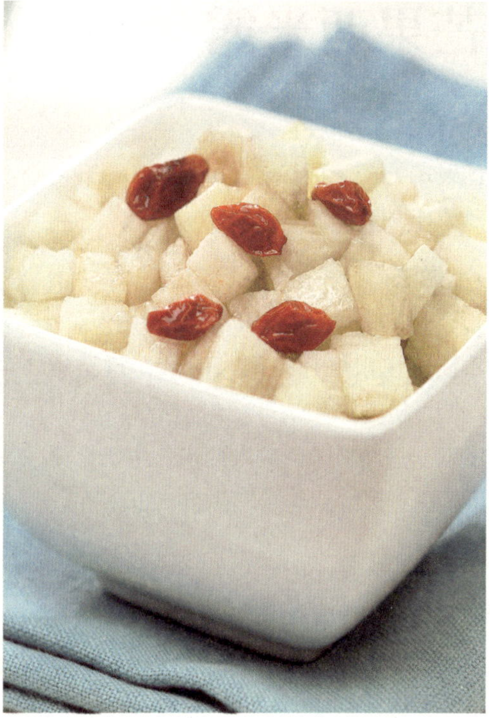

材料

山药200克，枸杞10克，蜂蜜少许

做法

1. 山药去皮，洗净，切成丁，装入蒸碗中，再撒上洗净的枸杞，待用。
2. 蒸锅上火烧开，放入蒸碗，蒸15分钟至食材熟透，淋上蜂蜜即可。

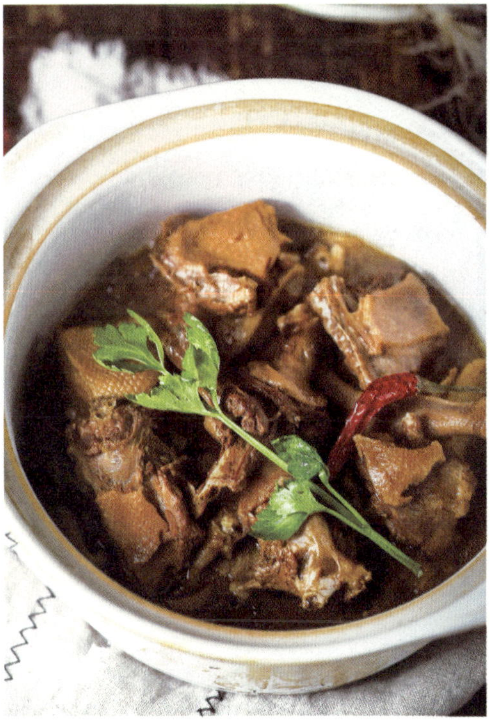

红烧鸭肉

材料

鸭肉500克，生姜10片，大蒜10片，干辣椒2根，盐3克，生抽、老抽各适量，料酒3勺，白糖1勺，食用油适量

做法

1. 鸭肉洗净，斩成小块，下入沸水锅中，汆去血水，捞出，洗净。
2. 锅中注入少许油，烧热，倒入姜片、大蒜、干辣椒，爆香，倒入鸭肉块，翻炒均匀。
3. 倒入料酒、盐、生抽、老抽、白糖，炒匀，注入适量清水，盖上盖，焖煮片刻至收汁即可。

芒果西米露

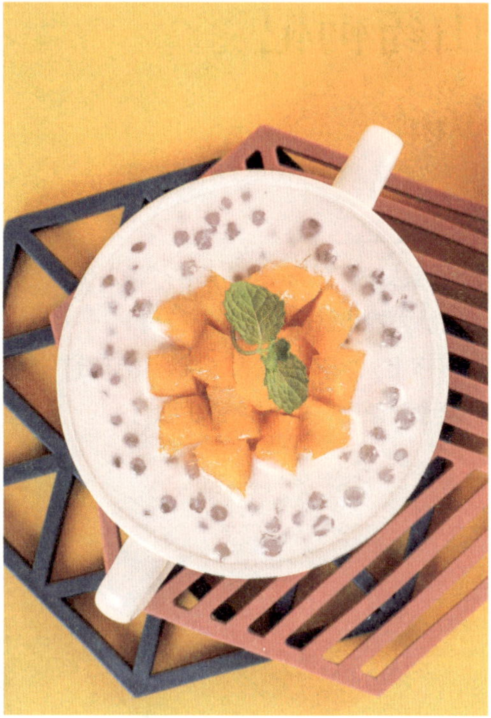

材料

芒果100克，西米50克，牛奶200毫升，薄荷叶少许

做法

1. 芒果去皮，将果肉切成粒，待用。
2. 锅中注水烧开，倒入西米，煮至透明，捞出，凉凉。
3. 取一干净杯子，倒入西米、牛奶，再放上芒果粒，点缀上薄荷叶即可。

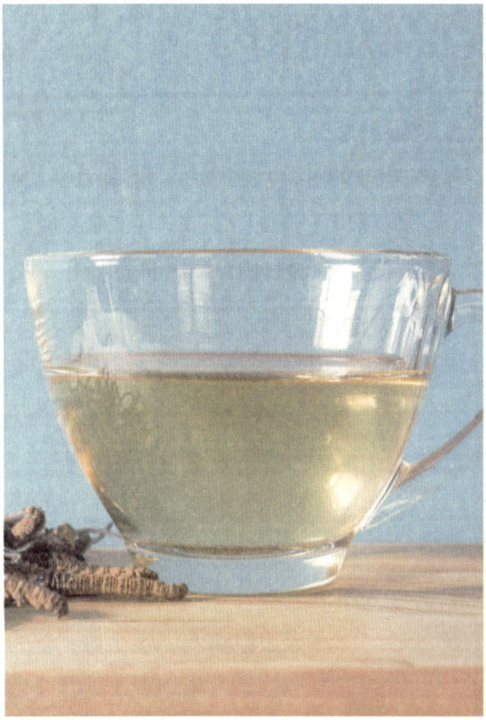

冬虫夏草茶

材料

冬虫夏草3克，红茶3克

做法

1. 冬虫夏草洗净，放入锅中，注入适量清水煎煮取汁150毫升。
2. 每次取适量，加入红茶，冲入温开水，冲饮至味淡。

睡眠障碍

睡眠障碍指睡眠量不正常或睡眠中出现异常行为，包括睡眠失调和异态睡眠，其主要临床症状为：入睡时间超过半个小时，夜间觉醒次数超过2次或凌晨早醒，多噩梦，总睡眠时间少于6小时，次晨感到头晕、精神不振、嗜睡乏力和烦躁等。睡眠障碍也是一种情绪障碍，常因长期的思想矛盾或精神负重、劳逸无法结合、病后体弱等原因引起。因此，患者需重新调整工作和生活，积极调节情绪，保持乐观平静的心态，改善睡眠环境，多参加体育锻炼。当然，选择合适的枕头也是非常关键的。

• 特效本草

酸枣仁：本品能养心阴、益肝血，有安神之效，为养心安神之要药，主治心肝阴血亏虚，心失所养，神不守舍之心悸、失眠、多梦、眩晕等症，常配伍柏子仁、首乌、桂圆肉等同用。

灵芝：本品味甘性平，入心经，能补心血、益心气、安心神，可用治气血不足、心神失养所致的心神不宁、失眠多梦、健忘、体倦神疲等症。可单用研末吞服，或与当归、白芍、酸枣仁、柏子仁、桂圆肉等同用。

• 饮食原则

睡眠障碍患者应多食用一些具有安神和改善肌肉疲劳的食物，如苹果、香蕉、西红柿、茄子、百合、燕麦片、小米等。

• 民间偏方

1.酸枣仁20~30克、花生叶30克、向日葵20克，加水500毫升，睡前煎服一次，连服7天为一个疗程。

2.黑芝麻50克、核桃仁50克、桑叶50克、蜂蜜若干，捣碎黑芝麻、核桃仁、桑叶，加蜂蜜调和，用手搓成丸子，每天吃1~2个，长期坚持食用。

小米苹果饭

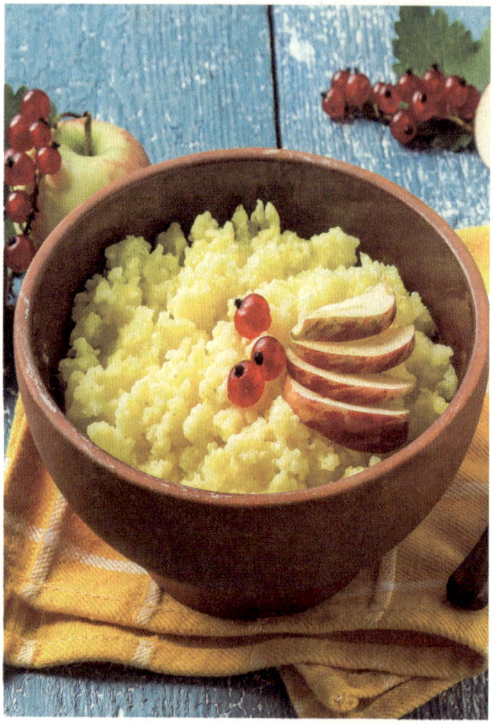

材料

小米80克，苹果1个，醋栗10克

做法

1. 苹果洗净切成两半，一半去皮，剁成碎，另一半切成薄片，待用。
2. 电饭锅中倒入小米、苹果碎，注入适量清水，启动电饭锅煮饭。
3. 将煮好的小米苹果饭盛出，装入碗中，放上切好的苹果薄片，再点缀上醋栗即可。

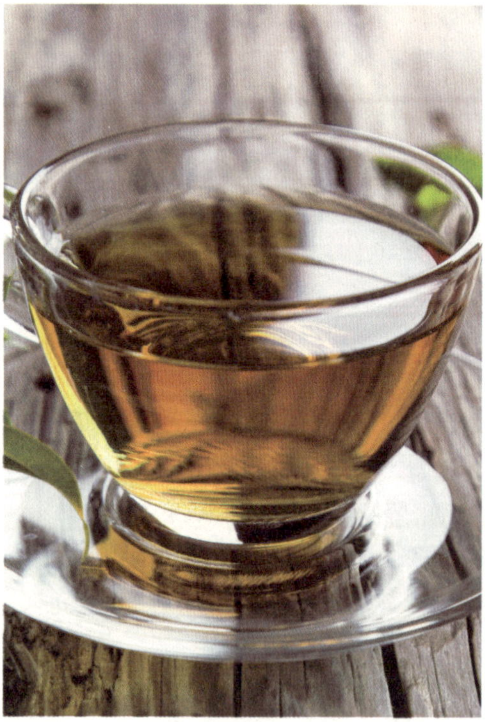

丹参枣仁茶

材料

酸枣仁5克，丹参3克，花茶1克

做法

1. 将酸枣仁、丹参分别洗净。
2. 放入砂锅添适量清水煎煮，滤取药汁直接饮用或冲泡花茶饮用。

灵芝三七山楂饮

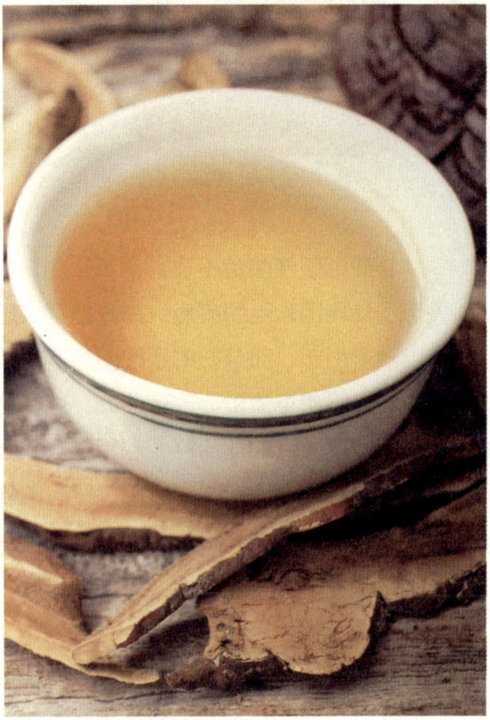

材料

灵芝20克，三七5克，山楂汁200毫升

做法

1. 将灵芝切成片，与三七一同倒入砂锅中，加水煎煮40分钟。
2. 取汁弃渣，与山楂汁混合即可，每日1剂，早晚饮用。

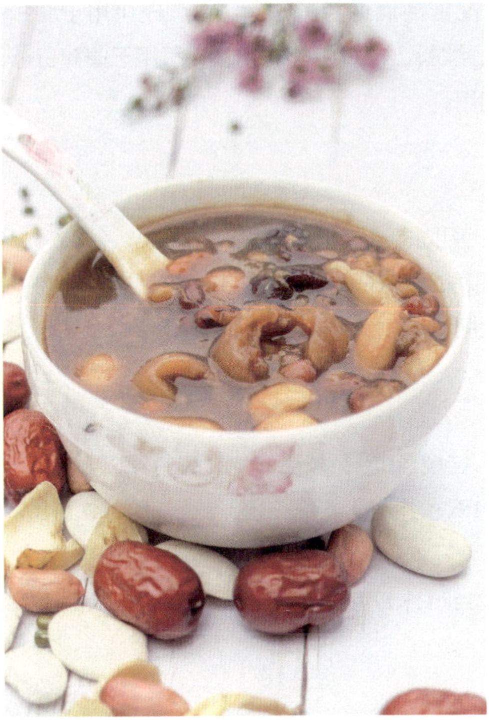

腊八粥

材料

大枣5枚，白扁豆20克，绿豆20克，花生米20克，百合20克，桂圆肉20克，红豆20克，冰糖20克

做法

1. 将白扁豆、绿豆、花生、红豆浸泡3小时；百合浸泡半小时。
2. 往电饭锅中倒入大枣、白扁豆、绿豆、花生米、百合、桂圆肉、红豆、冰糖，注入适量清水，选择煮粥按钮，煮1.5小时至食材熟软即可。

腰酸腰痛

腰酸指腰部酸楚不适，常兼腰痛，主要是由于脊髓和脊椎神经疾患，脊柱骨关节及其周围软组织疾患，内脏器官疾患，肾脏问题所引发的组织感染问题与精神因素所引起。而孕妇的腰酸腰痛多由接近预产期时，连接骨盘的耻骨联合渐渐松弛与妊娠使身体重心改变造成。患者可以通过刮痧疏通经络，消除疲劳和肌肉紧张，亦可接受物理治疗，利用电气或温热等物理能量镇痛。在日常生活中，应该做到：避寒保暖；坚持腹肌、背肌的复健运动；提重物时不要弯腰；保持正确的姿势，做到“站如松，坐如钟，卧如弓”。锻炼时必须注意的是，压腿弯腰幅度不要过大。

• 特效本草

杜仲：杜仲具有补肝肾、强筋骨的功效，可治疗各种腰痛，尤其擅长治疗肾虚腰痛。其他腰痛用之，均有扶正固本之效。

牛膝：牛膝既能补肝肾、强筋骨，又能活血通经、祛除风湿，既可用于肝肾亏虚之腰痛、腰膝酸软，可配伍杜仲、续断、补骨脂等同用；又可用于痹痛日久、腰膝酸痛，常配伍独活、桑寄生等同用。

• 饮食原则

多吃蛋白质、维生素含量高和脂肪、胆固醇含量低的食物，如豆类、谷类、蔬菜、水果，肉类以去皮鸡肉、火鸡肉和鱼肉较好，尽量少吃牛肉、猪肉、动物内脏、虾、奶油与蛋类。戒烟限酒，防止肥胖。

• 民间偏方

1.白芍、生姜各12克，党参、乳香、桂枝各9克，黄芪15克，炙甘草6克，大枣12枚，药材全洗净，放入锅中，加入4碗水共煎，熬成一碗，一日3次，饮服3天。此偏方适合因月子病导致腰酸腰痛的产妇饮服。

2.白术、桂花各90克，人参、防风、当归各30克，加水碗煮至1碗，去渣即可饮服，一日3次，连服3~5天。

黑芝麻黄豆豆浆

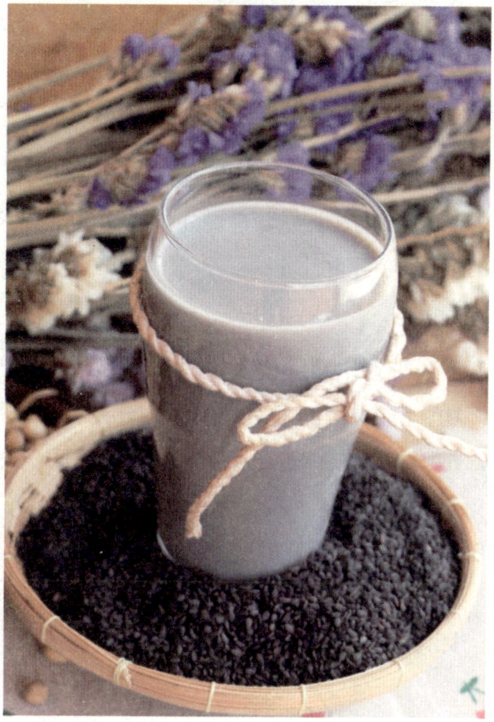

材料

黑芝麻80克，水发黄豆200克，白糖适量

做法

1. 取豆浆机，倒入备好的黑芝麻、黄豆，注入适量清水，至水位线即可。
2. 盖上豆浆机机头，选定“湿豆”键，启动机子打浆。
3. 待豆浆机运转15分钟，即成豆浆。
4. 将豆浆机断电，取下机头，将豆浆盛入碗中，加入白糖，搅拌溶化即可饮用。

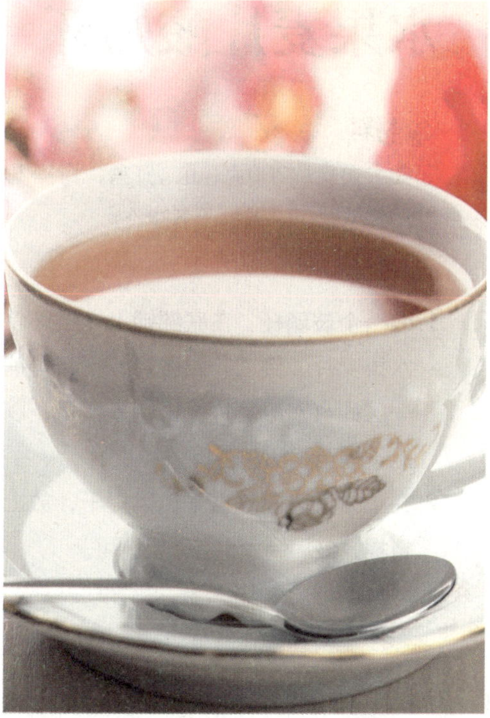

养心药茶

材料

天麻10克，钩藤15克，石决明20克，杜仲10克，牛膝10克，桑寄生10克，益母草20克，黄芩10克，夜交藤20克，茯苓10克，栀子10克

做法

1. 将以上的药材倒入砂锅中，加水浓煎取汁200~300毫升。
2. 每日1剂，温服，每日3次 。

清蒸鲈鱼

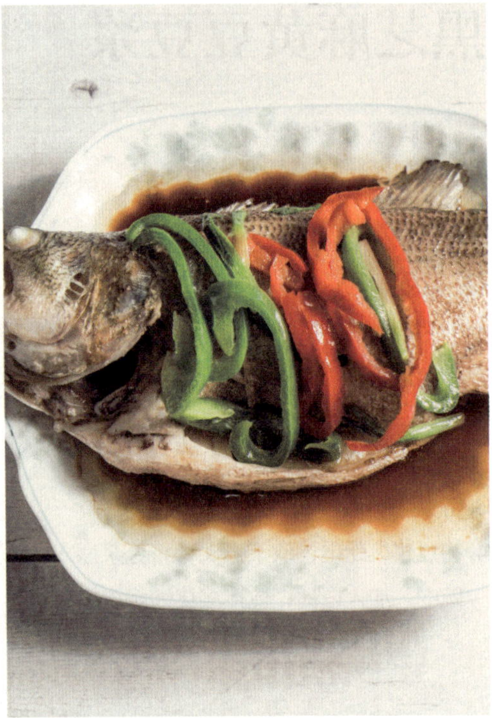

材料

鲈鱼500克，彩椒丝适量，盐2克，鸡粉2克，胡椒粉少许，蒸鱼豉油少许，料酒8毫升，食用油适量

做法

1. 鲈鱼处理干净，放入盐、鸡粉、胡椒粉，淋入料酒，抓匀，腌渍10分钟。
2. 把腌渍好的鲈鱼放入盘中，放入烧开的蒸锅中，盖上盖，用大火蒸7分钟。
3. 揭开盖，把蒸好的鲈鱼取出，放上彩椒丝，浇上热油，最后淋入蒸鱼豉油即可。

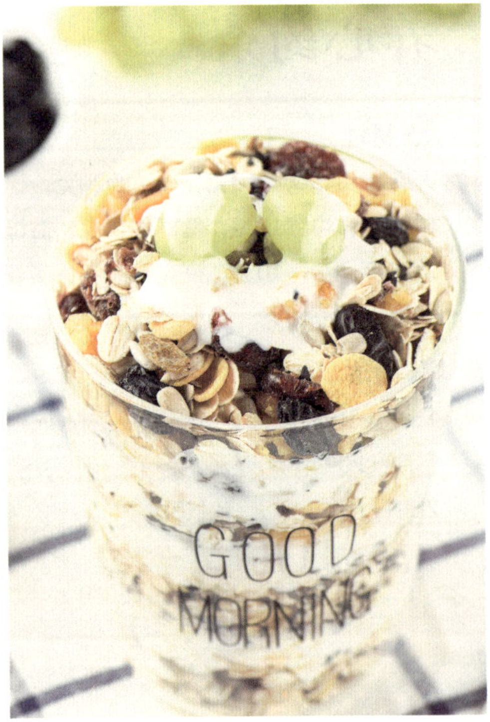

水果麦片酸奶杯

材料

即食水果麦片200克，酸奶1盒，青提20克，蔓越莓干、黑提干各少许

做法

1. 取一个玻璃杯，在底部铺上一层即食水果麦片，倒入一层酸奶，接着再铺一层即食水果麦片，再倒入酸奶，以此类推至满杯。
2. 在上方撒入蔓越莓干、黑提干，放上青提，最后倒入少许酸奶即可。

畏寒肢冷

“阳虚则外寒”（《素问·调经论篇》）常指气虚或命门火衰，因气与命门均属阳而得名。肺主气，气虚多属肺气虚或中气不足，因而卫表不固，故外寒，症见手足不温、怕冷、易出汗、大便稀、小便清长、口唇色淡、食欲不振、舌质淡、苔白而润、脉虚弱等，而畏寒怕冷、四肢不温是阳虚最主要的症状。阳气犹如太阳，若阳光不足，则室内会处于“寒冷”状态，因此治疗宜温补阳气。阳虚之体，适应寒暑变化的能力较差，严冬应避寒就温，采取相应的保健措施。还可遵照“春夏养阳”的原则，在春夏季节可借自然界阳气之助培补阳气，亦可坚持做空气浴或日光浴等。晚上睡觉前，多用热水泡泡脚，可改善四肢冰冷症状。

• 特效本草

肉桂：本品辛散温通，补火助阳，能行气血、运经脉、散寒止痛，对阳虚怕冷、四肢冰冷、腰膝冷痛等症均有很好的保健作用。

• 饮食原则

1.阳虚畏寒肢冷者可适当多吃一些散寒温阳的食物，如羊肉、猪肚、鸡肉、带鱼、洋葱、韭菜、胡椒、八角、茴香、桂皮、花椒生姜、榴莲、荔枝等。

2.在饮食习惯上，少食寒凉生冷之品，即使在盛夏也不要过食寒凉之品。

• 民间偏方

1.将干姜、肉桂、附子、川芎各等分，放入锅中，大火煮开，转中火煎煮30分钟，将药汁与渣同倒入盆中，待水温合适后再泡脚，每日睡前浸泡15~20分钟，连续泡7天，可改善手脚冰凉、怕冷症状。

2.羊肉500克，生姜50克，桂皮、花椒各5克。将以上材料一起放入锅中，加水适量，慢炖3小时，加盐调味即可食用，可温阳散寒、改善阳虚怕冷症状。

苹果肉桂汁

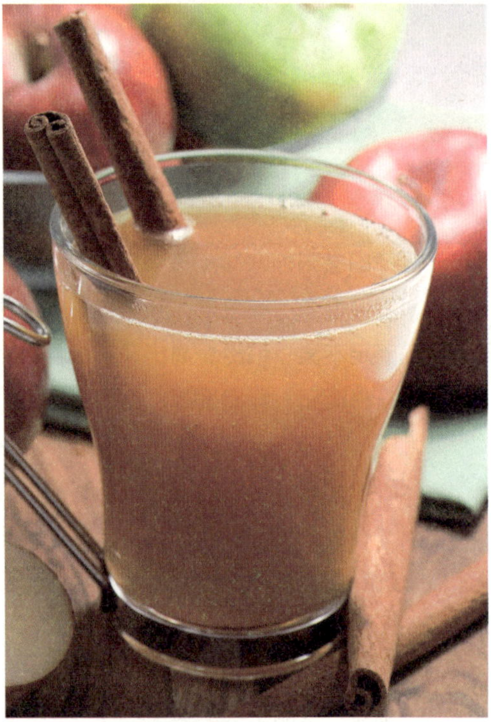

材料

苹果1个，肉桂粉2克，白糖适量

做法

1. 苹果洗净去皮，切成小块，待用。
2. 取榨汁机，倒入苹果块、肉桂粉、白糖，再倒入适量凉开水，榨成果汁。
3. 将榨好的果汁倒入杯中即可。

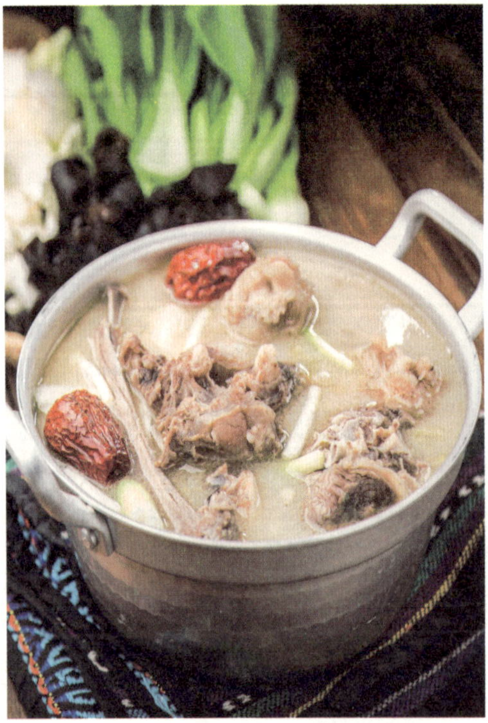

滋补羊肉火锅

材料

羊肉（带骨）800克，大枣20克，大葱段20克，盐2克，鸡粉2克，料酒5毫升

做法

1. 羊肉洗净，斩成块，下入沸水锅中，倒入料酒，氽去血水，捞出羊肉块，洗净，待用。
2. 锅中倒入羊肉块，注入适量清水，倒入大枣、大葱段，煮至沸腾，转小火煮30分钟，下入盐、鸡粉调味即可。

韭菜胡萝卜丝

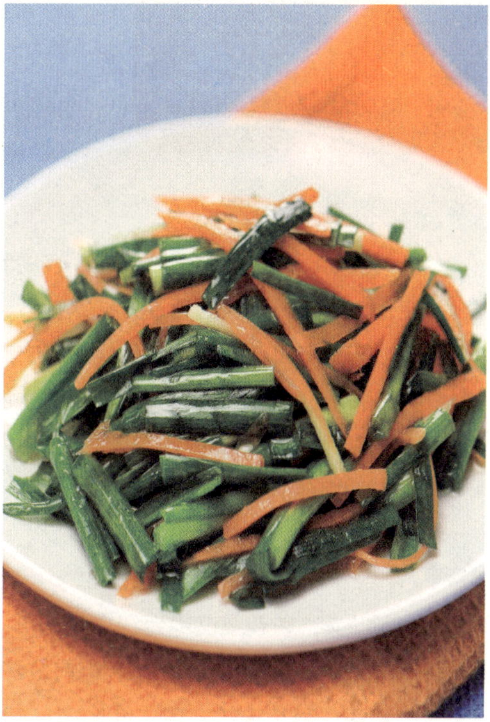

材料

韭菜200克，胡萝卜50克，盐2克，鸡粉2克，食用油适量

做法

1. 韭菜洗净，切成段；胡萝卜洗净去皮，切成粗丝，待用。
2. 锅中注油烧热，倒入胡萝卜丝，炒匀，再倒入韭菜段，继续翻炒，至食材熟软，下入盐、鸡粉，炒匀调味即可。

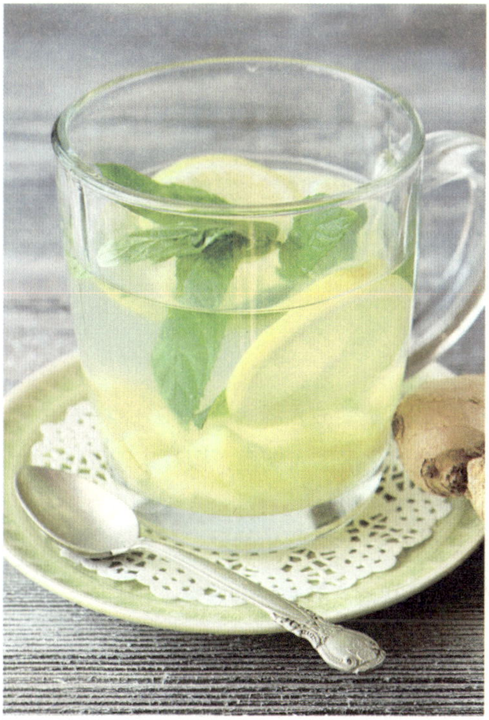

生姜柠檬薄荷茶

材料

生姜50克，柠檬半个，薄荷叶适量

做法

1. 生姜洗净去皮，切成小粒；柠檬切成片；薄荷洗净，待用。
2. 锅中注水烧开，倒入生姜粒，煮至析出香味，关火，倒入杯中，稍凉凉。
3. 在杯中放入切好的柠檬片和洗净的薄荷叶即可。

烦躁易怒

烦躁易怒是指心中烦闷急躁，容易动怒，甚或表现出行为举止躁动不安。气温变化、压力过大、烟酒过度、饮食不当等都会使人烦躁易怒。而从中医来说，胸中热而不安曰“烦”，手足扰动不宁曰“躁”，烦与躁常并称，这些都是脾虚肝乘，肝郁气滞和肝火上炎所带来的。每个人的情绪都有波动的时候，但是不能任由它控制着人，运动释放、转移注意力、倾诉心理困扰和心理暗示等都是调整与缓和情绪的好方法。

• 特效本草

黄花菜：黄花菜又称为“忘忧草”，具有平肝泻火、疏肝解郁、利尿消肿等功效，对肝火上炎引起的烦躁易怒有较好的食疗作用。

菊花：菊花味甘、苦，性微寒，归肺、肝经，有平肝明目、清热泻火的功效，适合肝火上炎型烦躁易怒的女性使用。

• 饮食原则

1.脾虚肝乘者饮食要以健脾理气为主，多吃具有健脾益气作用的食物，如板栗、莲子、大枣、山药、薏米、高粱米、扁豆、包菜、南瓜、胡萝卜等。

2.属于肝郁气滞者则应多吃一些具有疏肝理气作用的中药材和食物，如郁金、白芍、柴胡、香附、合欢花、香橼、佛手、西红柿、芹菜、白萝卜、茼蒿、橙子、柑橘、柚子。

• 民间偏方

1.冰糖炖银耳：冰糖80克、银耳100克，银耳提前放入温水中泡60分钟，摘掉硬的部分；冰糖入锅，加入适量水，煮至冰糖溶化再倒入碗里，银耳入碗浸泡，再放入蒸锅蒸60分钟即可。

2.莲子汤：栀子15克、莲子30克（不去莲心）、冰糖适量，栀子用纱布包好，与莲子、冰糖加水共煎，对肝火旺盛、烦躁易怒者有较好的效果。

菊花茶

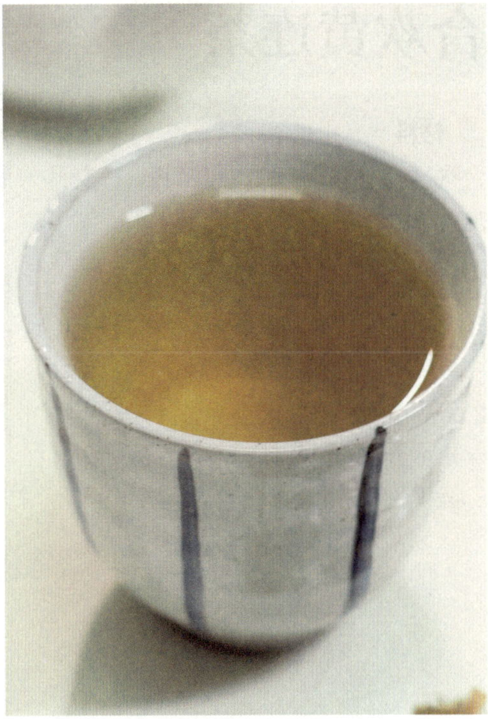

材料

干菊花10克

做法

1. 干菊花用清水稍微清洗，待用。
2. 将干菊花放入杯中，倒入开水，盖上杯盖，泡10分钟。
3. 待稍凉后即可饮用。

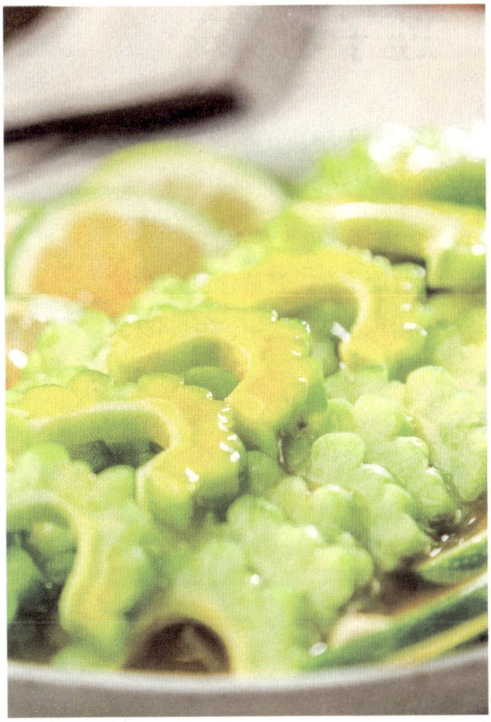

蜜汁苦瓜

材料

苦瓜1条，青柠檬2个，蜂蜜适量

做法

1. 苦瓜洗净，切成两半，去瓤，切成片；青柠檬切成圆薄片，待用。
2. 取一盘子，摆上青柠檬和苦瓜片，再淋入蜂蜜即可。

合欢黄连茶

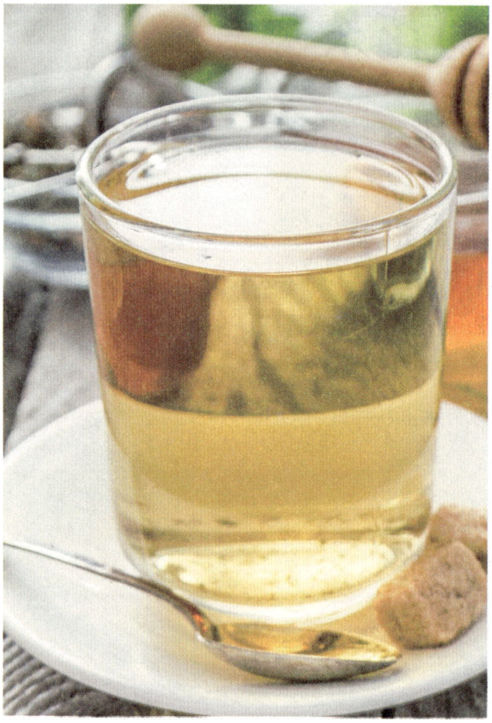

材料

合欢花5克，黄连1克，桂皮1克，夜交藤2克，花茶1克

做法

1. 将黄连、桂皮、夜交藤等分别洗净，待用。
2. 将洗净的材料放入锅中，注入适量清水煎煮10~15分钟，取汁弃渣饮用，沸水冲泡饮用也可。

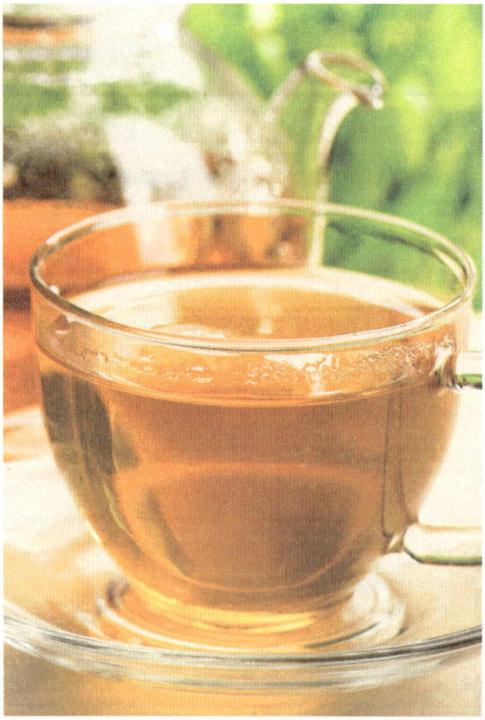

莲子心茶

材料

莲子心2克，生甘草3克

做法

1. 将莲子心、甘草分别洗净。
2. 用开水冲泡饮用，每日1杯。

经前紧张症

经前紧张症又称为“经前期紧张综合征”，是指在月经前7～14天（即在月经周期的黄体期），反复出现一系列精神、行为及体质等方面的症状，月经来潮后症状迅即消失的一种亚健康症状。具体表现为：经前出现疲劳乏力、急躁、抑郁、焦虑、忧伤、过度敏感、猜疑、情绪不稳等精神方面的症状，有的还伴有乳房胀痛、四肢肿胀、腹胀不适、头痛等体质性症状。经前紧张症患者在月经来潮前一个星期要放松心态，洗澡时在温水中加入1杯海盐及2杯碳酸氢钠，泡20分钟，有利于放松全身的肌肉，缓解经前各种不适症状。

• 特效本草

茉莉花：茉莉花具有行气止痛、解郁散结的作用，其所含的挥发油性物质有镇静安神的效果，常饮茉莉花茶，可缓解经前乳房胀痛、烦躁、焦虑的症状。

百合：百合入心经，性微寒，能清心除烦、宁心安神，对神思恍惚、失眠多梦、心情抑郁、喜悲伤欲哭等症均有疗效。

• 饮食原则

1.月经前7~14天，体内激素水平升高，这与经前紧张症密切相关。多食富含膳食纤维的食物，可帮助体内清除过量的雌激素，有镇定情绪的作用。这类食物包括小麦、大麦、荞麦、绿叶蔬菜、豆类等。

2.选用疏肝理气、安神解郁的药材和食材，如白芍、当归、合欢花、玫瑰花、柴胡、香附、郁金、酸枣仁、猕猴桃、黄花菜、山楂等。

• 民间偏方

1.当归20克，柴胡、白芍各15克，酸枣仁10克，黄芩3克，甘草6克。将以上药材煎水服用，可治疗肝郁气滞型经前紧张症，症见小腹胀满、烦躁易怒等。

2.当归20克，远志10克，酸枣仁10克，桂圆肉10克，大枣5克，甘草3克。将以上药材煎水服用，可治疗心脾两虚型经前紧张症，表现为经前心悸失眠、神疲乏力、多思善虑、面色萎黄、食欲差、舌淡红等。

茉莉花茶

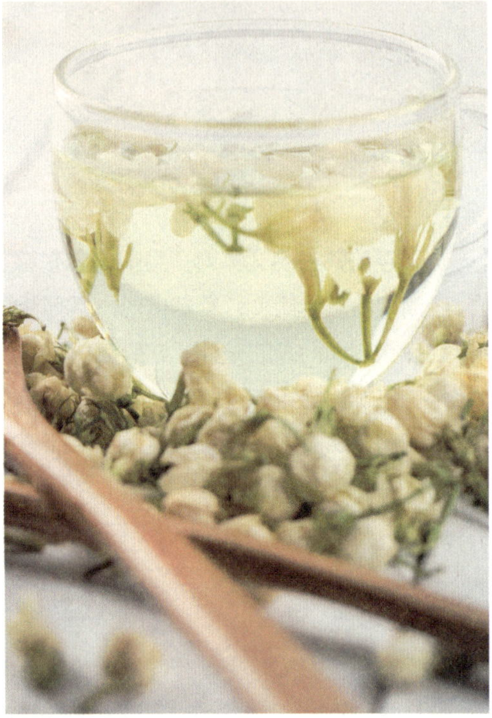

材料

干茉莉花10克

做法

1. 将干茉莉花放入玻璃杯中，注入适量开水。
2. 盖上盖子，泡10分钟，待茶水颜色变深即可。

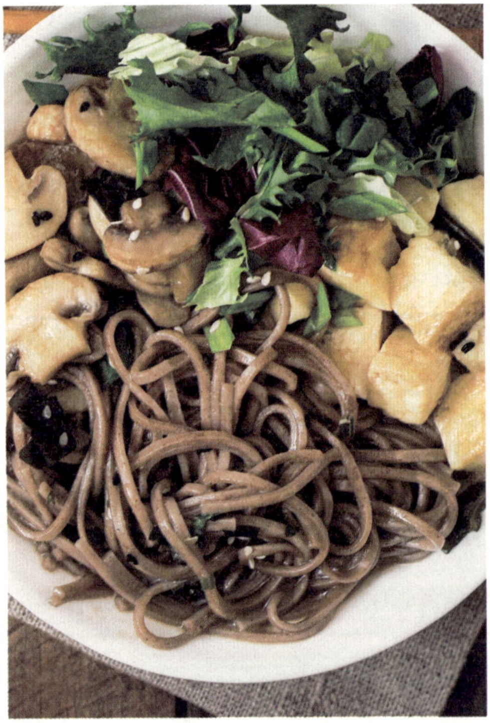

蔬菜菌菇荞麦面

材料

口蘑50克，豆腐100克，荞麦面150克，熟芝麻、葱花、芝麻菜、圆生菜、盐、鸡粉、生抽、橄榄油各适量

做法

1. 口蘑洗净，切成片；豆腐切成小块；芝麻菜、圆生菜洗净，掰成小块，铺在一个盘子里。
2. 豆腐块、口蘑片入油锅，拌炒至熟，倒入盐、鸡粉、生抽，炒匀，盛入盘子里。
3. 荞麦面下入沸水锅中，煮熟，捞出，沥干，放入盘子里，拌匀，撒上葱花、熟芝麻即可。

百合莲子银耳汤

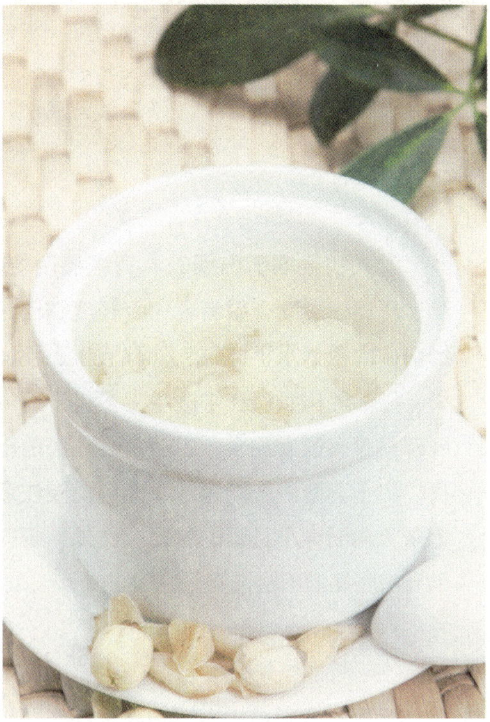

材料

水发百合50克，水发莲子70克，水发银耳120克，冰糖30克

做法

1. 洗好的银耳切成小块，备用。
2. 炖盅中倒入洗净的莲子、百合，加入切好的银耳，撒入冰糖，注入适量清水，盖上盖，炖1小时，至食材软烂。
3. 取出炖盅，稍微凉凉即可食用。

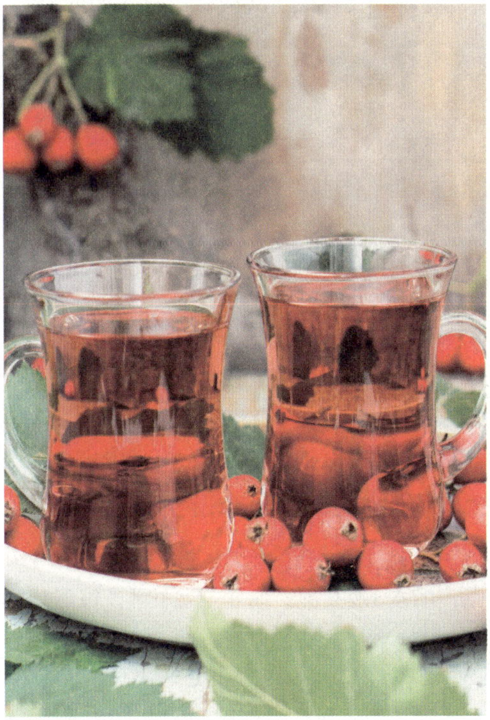

麦芽山楂饮

材料

炒麦芽10克，炒山楂6克，红糖适量

做法

1. 将麦芽、山楂放入锅中，加入适量清水煎煮，取汁弃渣。
2. 加入红糖搅拌均匀即可饮用。

经前乳房胀痛

女人在经期前出现的乳房胀痛现象就是经前乳房胀痛，主要表现为乳房胀满、压痛、发硬，重者乳房受轻度震动或撞击则会胀痛难忍。一般来说，这是由经前体内激素水平增高、乳腺增生、乳房间组织水肿所引起的，月经来潮后可消失。经前乳房胀痛在中医学上多见于肝气郁结、气滞血瘀两种证型。乳房胀痛与肝郁气滞有很大关系，患者常会在经前出现经期综合征，如烦躁易怒、抑郁、头疼、口干、两胁胀满等。女性经前要注意保暖和饮食的营养搭配，同时不能为了追求乳沟而穿小且紧的胸罩。此外，平时多做健胸操，多按摩胸部，也是预防经前乳房胀痛的不错选择。

• 特效本草

香附：香附被誉为“妇人之仙药”，具有理气解郁、调经止痛的功效，对胁肋胀痛、乳房胀痛、月经不调等女性疾病均有很好的疗效。

柴胡：柴胡疏肝解郁、行气止痛，对肝气郁结引起的乳房胀痛、烦躁易怒等经前症状均有疗效。

• 饮食原则

1.中医认为，经前乳房胀痛多与肝郁气滞有关，因此患者可选择疏肝理气的药材和食物，如陈皮、佛手瓜、海带、海藻、荔枝、猕猴桃、木耳等。

2.气滞血瘀者乳房常出现胀痛或刺痛现象，且常伴有痛经、月经色暗、有血块等症状，因此可选用当归、川芎、益母草、红酒等活血化瘀的药材和食材。

• 民间偏方

1.郁金12克，川芎、柴胡、红花各6克，枳壳10克，炒香附、佛手、川楝子、丹参各10克，三七粉2克（冲服），水煎饮服，经前7天服用，每日1剂，连服3个经期。

2.大枣30克，酸枣仁20克，山楂15克，加水3碗共煎，煮至1碗即可，每日1剂，早晚2次服用，可理气活血、止痛。

桂枝柴胡姜茶

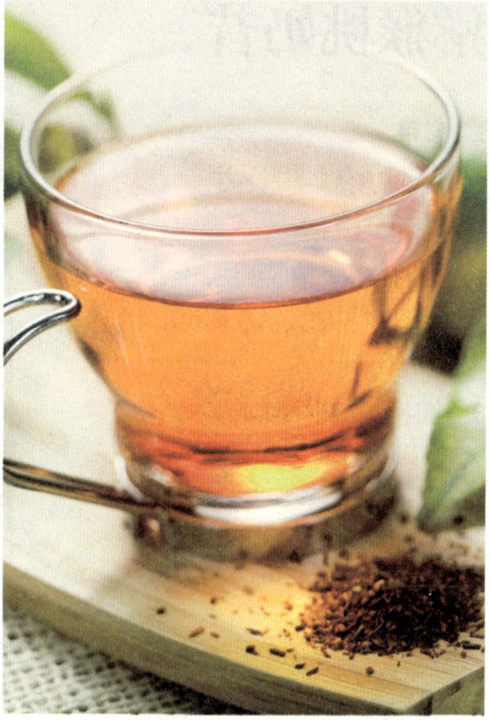

材料

柴胡、桂枝各15克，干姜3片

做法

1.把柴胡和桂枝分别用清水洗净，沥干水分，备用；干姜洗净。

2.把柴胡、桂枝放入锅中，加入适量清水，大火煮沸。

3.加入姜片，稍煮，然后转用小火煎煮20分钟即可。

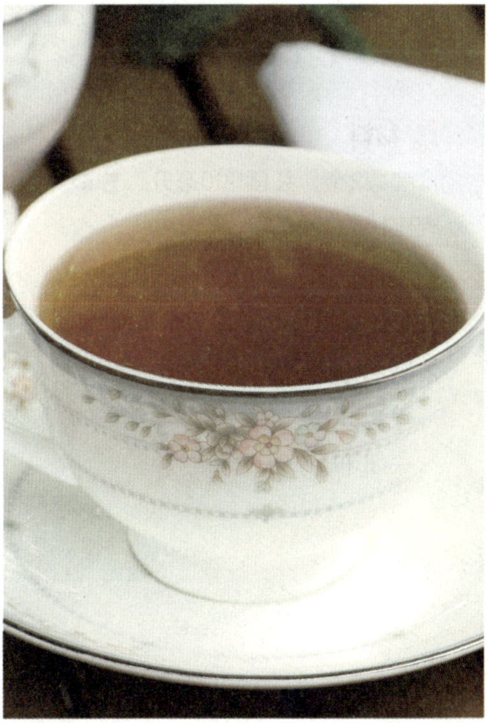

当归补血茶

材料

红茶2克，当归10~15克

做法

1.将当归洗净，备用。

2.将当归与红茶一同放入杯中，倒入适量沸水冲泡。

3.盖上盖闷5分钟即可。

猕猴桃奶昔

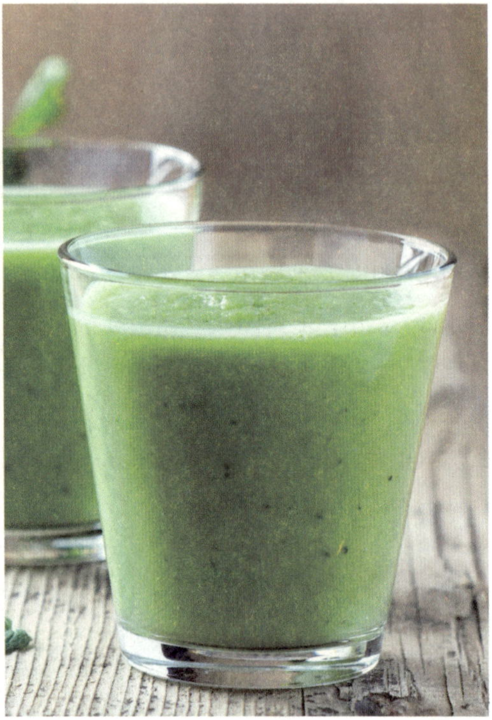

材料

猕猴桃2个，牛奶100毫升

做法

1. 猕猴桃去皮，切成小块，待用。
2. 取榨汁机，倒入猕猴桃块和牛奶，榨成汁。
3. 将果汁倒入杯中即可。

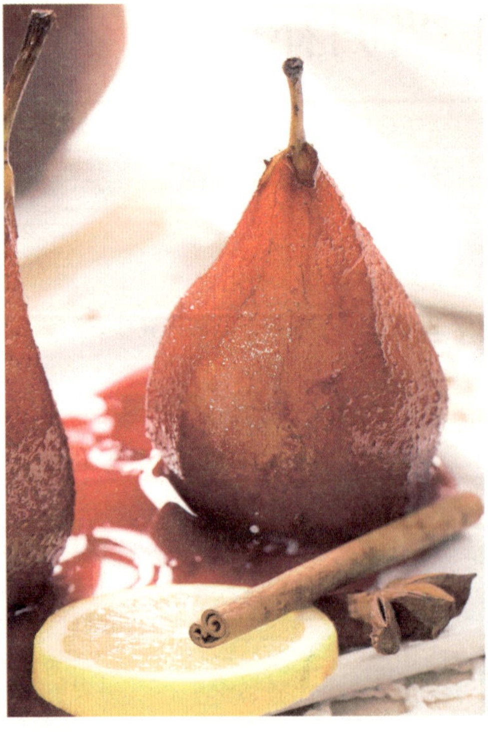

红酒梨

材料

青啤梨2个，红酒500毫升，柠檬1片，肉桂1根，八角1个

做法

1. 青啤梨洗净去皮，待用。
2. 奶锅中放入梨，倒入红酒，放入柠檬片、肉桂和八角，煮至青啤梨入味即可。

性欲冷淡

性冷淡是指性欲缺乏，通俗地讲即对性生活无兴趣，也可说是性欲减退。主要症状有：性爱抚无反应或快感反应不足；性交时阴道干涩、紧缩、疼痛；无性爱快感或快感不足，迟钝，缺乏性高潮；性器官发育不良或性器官萎缩、老化，细胞缺水，活性不足等。中医认为，性冷淡与肾气亏虚、肝气郁结有很大的关系，治疗应以补肝肾为主，从根本上激活、调理女性内分泌系统功能，促进生理功能的恢复，重建女性内分泌功能，以达到正复邪退、增强机体功能的目的。

• 特效本草

鹿茸：本品甘温补阳，甘咸滋肾，禀纯阳之性，具生发之气，故能壮肾阳、益精血，适合因肾阳虚衰引起性欲减退、宫寒不孕、腰膝冷痛、手足冰凉的女性。

• 饮食原则

1.患者应常食可改善肾功能、增强性欲的药材和食材，如淫羊藿、巴戟天、锁阳、海马、牛鞭、蚕蛹、鸽肉等。

2.服用疏肝解郁、调畅情志、安心神的药材和食物，也可有效改善此症状，如郁金、香附、合欢皮、茉莉花、佛手瓜、酸枣仁、小米、莲子、芡实、猕猴桃等。

• 民间偏方

1.海参适量，粳米100克。将海参浸透，洗干净，切片后煮烂，同粳米煮为稀粥食用。可补肾阳，益精髓，有效改善各种原因引起的性欲减退症状。

2.肉苁蓉50克，碎羊肉200克，粳米100克，生姜适量。将肉苁蓉切片，先放入锅内煮1小时，去药渣，加入羊肉、粳米和生姜同煮成粥，加入油盐调味。适宜肾虚引起的男女性欲减退。

虫草花炖海参

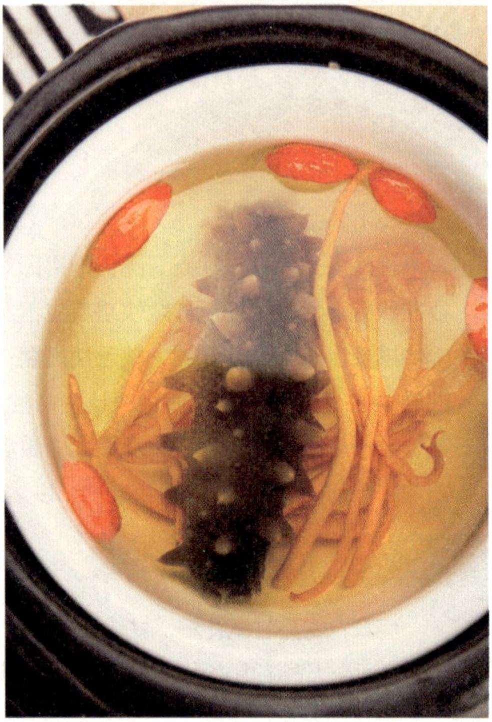

材料

海参300克，鲜虫草花50克，枸杞10克，姜片少许，盐2克

做法

1. 砂锅中注入适量的清水大火烧热，放入海参、虫草花、枸杞、姜片，盖上锅盖，煮开后转小火煮1小时至熟透。
2. 掀开锅盖，加入盐拌匀，使食材入味，关火，将煮好的汤盛出装入碗中即可。

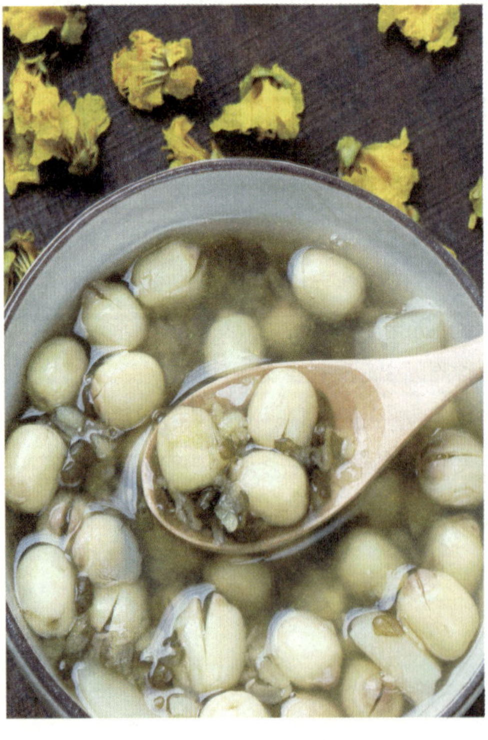

莲子绿豆汤

材料

水发莲子100克，水发绿豆50克，冰糖30克

做法

1. 锅中注入适量清水，倒入莲子、绿豆，盖上盖，煮开后转小火煮40分钟至绿豆开花、莲子熟软。
2. 将冰糖倒入锅中，煮2分钟至冰糖完全溶化即可。

香烤乳鸽

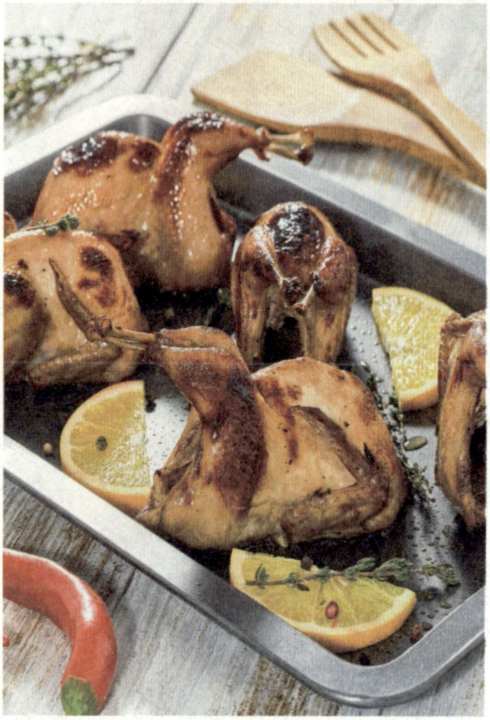

材料

乳鸽5个，柠檬2片，百里香适量，盐2克，黑胡椒粉3克，生抽5毫升，料酒5毫升，蜂蜜5毫升

做法

1. 乳鸽处理干净，加入盐、黑胡椒粉、生抽、料酒，抹匀，腌渍入味。
2. 将乳鸽放在烤盘里，淋上腌渍酱汁，放入柠檬片、百里香，放入预热好的烤箱中，上、下火180℃烤20分钟。
3. 取出烤好的乳鸽，在表面涂上一层蜂蜜，再烤10分钟即可。

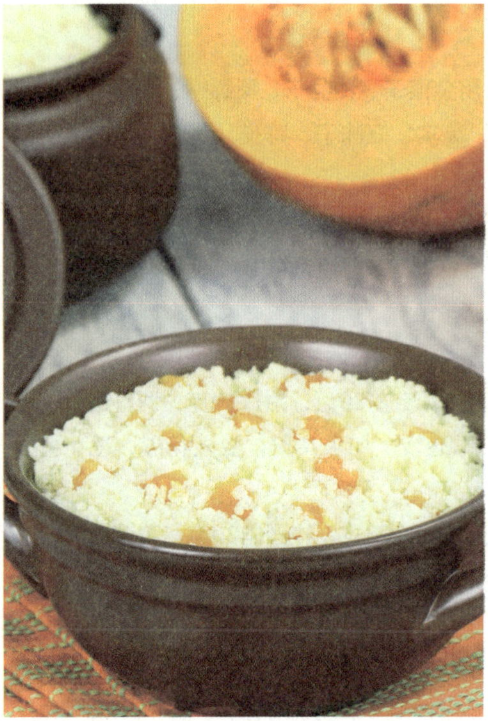

小米南瓜饭

材料

水发小米80克，去皮南瓜250克

做法

1. 南瓜切成小粒，装碗，倒入泡好的小米，搅拌均匀，装入碗中。
2. 备好已注水烧开的电蒸锅，放入食材，加盖，调好时间旋钮，蒸30分钟至熟。
3. 揭盖，取出蒸好的小米南瓜饭即可。

夜尿频多

一般而言，夜间排尿次数为0~2次，超过这个范围则可能属于夜尿频多。尿频的原因很多，包括病后体虚、神经精神因素等，饮水过多也是尿频的原因之一。中医认为夜尿频多主要由于体质虚弱，肾气不固，膀胱约束无能，其化不宣所致。此外，过于疲劳，脾肺二脏俱虚，上虚不能制下，脾虚不能制肾水，膀胱气化无力，而发生小便频数。因此，尿频多为虚证，需要调养。平时多做膀胱括约肌收缩运动，可改善尿失禁症状。另外，睡前不宜喝水，不宜多吃富含水分的食物，否则也会出现夜尿的情况。

• 特效本草

益智仁：本品暖肾、固精、缩尿，补益之中兼有收涩之性。以益智仁、乌药各等量为末，山药糊丸，可治下焦虚寒所致的小便频数、夜尿频多、遗尿等症，如缩泉丸。

• 饮食原则

1.尿频患者应以补益肾气为主，宜食用金樱子、覆盆子、桑螵蛸、海螵蛸、菟丝子、黄芪、白术、升麻、乌药、党参、芡实、五味子、陈皮、猪肚、羊肉、牛肉等补肾缩尿的药材和食材。

2.对于阳气虚衰、小便清长者，多吃富含植物有机活性碱的食品，多吃蔬菜。

3.少食寒凉生冷食物，以及咖啡、碳酸饮料等刺激性食物。

• 民间偏方

1.参附牛肉汤：牛肉1000克，党参30克，老姜30克，附片10克，调料适量。牛肉洗净切块，党参、老姜、附片放入隔渣袋，加水共煮，放入花椒、葱、桂皮、木香、草果、料酒，炖至肉烂熟。

2.当归12克，广木香3克，生枣仁15克，大枣6枚，桂圆肉30克，黄芪、远志各6克，云茯苓、白术各9克，水煎，早晚2次分服，饭前饮服。

胡椒猪肚

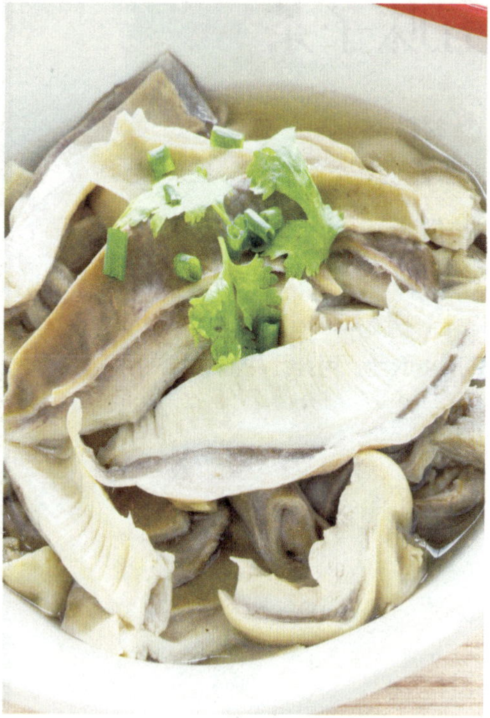

材料

猪肚500克，盐2克，胡椒粒20克，香菜、葱花各适量

做法

1. 猪肚处理干净，切成小块，待用。
2. 锅中倒入猪肚、胡椒粒，注入适量清水，盖上盖，煮开后转小火炖煮40分钟至猪肚熟软。
3. 下入盐，拌匀调味，将猪肚盛出装碗，撒上香菜和葱花即可。

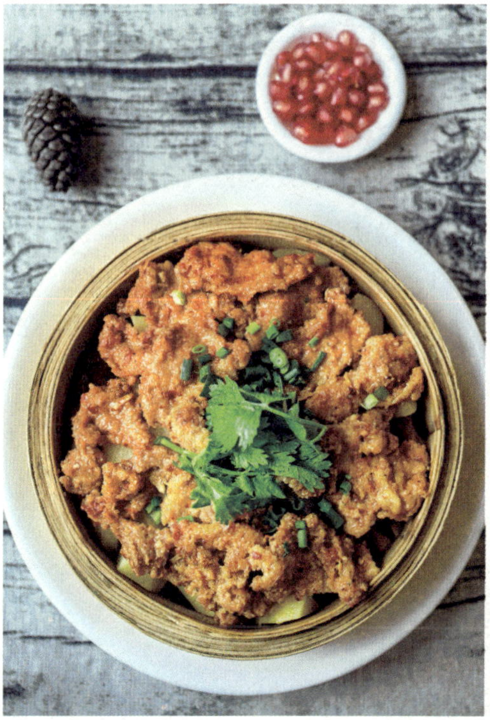

粉蒸牛肉

材料

牛肉300克，蒸肉米粉100克，土豆500克，香菜、葱花各少许，盐2克，鸡粉2克，料酒5毫升，生抽4毫升，蚝油4毫升，水淀粉5毫升

做法

1. 土豆洗净去皮，切成块，放入蒸笼底部；处理好的牛肉切成片，加入盐、鸡粉、料酒、生抽、蚝油、水淀粉、蒸肉米粉，搅拌均匀，放在土豆块上。
2. 蒸锅上火烧开，放入蒸笼，盖上锅盖，大火蒸20分钟至熟透，取出蒸笼，放上香菜、葱花即可。

五味子茶

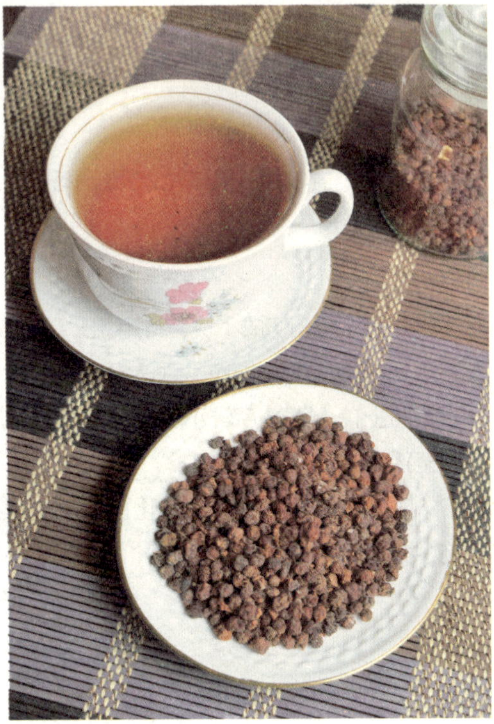

材料

五味子3克，菟丝子5克，红茶3克

做法

1. 将菟丝子、五味子洗净，放入砂锅中，注入适量清水。
2. 煎煮取汁，用药汁冲泡红茶饮用。

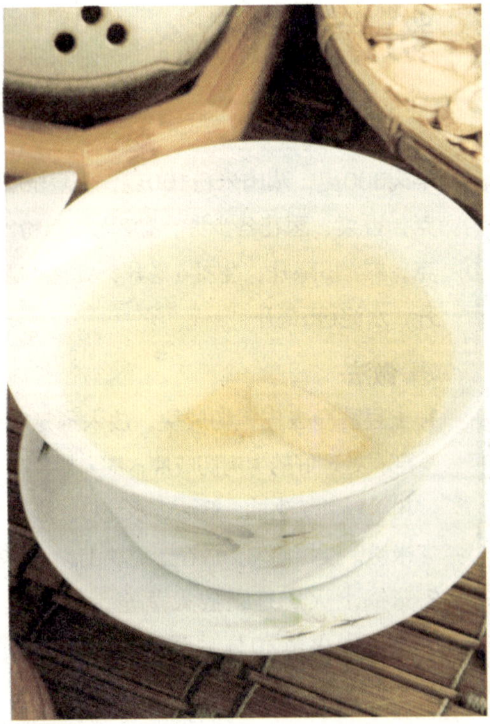

黄芪大枣茶

材料

黄芪3~5片，大枣3枚

做法

1. 大枣洗干净后去核，黄芪洗干净。
2. 黄芪与大枣一同放入容器，用清水浸泡20~30分钟。
3. 待水煮开后，转小火煮20分钟即可。

食欲不振

食欲不振是指饮食的欲望减退，主要由以下原因引起：①过度的体力劳动或脑力劳动引起胃壁供血不足，使胃酸分泌功能失调，胃消化功能减弱。②饥饱不均，胃经常处于饥饿状态，久之会造成胃黏膜损伤，引起食欲不振。③情绪过度紧张也会导致胃液功能失调，引起食欲不振。④暴饮暴食使胃过度扩张，食物停留时间过长，轻则造成黏膜损伤，重则造成胃穿孔。⑤经常吃生冷食物，尤其是睡前吃生冷食物易导致胃寒，出现恶心、呕吐、食欲不振。为了保持身体健康，应定时、定量饮食，不要饥饱无度。

• 特效本草

鸡内金：本品消食化积作用较强，并可健脾胃，故广泛用于米面薯芋乳肉等各种食物过量引起的食积证，若与白术、山药等同用，可治脾虚食欲不振。

山药：本品性平味甘，能补脾益气，滋养脾阴，多用于脾气虚弱或气阴两虚所致的消瘦乏力、食少便溏。

• 饮食原则

1.食欲不振主要与脾胃虚弱有着密切关系，体虚患者平日可食用党参、白术、猪肚、牛肚、土鸡、乌鸡等来补中气，健脾胃。

2.促进胃肠食物消化、减轻腹胀也是缓解厌食的一个重要治疗方法，常用的药材和食材有山楂、麦芽、神曲、苹果、南瓜等。

3.多吃蛋白质含量高、易消化的食物，如鸡蛋、瘦肉、动物肝、鱼类等，可改善因长期厌食导致的营养不良状况。

• 民间偏方

1.胃阴亏虚型厌食小偏方：将30克青梅和100毫升黄酒放入瓷碗中，置蒸锅中炖20分钟，去渣后饮用，有滋阴、开胃、止痛的作用。

2.胃热脾虚型厌食小偏方：绿豆、粳米洗净放入锅中，加适量水，小火慢慢熬煮成粥，每天早晚做正餐食用，可健脾胃，祛内热。

山药桂花蜜

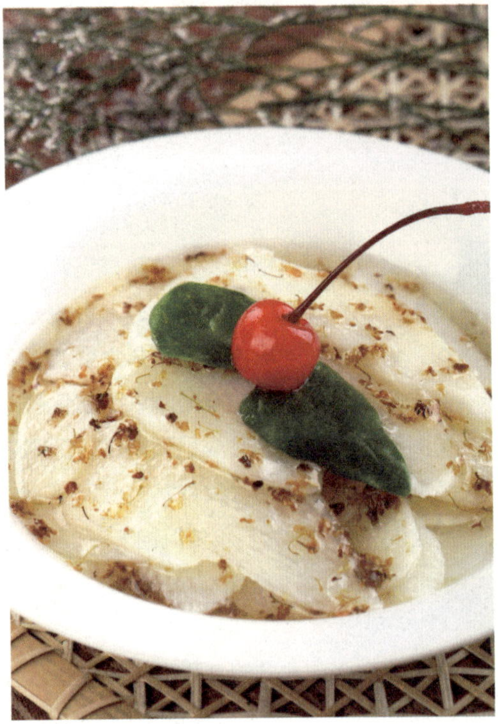

材料

山药500克，桂花蜜100毫升，樱桃1颗

做法

1. 山药去皮，切成斜薄片，放入一干净盘子里，淋上桂花蜜。
2. 将盘子放入蒸锅中，盖上盖，蒸15分钟，取出，放上樱桃装饰即可。

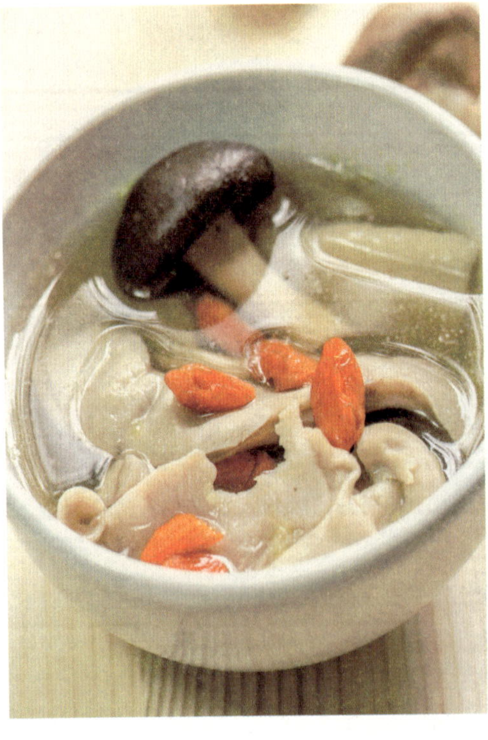

香菇枸杞猪肚汤

材料

熟猪肚140克，水发香菇50克，枸杞10克，姜片少许，盐3克，鸡粉3克，料酒8毫升

做法

1. 熟猪肚切成条，备用。
2. 砂锅中注入适量清水，放入切好的猪肚、水发香菇枸杞，加入姜片，淋入料酒，盖上锅盖，用小火煮30分钟。
3. 揭开锅盖，加入盐、鸡粉，搅匀调味即可。

杂果沙拉

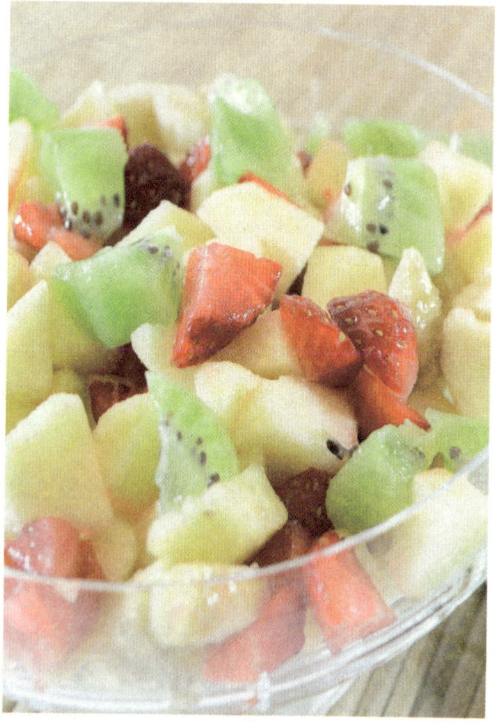

材料

猕猴桃1个，苹果1个，草莓4颗

做法

1. 猕猴桃去皮，切成粒；苹果洗净去皮，去核，果肉切成粒；草莓洗净去蒂，切成粒。
2. 取一碗，倒入猕猴桃粒、苹果粒、草莓粒，拌匀即可。

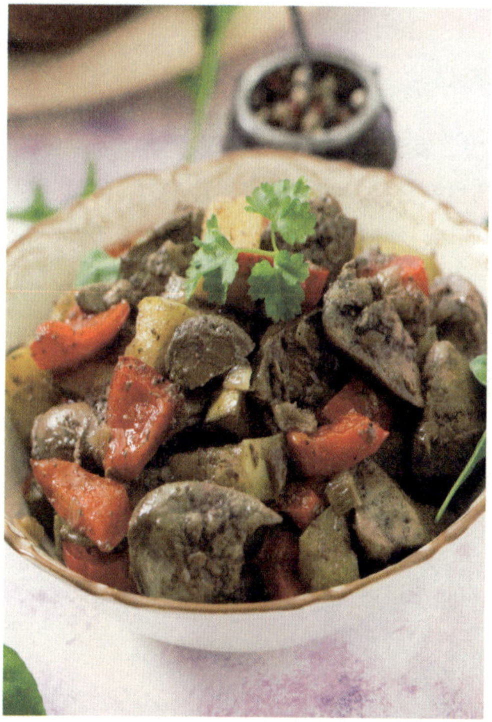

彩椒炒鸡肝

材料

鸡肝200克，彩椒100克，姜末、蒜末各少许，盐2克，鸡粉2克，生抽5毫升，料酒5毫升，水淀粉、食用油各适量

做法

1. 锅中注入清水，放入鸡肝，加料酒，煮至鸡肝熟透，取出，凉凉，切成块；彩椒洗净去籽，切块，待用。
2. 锅中注入食用油烧热，倒入姜末、蒜末，爆香，倒入鸡肝块，炒匀，倒入彩椒块，翻炒均匀，加入盐、鸡粉、生抽、水淀粉，焖煮一会儿，收干汁即可。

自汗盗汗

自汗盗汗是因人体阴阳失调，腠理不固，营卫不和而导致汗液外泄失常的病症。其中，白天不因外界环境的影响而时时出汗称为自汗，寐中汗出醒来汗止称为盗汗。汗证以虚汗为主，自汗多属气虚不固，而盗汗则是阴虚内热。《临证指南医案·汗》指出："阳虚自汗，治宜补气以卫外；阴虚盗汗，治当补阴以营内。"即治疗须益气、养阴、补血，以调和营卫。患者在日常生活中也应加强体育锻炼，做到劳逸结合，并避免忧思过度。

• 特效本草

浮小麦：本品甘凉入心，能益心气、敛心液，轻浮走表，能实腠理、固皮毛，为养心敛液、固表止汗之佳品。凡自汗、盗汗者，均可应用。

黄芪：本品能补脾肺之气，益卫固表，治疗表虚自汗，常与牡蛎、麻黄根等止汗之品同用，如牡蛎散。若因卫气不固，表虚自汗而易感风邪者，宜与白术、防风等同用，如玉屏风散。

• 饮食原则

1.中医认为自汗多气虚，常因脾肺气虚、表虚不固所致，盗汗多阴虚，所以应多摄入具有益气固表、敛阴止汗作用的药材及食材，如浮小麦、太子参、黄芪、白术、防风、煅牡蛎、山药、五味子、五倍子、糯稻根、猪肚、芡实、燕麦等。

2.自汗、盗汗日久会导致体内水分和能量流失过多，加重阴虚和气虚症状，因此要多吃富含水分、维生素和蛋白质的食物，如糯米、小米、大麦、小麦、葡萄、大枣、甘蔗、鸡肉、兔肉、猪肉、牛肉、青鱼等。

• 民间偏方

1.气虚自汗者可用玉屏风散加味：生黄芪、煅龙骨、煅牡蛎、浮小麦各30克，炒白术、防风各15克，甘草6克，水煎服。

2.阴虚盗汗者可用当归六黄汤加减：当归、生地、熟地各15克，黄柏、知母各10克，生黄芪、鲜芦根各30克，水煎服。

甘蔗汁

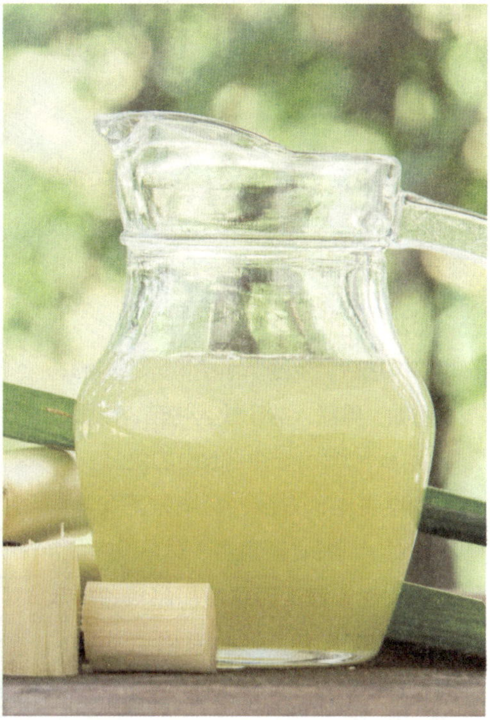

材料

去皮甘蔗500克

做法

1. 甘蔗斩成小丁，待用。
2. 取榨汁机，倒入甘蔗丁，注入适量矿泉水，启动榨汁机，榨取甘蔗汁。
3. 将甘蔗汁倒入杯中即可。

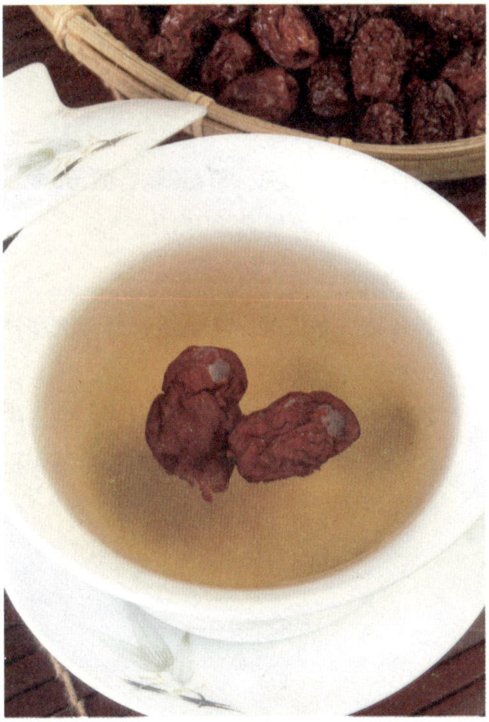

决明子大枣枸杞茶

材料

大枣15克，决明子6克，枸杞10克

做法

1. 大枣、决明子、枸杞分别洗净，沥干，备用。
2. 砂锅中注入适量清水烧开，倒入洗好的大枣、决明子、枸杞，用小火煮20分钟，至药材析出有效成分，再把煮好的茶水盛出，装入茶杯中即可。

鸡胸肉牛油果沙拉

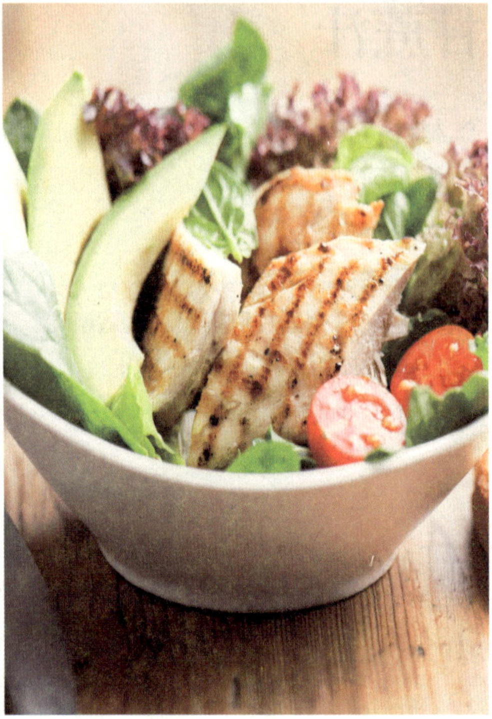

材料

鸡胸肉200克，牛油果1个，圣女果3颗，菠菜苗、莴苣各适量，盐2克，生抽2毫升，黑胡椒碎、料酒、食用油各适量

做法

1. 鸡胸肉加盐、生抽、黑胡椒碎、料酒、食用油，腌渍入味，放入烤箱，以上、下火180℃烤15分钟，取出切块。
2. 牛油果剥皮，去核，切块；圣女果洗净，对半切开；菠菜苗、莴苣洗净。
3. 取一大碗，铺上菠菜苗和莴苣，再放上烤鸡胸肉块、牛油果和圣女果即可，食用时可搭配沙拉酱。

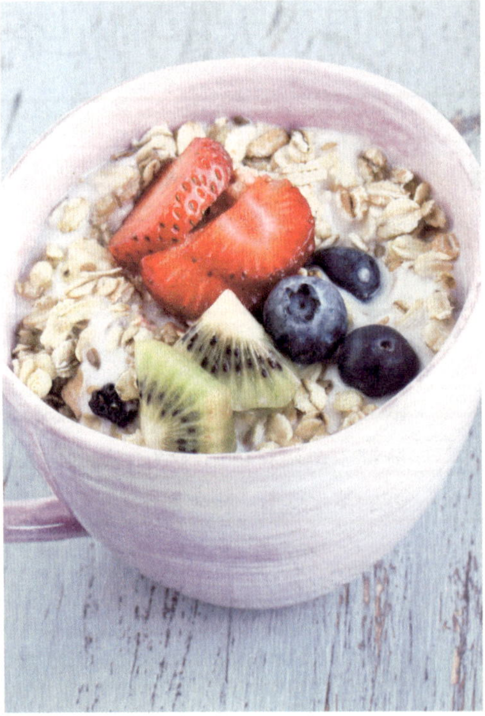

水果燕麦牛奶

材料

即食燕麦片50克，草莓2颗，蓝莓3颗，猕猴桃20克，牛奶200毫升

做法

1. 草莓洗净去蒂，切小块；蓝莓洗净；猕猴桃去皮，切成小块。
2. 取一杯子，放入即食燕麦片，倒入牛奶，拌匀，再放上草莓块、蓝莓和猕猴桃块即可。

便秘

所谓便秘，从现代医学角度来看，它不是一种具体的疾病，而是多种疾病的一种症状表现。便秘在程度上有轻有重，在时间上可以是暂时的，也可以是长久的。中医认为，便秘主要由燥热内结、气机郁滞、津液不足和脾肾虚寒所引起。便秘是指排便不顺利的状态，包括粪便干燥排出不畅和粪便不干亦难排出两种情况。一般每周排便少于3次（所进食物的残渣在48小时内未能排出）即可称为便秘。因此，患者应养成每日定时排便的习惯，加强锻炼，忌长时间久坐不活动。避免长期服用泻药和灌肠，否则易导致肠胃对药物的依赖，肠道蠕动功能减慢，形成习惯性便秘。

• 特效本草

决明子：决明子除了是清热明目的良药，还是润肠通便的常用药，其入大肠经，能清热润肠、缓泻通便，常用于内热肠燥、大便秘结诸症，可起到排毒、轻身、降压、降脂的作用。

• 饮食原则

应选择具有润肠通便作用的食物，常吃含膳食纤维丰富的各种蔬菜水果，如番薯、芝麻、南瓜、芋头、香蕉、桑葚、杨梅、甘蔗、梨、苹果、松子仁、柏子仁、胡桃、蜂蜜、韭菜、苋菜、空心菜、茼蒿、甜菜、海带、白萝卜、牛奶、海参等。

• 民间偏方

1.酒精、鲜姜各适量，鲜姜去皮切碎，榨成姜汁。每晚睡前先用酒精将肚脐擦干净，再用姜汁均匀涂抹于肚脐处，能改善便秘情况。

2.香油5毫升，蜂蜜30毫升，温开水100毫升。将香油、蜂蜜倒入碗内，搅拌均匀，加入温开水即可。早起饮用，可益气润肠，用于气阴两虚所致的便秘。

香蕉蜂蜜卷饼

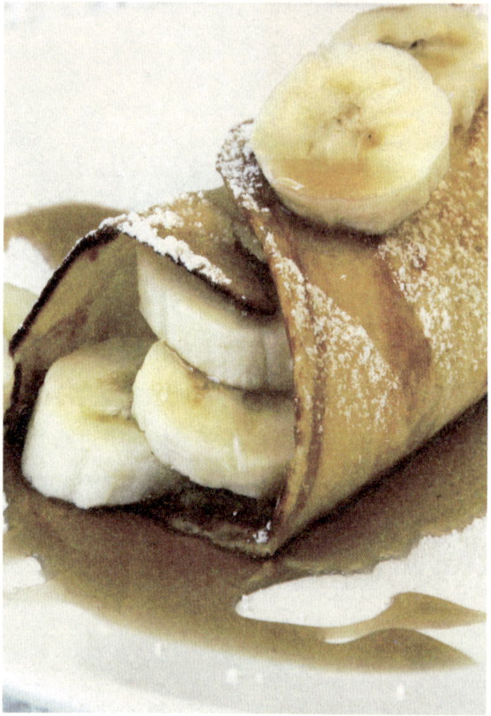

材料

香蕉1根，面粉100克，鸡蛋1个，牛奶50毫升，椰蓉、蜂蜜各适量，食用油适量

做法

1. 香蕉去皮，切成小段，待用。
2. 取一碗，倒入面粉，打入鸡蛋，拌匀，再倒入牛奶，搅至顺滑，制成面糊。
3. 平底锅刷一层食用油，烧热，倒入面糊，煎至凝固，翻面，煎至两面金黄，盛出。
4. 取一干净的盘子，放上面饼，在面饼上放上香蕉段，将面饼卷起来，淋上蜂蜜，撒上椰蓉即可。

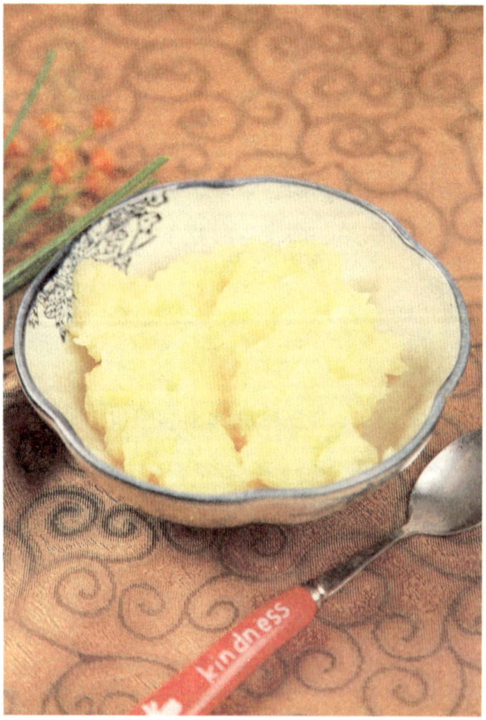

鸡汁拌土豆泥

材料

土豆300克，鸡汁100毫升

做法

1. 去皮洗净的土豆切大块，装盘待用。
2. 蒸锅中注水烧开，放入切好的土豆，用大火蒸30分钟至熟软，取出凉凉，待用。
3. 备一保鲜袋，装入放凉的土豆，用手按压至土豆成泥状，待用。
4. 锅中倒入鸡汁，开火加热，放入土豆泥，搅拌均匀，收干汁即可。

果仁菠菜

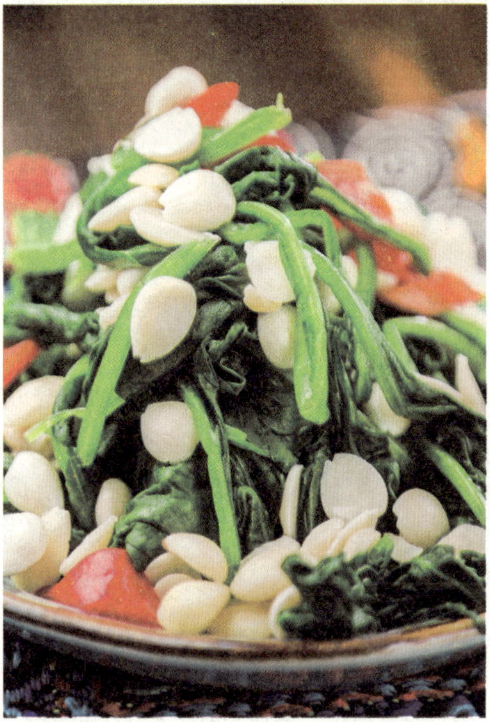

材料

菠菜300克，红椒30克，杏仁50克，盐2克，鸡粉2克，食用油适量

做法

1. 菠菜洗净，去根，切成长段；红椒洗净，切成块。
2. 锅中注油烧开，转小火，倒入杏仁，炒香，盛入，待用。
3. 锅底留油，倒入红椒块，炒香，倒入菠菜，炒至熟软，倒入炒香的杏仁，加盐、鸡粉，炒匀调味即可。

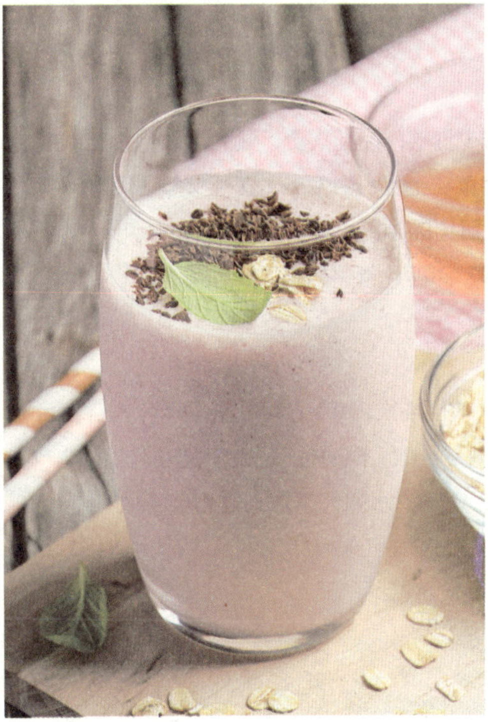

草莓燕麦奶昔

材料

草莓3颗，牛奶200毫升，即食燕麦50克，巧克力碎20克，薄荷叶少许

做法

1. 草莓洗净去蒂，切成小块，待用。
2. 取榨汁机，倒入草莓、牛奶、即食燕麦，启动榨汁机，榨成奶昔。
3. 将奶昔倒入杯中，撒上巧克力碎和燕麦片，点缀上薄荷叶即可。

肥胖

肥胖症是一组常见的、古老的代谢症群。如无明显病因可寻者称单纯性肥胖症。单纯性肥胖又分为体质性肥胖和过食性肥胖两种。体质性肥胖是由于遗传和体内脂肪细胞数目增多而造成的。过食性肥胖，也称为获得性肥胖，是由于人成年后有意识或无意识地过度饮食，脂肪大量堆积而导致肥胖。胖人因体重增加，身体各器官的负重都增加，可引起腰痛、关节痛、消化不良、气喘等。身体肥胖的人往往怕热、多汗，皮肤皱折处易发生皮炎、擦伤。因此，肥胖的女性应多进行体力劳动和体育锻炼，可先从小运动量活动开始，而后逐步增加运动量并延长活动时间。

• 特效本草

金银花：金银花性寒味甘，常用于清热解毒、降火气、祛湿气，特别适合在夏天服用。适合内分泌紊乱造成的肥胖。

大麦：大麦的作用为健脾减肥，消温解毒，清热解暑，同时还可以助消化、去腥膻，去油腻，润肤乌发。

• 饮食原则

1.肥胖患者可以通过增强饱腹感来减少食欲，控制饮食，具有增强饱腹感作用的中药材和食材有魔芋、大麦、韭菜、芹菜、土豆、白萝卜、黄豆芽等。

2.可通过促进脂肪代谢来抑制肥胖，可用的中药材和食材有菠萝、荷叶、莲子心、山楂、茶叶、金银花、决明子、茯苓、泽泻、香蕉、苹果、荠菜等。

• 民间偏方

1.体虚型肥胖小偏方：枸杞30克，水煎代茶饮，早晚各饮1次。平肝养目，润肺，对因肥胖引起的腰痛、乏力等症有很好的疗效，同时也有一定的瘦身作用。

2.痰湿型肥胖小偏方：鲜荷叶30克，切碎，水煎代茶饮，连服60天为一个疗程。清热，祛痰湿，能辅助治疗肥胖症。

魔芋香菇炒荷兰豆

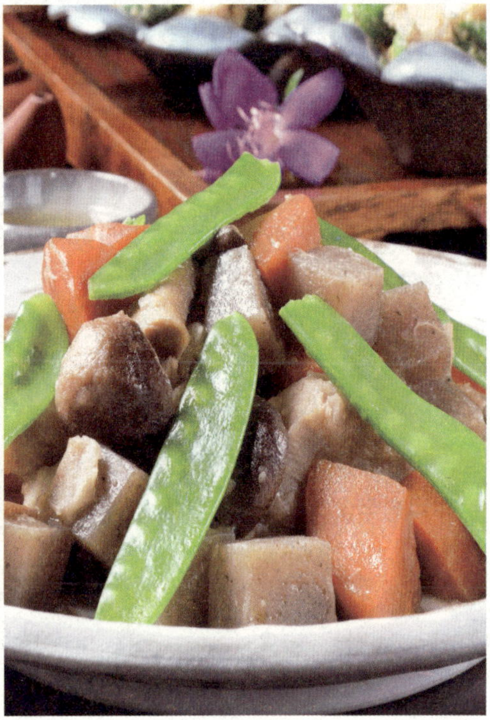

材料

魔芋300克，水发香菇50克，荷兰豆50克，胡萝卜80克，蒜末适量，盐2克，鸡粉2克，生抽5毫升，食用油适量

做法

1. 魔芋切成小方块；水发香菇去蒂，切块；胡萝卜去皮，切块；荷兰豆洗净，倒入沸水锅，焯水，捞出。
2. 锅中注油烧热，倒入蒜末，爆香，倒入香菇块、胡萝卜块，翻炒均匀，倒入魔芋块，炒匀，下入盐、鸡粉、生抽，注入适量清水，焖煮片刻，倒入荷兰豆，炒匀即可。

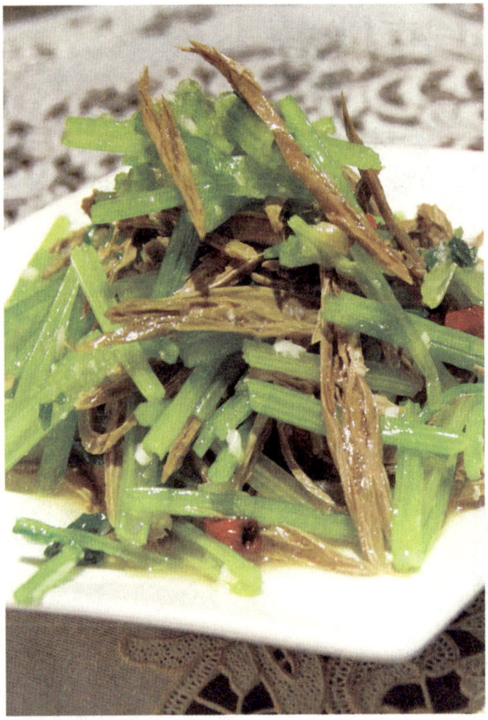

芹菜拌腐竹

材料

水发腐竹80克，芹菜梗100克，蒜末适量，干辣椒2根，盐2克，鸡粉2克，生抽5毫升，食用油适量

做法

1. 将腐竹撕成小条；芹菜梗洗净切成段。
2. 锅中注水烧开，倒入腐竹，煮至断生，捞出。
3. 锅中注油烧热，倒入蒜末、干辣椒，爆香，倒入腐竹，翻炒均匀，倒入芹菜梗，炒匀，倒入盐、鸡粉、生抽，炒至食材入味即可。

小葱炒黄豆芽

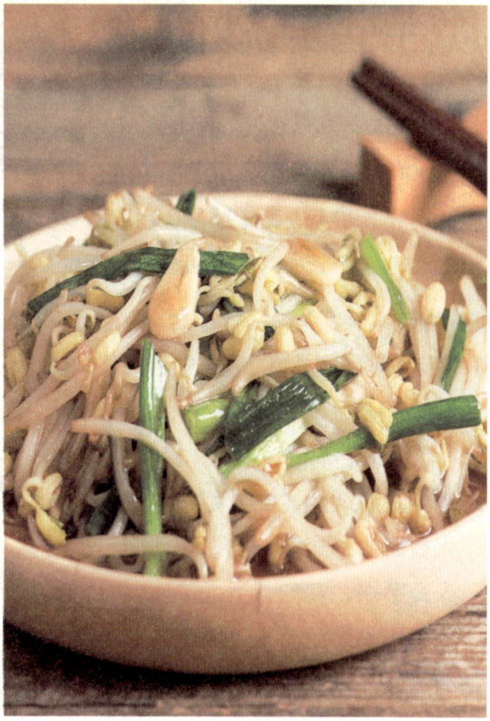

材料

黄豆芽200克，小葱2根，蒜片适量，盐2克，鸡粉2克，生抽5毫升，食用油适量

做法

1. 黄豆芽洗净，摘去尾；小葱洗净，切成段。
2. 锅中注油烧热，下入蒜片，爆香，倒入黄豆芽，炒匀，倒入葱段，继续翻炒片刻至食材变软，加入盐、鸡粉、生抽，炒匀调味即可。

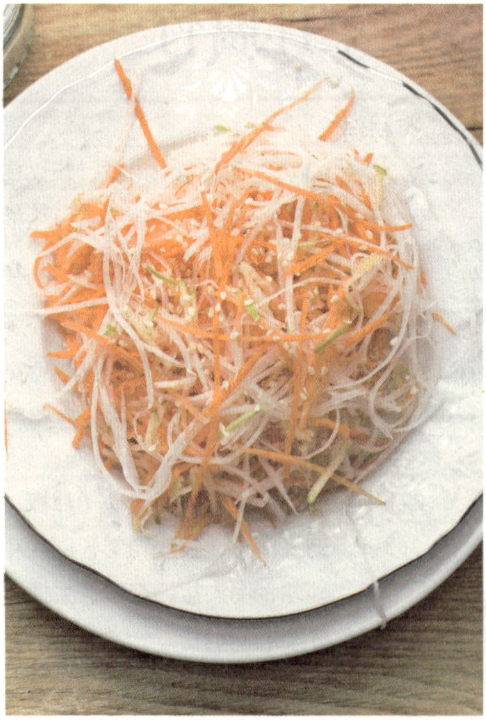

凉拌萝卜丝

材料

胡萝卜80克，白萝卜80克，西葫芦10克，熟白芝麻20克，千岛酱适量

做法

1. 胡萝卜洗净去皮，切成细丝；白萝卜洗净去皮，切成细丝；西葫芦洗净，切成细丝。
2. 取一大碗，放入胡萝卜丝、白萝卜丝、西葫芦丝，拌匀，撒上熟白芝麻，倒入千岛酱拌匀即可食用。

手脚抽筋

神经或神经肌应激阈值下降，使肌肉的神经行动频率突增而导致肌肉强直收缩，视为手脚抽筋。引发手脚抽筋的因素很多，长时间运动带来的肌肉疲劳或运动前没热身，肌腱或肌肉轻度裂伤、静脉曲张，严重腹泻、呕吐，出汗过多，疲劳过度，以及环境温度骤变和情绪过度紧张等均易造成手脚抽筋。中医认为，手足抽筋与肝肾亏虚有很大关系，肝主筋，肾主骨，肝肾阴虚，筋骨失养，容易引起手脚抽筋。西医学认为，手脚抽筋与缺钙有密切关系。在运动方面要防止手脚抽筋必须做到：运动前做好热身准备，运动时间不宜过长，强度不宜过大，多喝水（冷冻水忌喝）。在生活方面则要注意保暖，保持身体健康和情绪稳定。

• 饮食原则

1.年轻女性尤其是正处于身体发育期的女性，如常出现手脚抽筋，大多是因为对钙的需求量增大，而平时摄入钙质过少引起的，故可多摄入骨头汤、奶制品、豆制品、瘦肉、鱼类等富含钙质和维生素D的食物，亦可适当吃钙片。

2.中老年女性经常性手足抽筋多因肝肾亏虚所致，因此应常食具有滋补肝肾作用的药材和食物，如黄精、首乌、熟地黄、芝麻、杜仲、核桃、猪肝、猪蹄、猪腰等。

• 民间偏方

1.木瓜40克（药店买），猪蹄一只，木瓜入高压锅炖10分钟，加入猪蹄同炖，炖熟即可食用。

2.猪胆一只，低度米酒一小杯，米酒烧开，加入猪胆的1/3胆汁拌匀，趁热饮服，每天1次，3天即可。切记，没抽筋者饮之则抽筋。

西蓝花炒虾仁

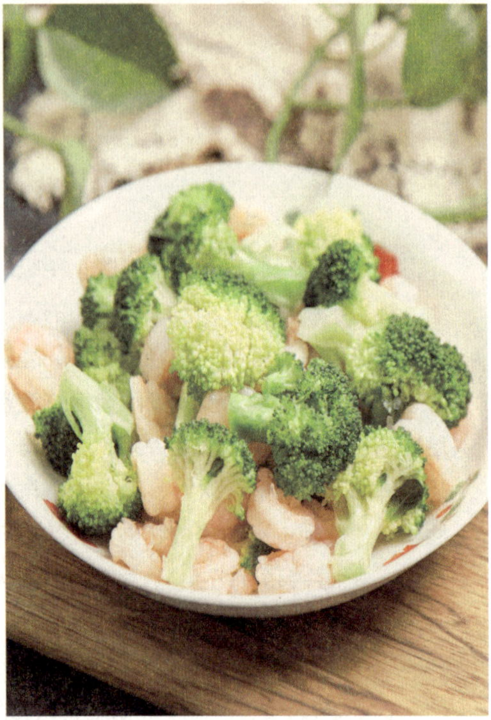

材料

西蓝花230克，虾仁100克，蒜末适量，盐、鸡粉、水淀粉各少许，食用油适量

做法

1. 锅中注水烧开，倒入洗净的西蓝花拌匀煮1分钟至其断生，捞出，沥水，待用。
2. 虾仁开背，洗净，装碗，加入少许盐、鸡粉、水淀粉，拌匀，腌渍10分钟，备用。
3. 炒锅注油烧热，倒入蒜末爆香，倒入虾仁，炒至虾身卷起并呈现淡红色，倒入西蓝花，翻炒均匀，最后加入盐，炒匀调味即可。

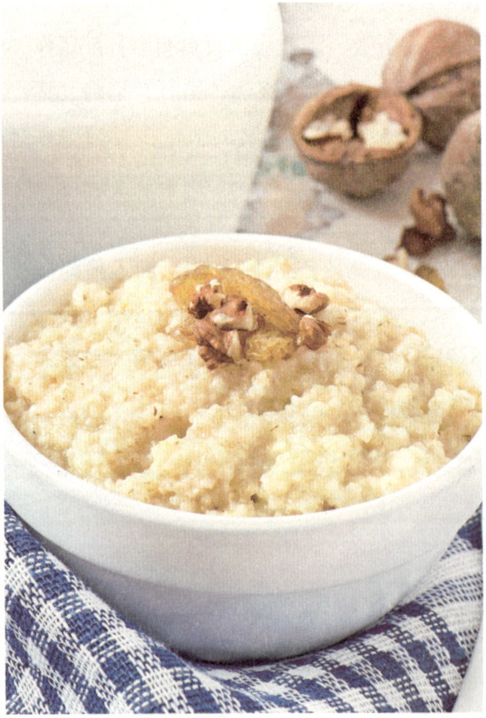

核桃葡萄干牛奶粥

材料

核桃仁50克，葡萄干50克，大米250克，牛奶200毫升

做法

1. 砂锅中注入适量清水烧热。
2. 倒入牛奶、大米，搅拌均匀。
3. 盖上锅盖，大火烧开后转小火煮30分钟至熟软。
4. 掀开锅盖，倒入核桃仁、葡萄干持续搅拌片刻。
5. 将粥盛出装入碗中即可。

醇豆浆

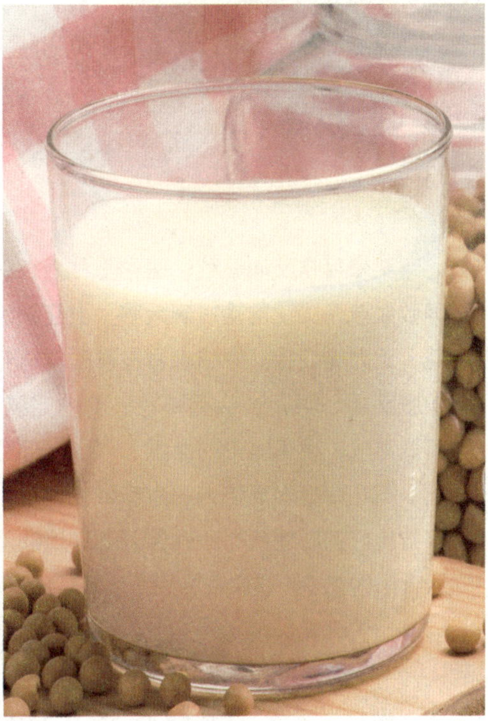

材料

水发黄豆230克，白糖适量

做法

1. 取豆浆机，倒入水发黄豆，注入适量清水至水位线。
2. 盖上豆浆机机头，选定“湿豆”键，启动机子打浆，待豆浆机运转15分钟，即成豆浆。
3. 将豆浆机断电，取下机头，将豆浆盛入碗中，加入白糖，搅拌至溶化即可。

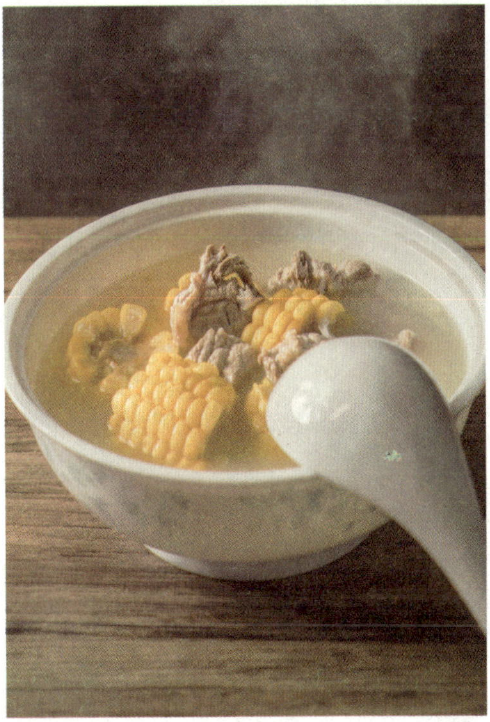

玉米骨头汤

材料

玉米100克，猪骨头400克，姜片适量，盐3克，鸡粉3克

做法

1. 玉米切段，待用。
2. 锅中注水烧开，倒入洗净的猪大骨，氽去血水和杂质，捞出，沥干水分，待用。
3. 砂锅中注水烧开，倒入猪大骨、姜片、玉米，搅拌匀，盖上锅盖，大火煮开后转小火炖1小时。
4. 掀开盖，加入盐、鸡粉调味即可。

头晕目眩

头晕目眩又叫晕眩，医学上称为暂时性脑供血不足，是指由于头部血压低，导致血液无法正常输送到大脑，血红细胞含氧浓度降低所引起的头晕、耳鸣、眼花、乏力等症状。晕眩患者发作时常感到天地旋转般的晕，临床症状主要表现为头胀头昏、眼花、头重脚轻、脑内摇晃。年期女性的头晕目眩多是由贫血、血压低造成，属中医上的血虚、气虚。部分中老年女性患者是因血压、血脂过高引起。不吃早餐容易使人的血糖降低，从而出现晕眩，因此必须定时饮食，同时要保持良好的心理状态和确保外部环境的舒畅。此外，劳逸结合、睡眠充足和调整饮食结构都是防止晕眩的好方法。

• 特效本草

枸杞：《本草纲目》记载："枸杞，补肾生精，养肝明目安神，令人长寿。"常食枸杞可以补肝肾、明目，预防脑组织衰老。

• 饮食原则

1.低血压引起的头晕目眩患者可选用益气补虚的药材，如黄芪、党参、山药、大枣等，应多吃富含营养的食物，如蛋类、瘦肉、鱼类、土鸡、鸭肉、牛肉等，多吃青菜和水果，以增强营养，补充人体所需的能量。

2.贫血引起的头晕目眩患者应多食补血的药材和食物，如熟地、大枣、桂圆肉、枸杞、菠菜、动物肝脏、动物血、乌鸡等。

• 民间偏方

1.胡桃肉、黑芝麻、桑葚各200克，共捣烂，加蜂蜜拌匀，每次服食2匙，每日3次。

2.山楂30克，百合30克，雪梨60克，白糖适量，加水共煮，对晕眩患者有一定的效果。

彩椒炒猪肝

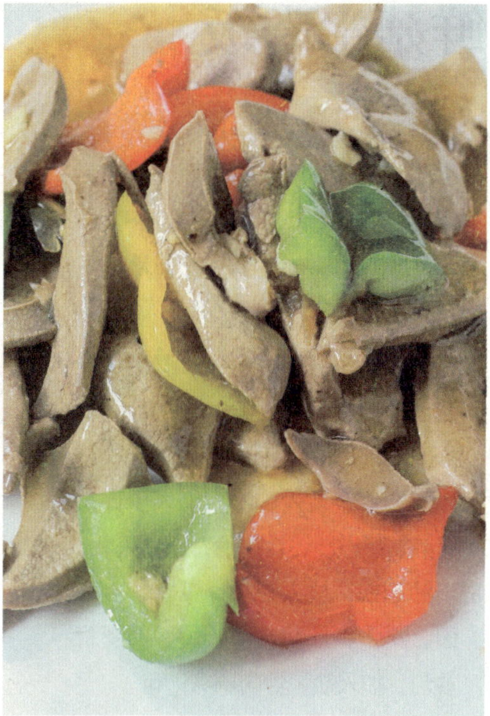

材料

猪肝200克，彩椒100克，姜末、蒜末各少许，盐2克，鸡粉2克，生抽5毫升，料酒5毫升，水淀粉、食用油各适量

做法

1. 将洗净的猪肝倒入沸水锅中，加入料酒，煮至猪肝熟透，捞出，凉凉，切成块；彩椒洗净去籽，切成小块，待用。
2. 锅中注油烧热，倒入姜末、蒜末，爆香，倒入猪肝块，炒匀，倒入彩椒块，翻炒均匀，倒入盐、鸡粉、生抽、水淀粉，焖煮至收汁即可。

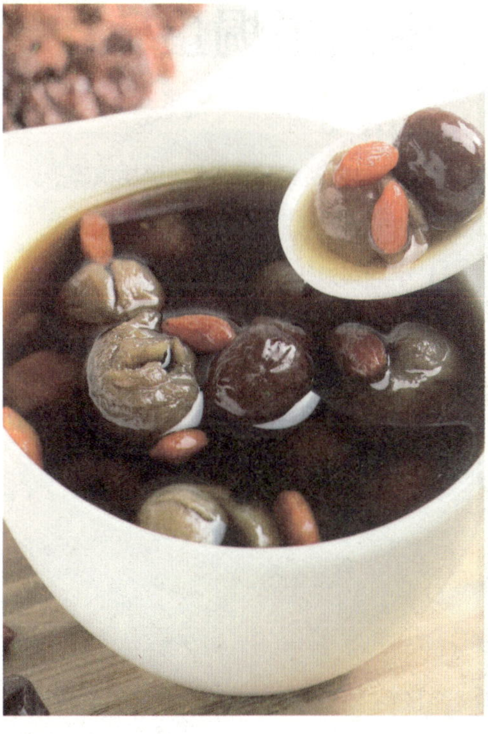

枸杞大枣桂圆茶

材料

桂圆肉15克，大枣8枚，枸杞10克，白糖20克

做法

1. 砂锅中注入适量清水烧开，放入备好的桂圆肉、大枣、枸杞，盖上盖，用小火煮20分钟至食材熟透。
2. 揭开盖，放入白糖拌匀，煮至白糖溶化。
3. 关火后盛出煮好的枸杞大枣桂圆茶，装入碗中即可。

鲜菇牛肉饭

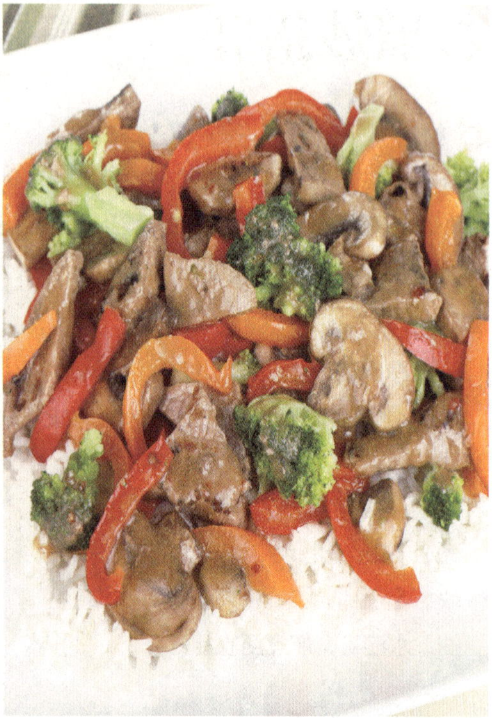

材料

牛肉200克，口蘑100克，西蓝花50克，彩椒100克，姜末少许，盐2克，料酒5毫升，黑椒汁5毫升，食用油适量

做法

1. 将洗净的彩椒切成条；口蘑切成片；西蓝花切成小朵；将以上三种食材入水焯至断生，捞出，待用。
2. 牛肉切片，装入碗中，加入少许盐、料酒、黑椒汁、食用油，腌渍入味。
3. 用油起锅，放入姜末，爆香，倒入牛肉、料酒，炒香，倒入焯好的食材，炒匀，加入盐，炒匀调味即可。

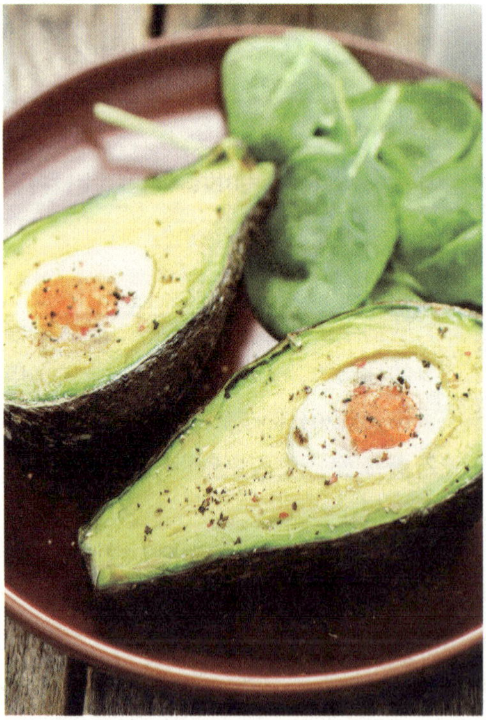

牛油果焗蛋

材料

牛油果1个，鹌鹑蛋2个，黑胡椒碎少许

做法

1. 牛油果对半切开，去掉核。
2. 在牛油果的凹槽处分别打入一个鹌鹑蛋，将牛油果放入烤盘中，放入预热好的烤箱中，以上、下火180℃烤10分钟，取出，撒上黑胡椒碎即可。

眼眶发黑

眼眶发黑是因睡眠不足、长期熬夜、房事过度、久病体虚和烟酒刺激等生活规律异常而引起的双目无神、眼睑灰暗，俗称“熊猫眼”。而中医认为，眼眶发黑是肾虚之故。黑乃肾之本色，肾亏，则其色显于皮肤。血瘀引起的妇科病，如经常出现痛经、经色暗、有血块、小腹隐痛的女性也会有眼眶发黑现象。偶尔出现的黑眼圈可通过培养良好的生活习惯，如睡眠充足、戒烟限酒、缓和情绪和调整饮食结构来消除，而长期眼眶发黑则是一种病态，需要到医院诊断。

• 特效本草

枸杞叶：枸杞叶味甘、苦，性凉，入肝、脾、肾经，具有补虚益精、清热止渴、祛风明目、生津补肝的功效。

• 饮食原则

1.肾虚引起的眼眶发黑者可多食滋补肝肾的药材及食材，如首乌、熟地、黄精、枸杞、核桃、芝麻等。此外，血瘀引起的眼眶发黑者，可选择活血化瘀的药材，如益母草、当归、桃仁、红花、香附、川芎等。

2.眼眶发黑的患者可食用富含维生素A和蛋白质的食物，如花生、芹菜、胡萝卜、柑橘、芝麻、黄豆、鸡蛋等，有助于消除黑眼圈。

3.补充富含铁质和维生素C的食物，如猪肝、鸡肝、菠菜、西红柿、面、米饭等。此外，不抽烟，少喝酒。

• 民间偏方

1.煮一个鸡蛋，趁热剥掉外壳，用纱布裹住鸡蛋于眼部四周轻揉。

2.大枣3~4枚、枸杞一小把，将大枣和枸杞放入水杯中，用开水冲泡饮服，或用水煮沸饮服。

枸杞冰糖雪梨

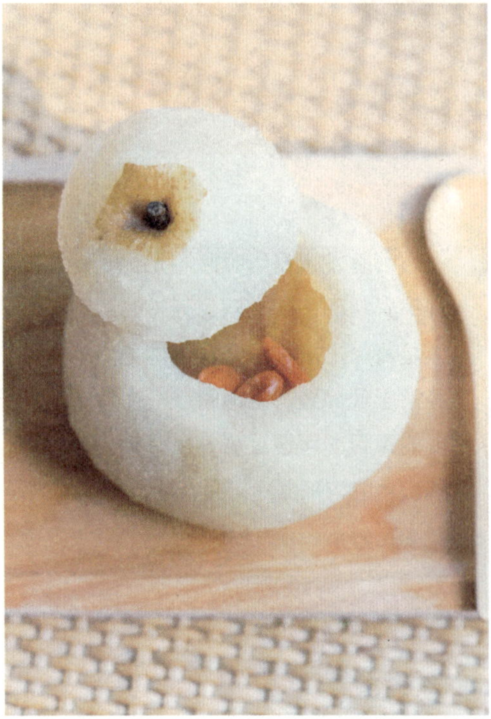

材料

雪梨1个，枸杞5克，冰糖5克

做法

1. 雪梨洗净去皮，切开顶部成一盖子，将雪梨中心挖空，放入枸杞、冰糖，再放入少许雪梨果肉，加入少许矿泉水，盖上盖子。
2. 将雪梨放入一碗中，再放入蒸锅中蒸20分钟即可。

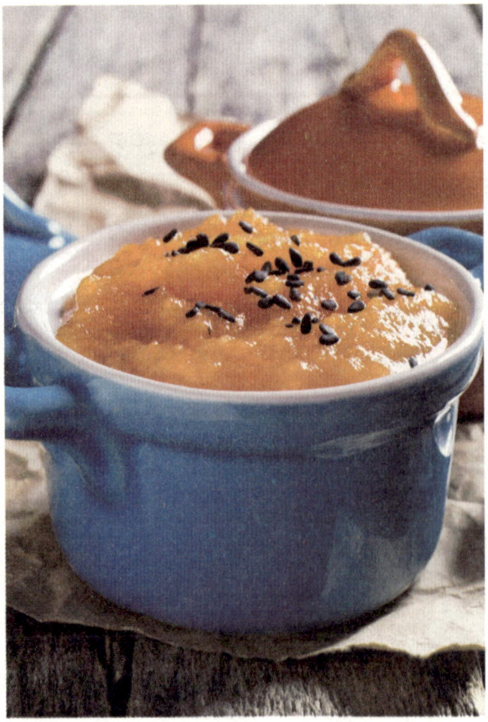

黑芝麻南瓜泥

材料

南瓜300克，熟黑芝麻10克

做法

1. 南瓜洗净去皮，切成片，上蒸锅蒸熟，压成泥状，放入一小碗中。
2. 在南瓜泥上撒上熟黑芝麻即可。

胡萝卜汁

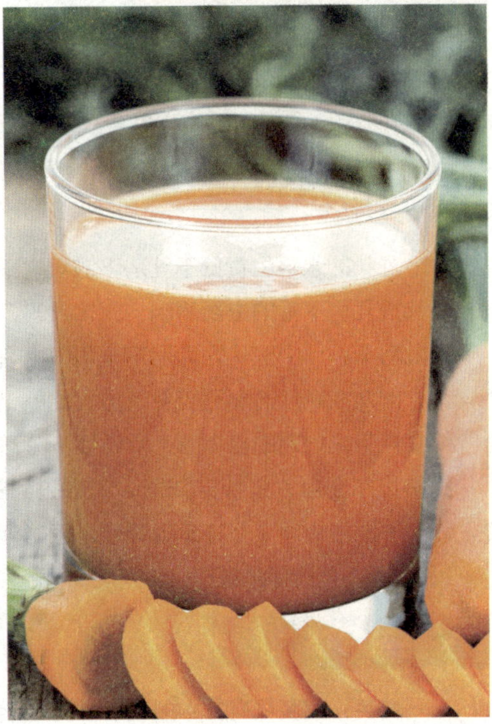

材料

胡萝卜1根，蜂蜜适量

做法

1. 胡萝卜洗净去皮，切成小块。
2. 取榨汁机，选择搅拌刀座组合，倒入胡萝卜块、蜂蜜，注入适量矿泉水，盖上盖，选择“榨汁”功能，榨取胡萝卜汁。
3. 断电后，将榨好的胡萝卜汁倒入杯中即可。

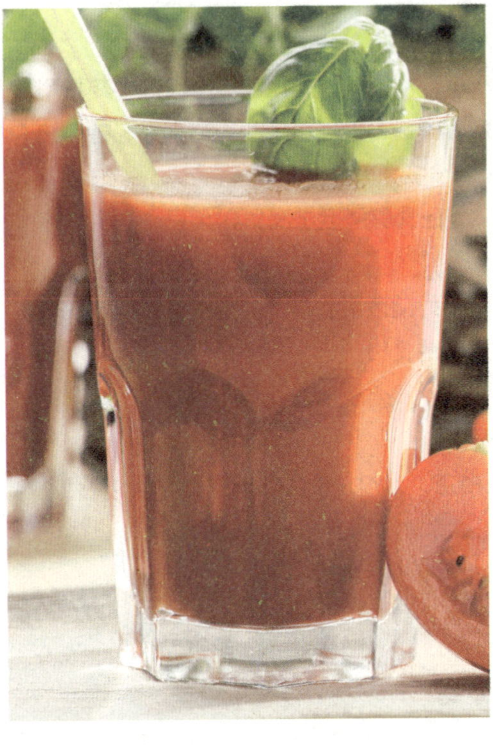

西红柿汁

材料

西红柿1个，蜂蜜适量

做法

1. 西红柿洗净，切成小块。
2. 取榨汁机，选择搅拌刀座组合，倒入西红柿块、蜂蜜，注入适量矿泉水，盖上盖，选择“榨汁”功能，榨取西红柿汁。
3. 断电后，将榨好的西红柿汁倒入杯中即可。

乳房下垂

乳头的水平位置低于乳房下皱襞之下即为乳房下垂。哺乳、年龄增长与减肥是造成乳房下垂的主要原因，胸罩尺码不符、睡眠姿势不规范等外部因素也会导致乳房下垂。中医认为乳房下垂跟气虚有关，气虚者肌肉易松弛，乳房也容易下垂，因此在调理时要适当补气血。此外，乳房下垂还不利于女性体形的曲线美，给女性带来一定的自卑感。女性要十分注意保护好自己的乳房，常做健胸运动，经常按摩乳房，坚持穿胸罩，采取正确的喂奶方法。另外，睡姿正确（提倡仰卧）、洗浴合理、坚持运动等也是预防乳房下垂的好方法。还要注意的是，产后妈咪不要急于节食减肥。

• 特效本草

黄芪：黄芪具有补中益气、升提脏器的作用，可改善脏腑下垂和肌肉松弛现象，对气虚型乳房下垂有一定的改善作用。

• 饮食原则

1.体质虚弱引起的乳房下垂者可选择具有补气血、升提乳房作用的中药材和食物，如黄芪、党参、当归、柴胡、升麻、山药、大枣、猪肚、鸡肉、老鸭、核桃等。

2.多补充优质蛋白食物、胶质食物，能让乳房坚挺丰满，如大豆、花生、莲藕、猪蹄、牛奶、鸡脚、牛肉、鱼肉等。

3.多吃富含维生素C、维生素E的食物，如莴苣菜、莴笋、鹅仔菜、胡萝卜、叶菜、海参等。另外要多摄入富含B族维生素的食物。

• 民间偏方

当归鲤鱼汤：大枣5枚，枸杞10克，白芷、当归、黄芪各15克，鲤鱼500克，大枣去核与诸药材洗净，鲤鱼杀后去内脏，加水同煮至鲤鱼熟，加入味精、盐调味即可食用。可补中益气，对气虚型乳房下垂者有疗效。

香蕉花生奶昔

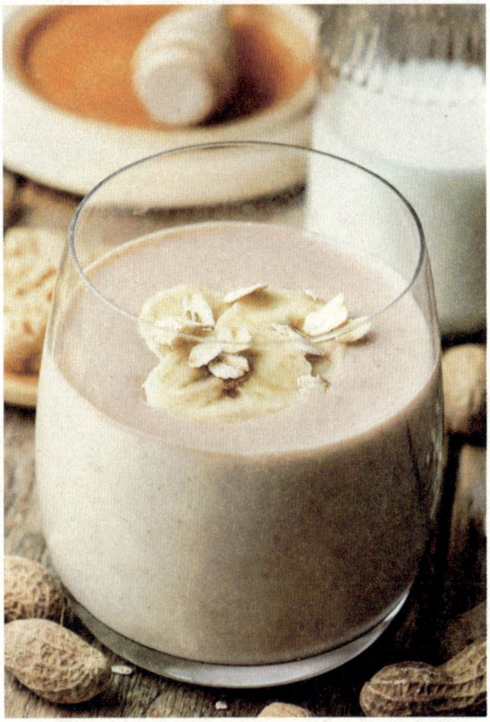

材料

香蕉1根，牛奶200毫升，即食燕麦50克，水发花生仁40克

做法

1. 香蕉剥皮，切成小段，待用。
2. 取榨汁机，倒入香蕉段、牛奶、即食燕麦、水发花生仁，启动榨汁机，榨成奶昔。
3. 将奶昔倒入杯中即可。

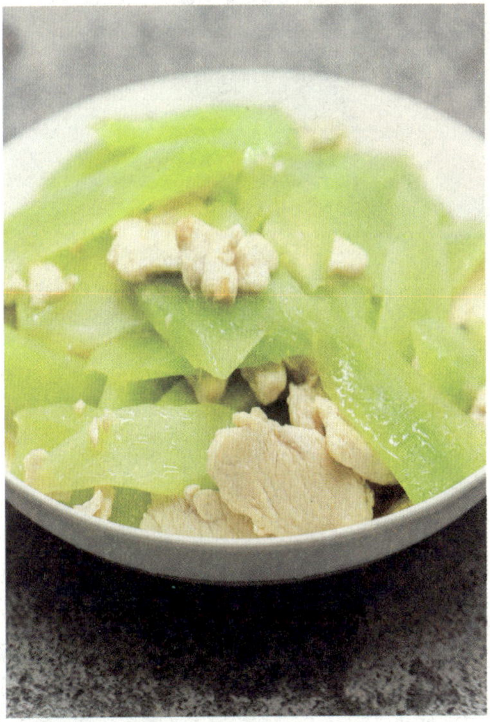

莴笋炒鸡肉

材料

鸡胸肉1块，莴笋300克，蒜末少许，盐2克，鸡粉2克，生抽、水淀粉、食用油各适量

做法

1. 鸡胸肉洗净，沥干，切成片，加入生抽、水淀粉，腌渍片刻。
2. 莴笋剥皮，切成片，倒入沸水锅中，煮至断生，捞出，备用。
3. 锅中注油烧热，倒入蒜末，爆香，倒入鸡胸肉片，炒至变色，倒入莴笋片，继续翻炒均匀，炒至食材熟透，加入盐、鸡粉，炒匀调味即可。

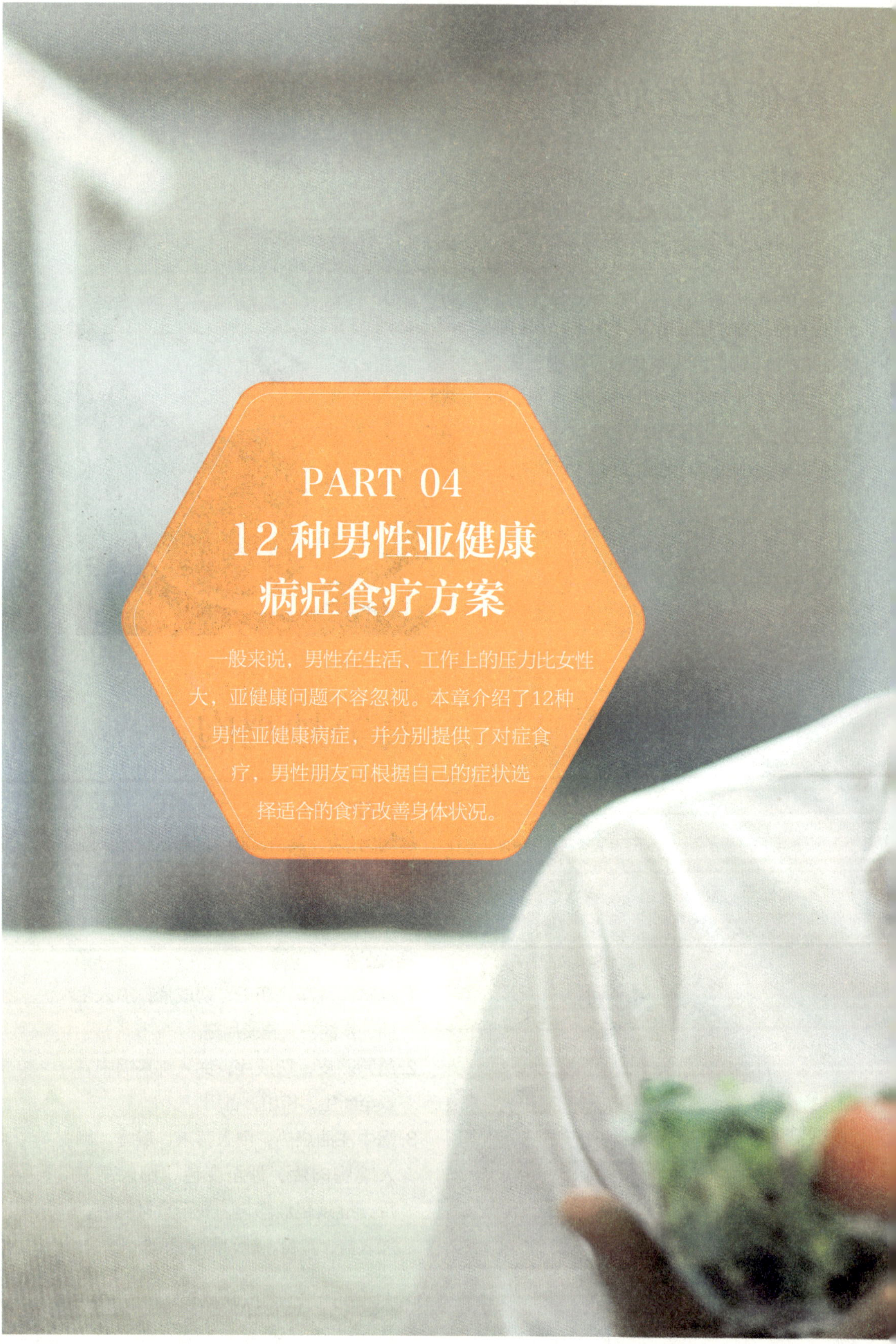

PART 04
12种男性亚健康病症食疗方案

一般来说，男性在生活、工作上的压力比女性大，亚健康问题不容忽视。本章介绍了12种男性亚健康病症，并分别提供了对症食疗，男性朋友可根据自己的症状选择适合的食疗改善身体状况。

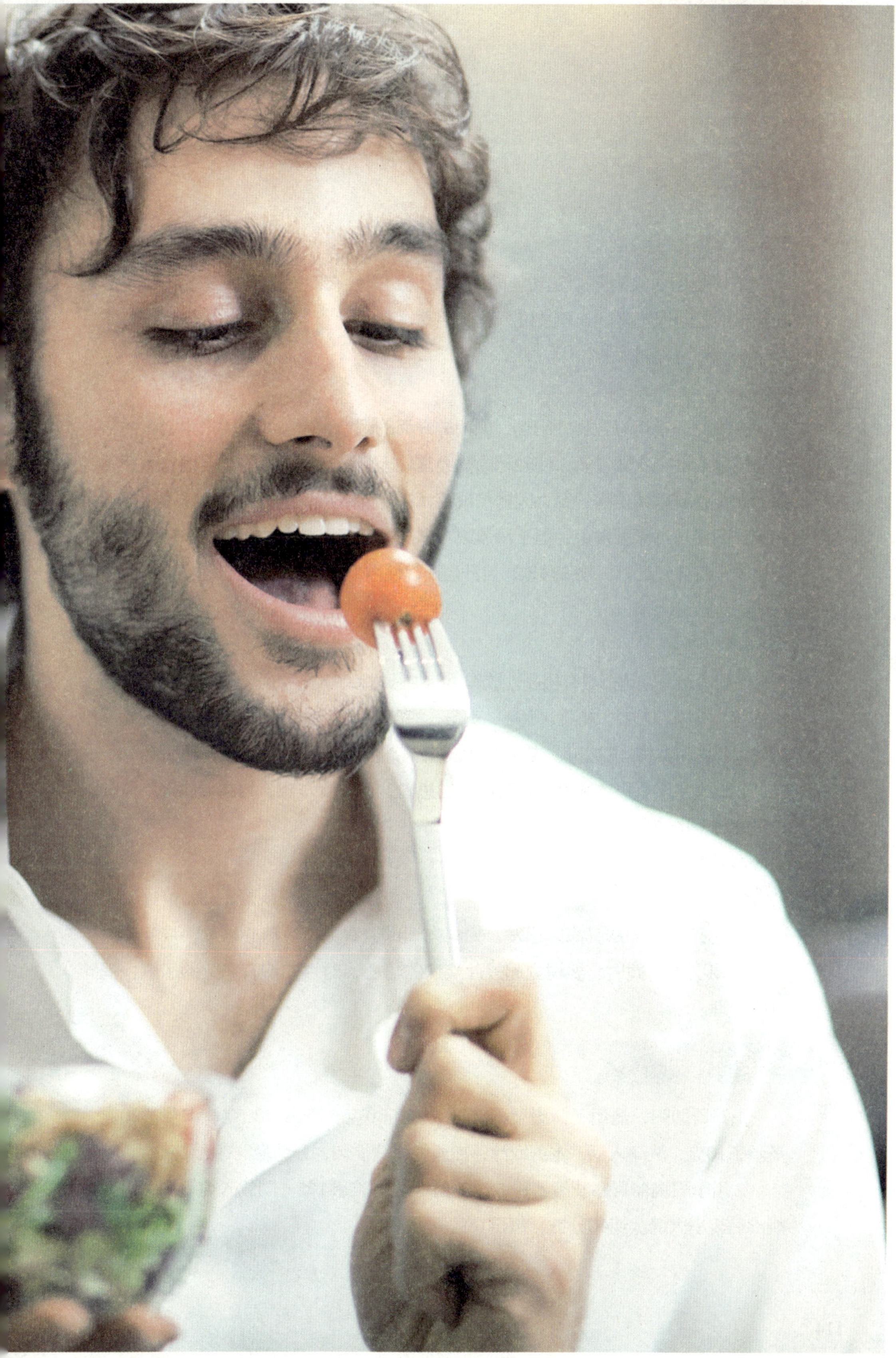

阳痿

阳痿是指男性阴茎勃起功能障碍，表现为男性在有性欲的情况下，阴茎不能勃起或能勃起但不坚硬，不能进行性交活动。

• 病症分析

许多原因都可导致男性阳痿，如精神方面的因素，因某些原因产生紧张情绪；手淫成习或性交次数过多，使勃起中枢经常处于紧张状态；一些重要器官患严重疾病时以及患脑垂体疾病；睾丸因损伤或疾病被切除以后；患肾上腺功能不全或糖尿病等。阳痿虽然频繁发生，但于清晨或自慰时阴茎可以勃起并可维持一段时间。阳痿患者常有神疲乏力、腰膝酸软、自汗盗汗、性欲低下等身体虚弱现象。

• 饮食保健

1.阳痿患者宜选择具有提高性欲作用的中药材和食材，如淫羊藿、牛鞭、羊鞭、肉苁蓉、肉桂、人参、韭菜、泥鳅、鸡蛋、海藻、洋葱等；宜选用具有促进性功能作用的中药材和食材，如鹿茸、冬虫夏草、杜仲、枸杞、羊腰、猪腰、菟丝子等。

2.阳痿并伴有畏寒肢冷、小腹冷痛的患者，可常食羊肉、狗肉、鸽肉、桂圆肉等散寒壮阳的食物。

• 生活保健

预防阳痿，要从其病因出发。如与恣情纵欲有关，应清心寡欲，戒除手淫，减少房事次数。同时，要树立起战胜疾病的信心，对性知识有充分的了解，消除紧张心理。

• 民间秘方

1.温肾助阳，适用于肾虚型阳痿：取山药50克、核桃仁30克、肉苁蓉20克、菟丝子10克，洗净入锅，水煎取汁，加适量冰糖搅匀，分早晚2次服。

2.用于阳痿伴胃寒肢冷者：取淫羊藿20克、狗鞭1条一同放入炖锅内，以大火烧沸后转小火继续炖40分钟，每日1次。

爆炒猪腰

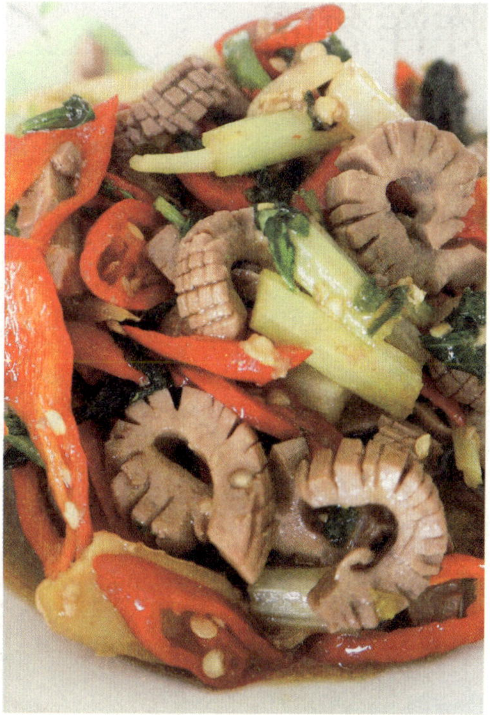

材料

猪腰300克，红椒1根，芹菜30克，姜片、蒜末各适量，盐2克，生抽5毫升，料酒、水淀粉、食用油各适量

做法

1. 猪腰洗净，切花刀；红椒洗净切成片；芹菜洗净切成段。
2. 锅中注水烧开，倒入猪腰、料酒，汆去血水，捞出，洗净，待用。
3. 锅中注油烧热，下入姜片、蒜末，爆香，倒入猪腰，翻炒均匀，倒入红椒、芹菜，翻炒至食材熟透，加入盐、生抽、水淀粉，炒匀调味即可。

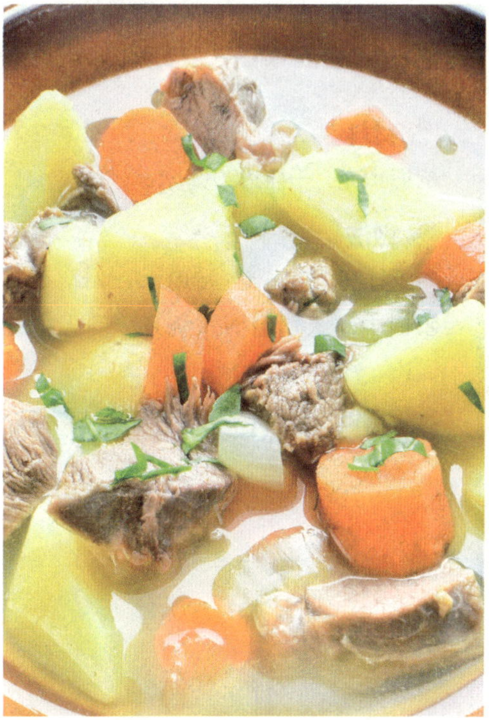

土豆胡萝卜炖牛肉

材料

牛肉300克，土豆1个，胡萝卜1根，白洋葱30克，芹菜末少许，高汤200毫升，盐2克，料酒5毫升

做法

1. 牛肉洗净切成块；土豆、胡萝卜洗净去皮，切成块；白洋葱洗净切片。
2. 锅中注入清水煮沸，倒入料酒、牛肉块，汆去血水，捞出，洗净。
3. 取砂锅，倒入牛肉块、土豆块、胡萝卜块，加入高汤和适量清水，煮至食材八成熟，倒入白洋葱片，再继续煮5分钟，加盐调味，撒上芹菜末即可。

炸洋葱圈

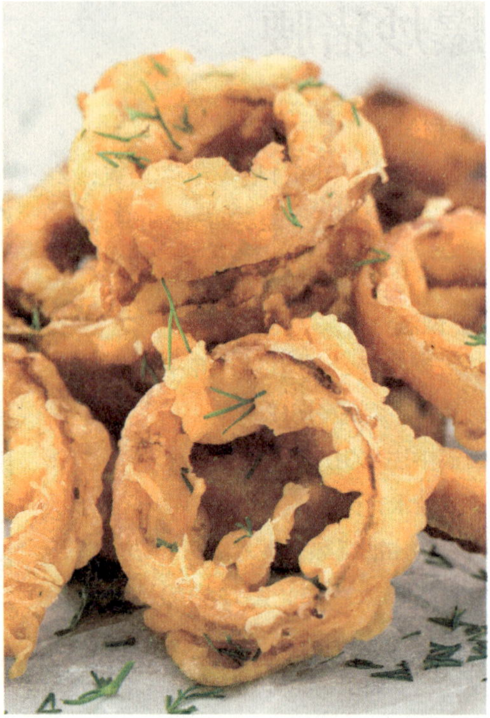

材料

洋葱1个，鸡蛋1个，面粉适量，黑胡椒粉2克，迷迭香叶适量，食用油适量

做法

1. 洋葱切去顶部和底部，中间部分切成洋葱圈。
2. 将面粉置于一大碗中，打入鸡蛋，搅拌均匀，再注入少许水，加入黑胡椒粉，搅拌成糊状，待用。
3. 锅里注油烧热，逐一放入裹了面糊的洋葱圈，炸至两面金黄，捞出装盘，撒上迷迭香叶即可。

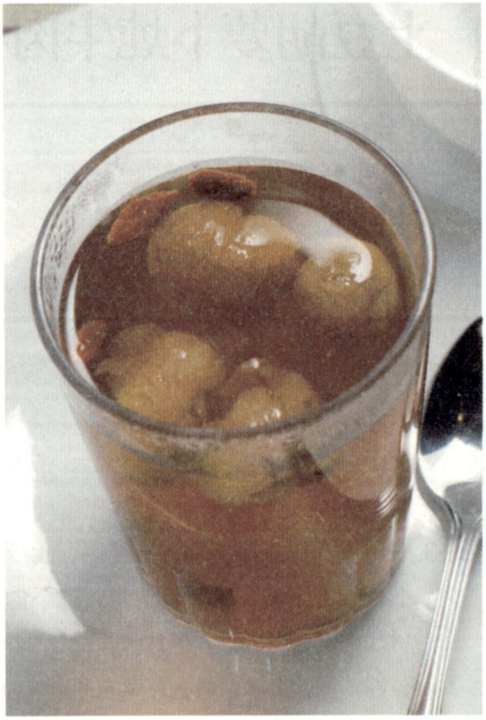

桂圆枸杞茶

材料

枸杞10克，干桂圆20克

做法

1. 干桂圆去壳去核，待用。
2. 锅中注入适量清水烧开，倒入桂圆肉、枸杞，煮片刻。
3. 关火，将茶倒入杯中即可。

早泄

早泄是指男子在阴茎勃起之后，未进入阴道之前或正当纳入以及刚刚进入而尚未抽动时便已射精，阴茎也随之疲软并进入不应期。

• 病症分析

中医认为，早泄是由于肾脏的封藏功能失调，肾中阳气不足以固摄精液，精关不固所致。西医认为，引发早泄的病因可分为器质性和心理性两种。器质性原因是指各种相关系统的疾病（如肥胖症、糖尿病等）以及身体素质（如房事频繁、手淫过度）的差异影响；心理性原因多是焦虑和恐惧情绪（如工作压力大等）的存在。

• 饮食保健

1.宜选用有助于增强肾功能、壮阳益精的中药材和食材，如枸杞、巴戟天、淫羊藿、菟丝子、杜仲、韭菜、龙骨、海马、狗肉、羊肉、猪腰、牡蛎等。

2.宜选用富含维生素B_1的食物，包括瘦肉、黄豆、芸豆、豆腐皮、五谷杂粮等；多食用蔬菜和水果，补充维生素，提高免疫力。

• 生活保健

早泄患者平时要注意多运动，多进行慢跑、游泳、仰卧起坐、俯卧撑等有氧运动；注意控制体重，少烟酒；在性生活中应放松心情，调整好自己的情绪，消除紧张、自卑与恐惧的心理。

• 民间秘方

1.用于肾阴亏虚型早泄：取枸杞80克、熟地60克、何首乌50克、茯苓20克、红参15克一同研为粗末，装入纱布袋中，放入1000毫升白酒中密封浸泡，每隔1日摇1次。14天后取饮，每次服50毫升，每日1次。

2.用于肾阳亏虚型早泄：取海龙10克、海马5克研为粉末，与猪腰一起放入炖锅内炖熟服用，每2天1剂，每天服用3次，兑酒饮。

烤生蚝

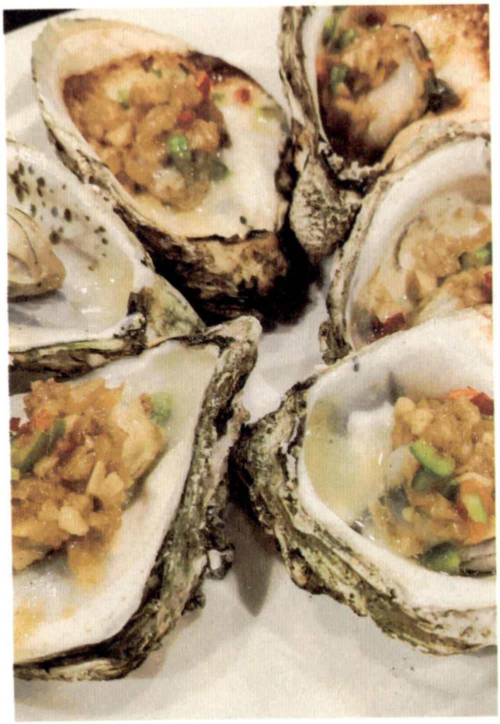

材料

生蚝6只，青椒20克，红椒20克，蒜蓉50克，生抽、食用油各适量

做法

1. 将生蚝壳掰开，连着蚝肉的壳保留，并刷干净，待用。
2. 将青椒、红椒洗净，切成碎末。
3. 锅中注入油烧热，倒入蒜蓉、红椒碎、青椒碎，炒香，倒入少许生抽，炒匀，制成蒜蓉酱。
4. 将生蚝放入烤盘中，铺上蒜蓉酱，放入上、下火180° 的烤箱中烤10分钟即可。

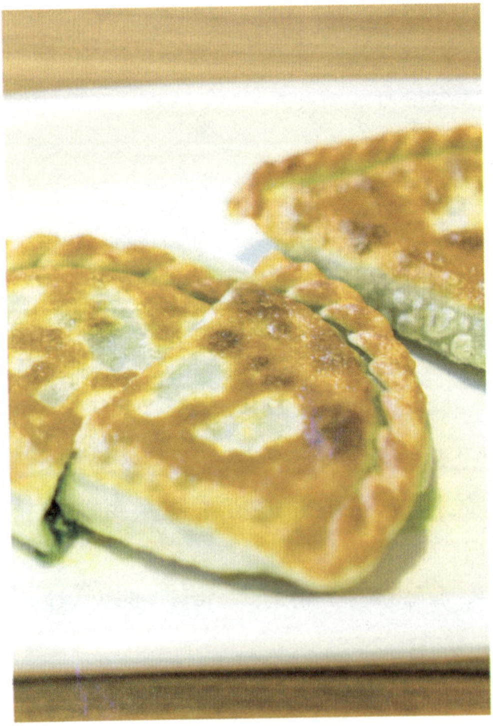

韭菜盒子

材料

面团500克，韭菜500克，鸡蛋3个，盐3克，十三香、食用油各适量

做法

1. 韭菜洗净，控干水分，切成碎，加入食用油、十三香、盐，再加入事先炒好切碎块的鸡蛋，拌匀，制成馅料。
2. 取出面团手揉一会儿，揉至光滑，搓成长条，切成大小均匀的小剂子。
3. 取一个小剂子擀成圆饼皮，放入馅料，两边合上对齐，捏紧捏实，捏出花边，放入烧热的平底锅中，烙至两面金黄即可。

石屏薄豆腐皮

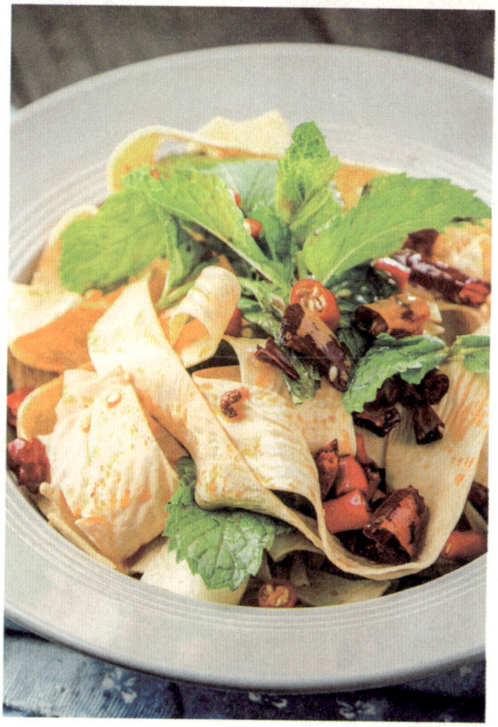

材料

水发豆腐皮100克，小米椒2根，干辣椒、薄荷叶各适量，生抽5毫升，陈醋3毫升，辣椒油适量

做法

1. 将豆腐皮切成条状，放入沸水锅中，焯至断生，捞出，过凉水，待用。
2. 小米椒洗净切成段，干辣椒切成段，薄荷叶洗净。
3. 取一干净的盘子，放入豆腐皮、小米椒、干辣椒、薄荷叶、生抽、陈醋和辣椒油，搅拌均匀即可。

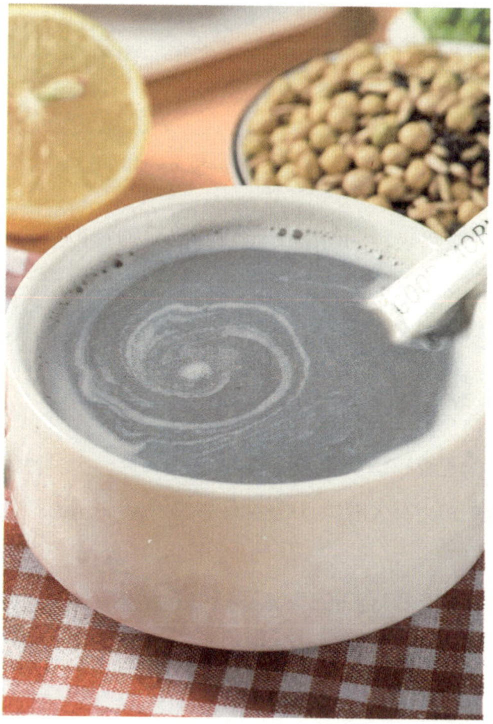

黑芝麻燕麦黄豆浆

材料

水发黄豆50克，黑芝麻10克，水发燕麦50克，白糖适量

做法

1. 取豆浆机，放入水发黄豆、黑芝麻、水发燕麦、白糖。
2. 再倒入适量清水。
3. 启动豆浆机，待豆浆机运转15分钟即成豆浆。
4. 将豆浆倒入杯中即可。

遗精

遗精是指男性在没有性交的情况下精液自行泄出的现象，又名遗泄、失精。分为梦遗和滑精两种，在梦境中之遗精，称梦遗；无梦而自遗者，称为滑精。

• 病症分析

引发遗精的因素有很多，如患者性知识缺乏，常看书刊或影视，过度疲劳，外生殖器以及附属性腺的炎症刺激等。此外，体内贮存精子达到一定量时，没有以上的引发因素，也有可能发生遗精。中医认为遗精多由肾虚精关不固，或心肾不交，或湿热下注所致。遗精患者常伴有神疲乏力、精神萎靡、困倦、腰膝酸软、失眠多梦或记忆力衰退等症。

• 饮食保健

1.遗精患者宜选用具有抑制精液排出功能的中药材和食材，如芡实、龙骨、山茱萸、莲子、牡蛎、紫菜、羊肉、猪腰、山药、枸杞、核桃等。

2.宜食用高蛋白、营养丰富的汤粥类食物，如龙骨粥、鸡蛋芡实汤、莲子百合粥等。

• 生活保健

遗精患者首先要意识到此症是一种生理现象，切勿因此而增加自身的精神负担，同时也应该消除杂念，少看色情的电影、电视、书画等，适当参加其他文娱活动，还应加强体育锻炼，以陶冶情操、增强体质。

• 民间秘方

1.补血益气、安神除烦，适用于遗精患者：取合欢花15克、甘草8克，分别洗净，先将甘草放入锅内，加入适量清水，以中火煎煮20分钟后，放入合欢花烧沸，去渣取汁饮用。

2.适用于肾虚引起的遗精、早泄：取酸枣仁30克研碎，加适量的白砂糖制成丸剂或者散剂，每次取2克服用，每日2次。

鱼丸紫菜汤

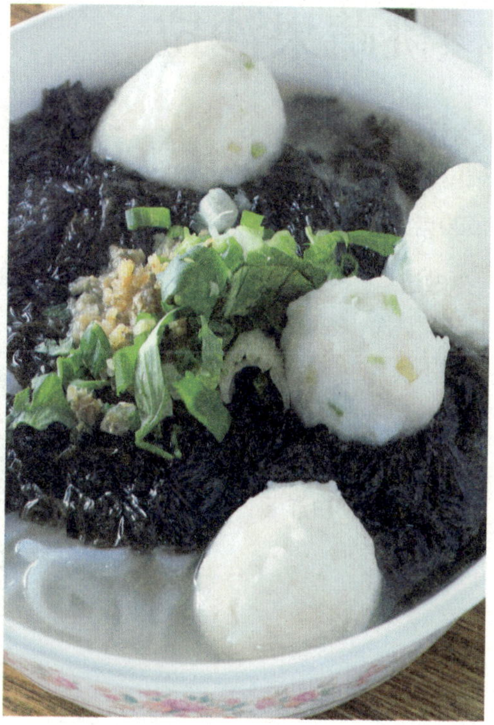

材料

鱼丸4颗，河粉100克，干紫菜20克，萝卜干、芹菜碎、葱花各适量，盐2克，鸡精2克

做法

1. 萝卜干洗净切成碎末，待用。
2. 锅中注入适量清水烧开，倒入鱼丸，稍煮一会儿，倒入河粉，拌匀，煮2分钟后倒入紫菜，搅散，下入盐、鸡精调味。
3. 将食材盛入碗中，再放上萝卜干碎、芹菜碎和葱花即可。

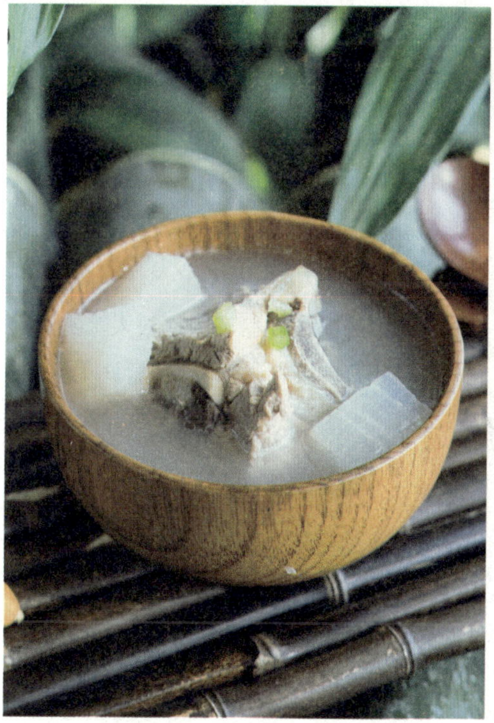

白萝卜龙骨汤

材料

龙骨400克，白萝卜200克，芹菜梗适量，盐2克，料酒5毫升

做法

1. 白萝卜洗净去皮，切成块；芹菜梗洗净，切成粒；龙骨洗净，斩成块，倒入沸水锅中，加入料酒，氽去血水，捞出龙骨，洗净，待用。
2. 锅中倒入龙骨、白萝卜块，再注入适量清水，煮30分钟至食材熟软，倒入芹菜粒，撒上盐，拌匀调味即可。

核桃蔬果沙拉

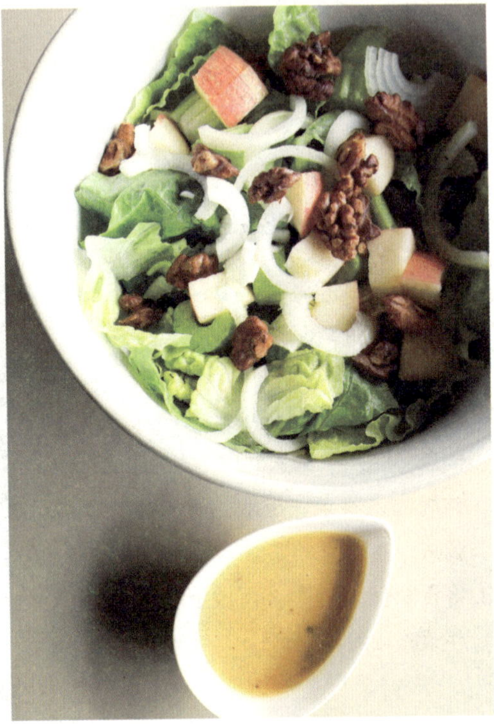

材料

苹果半个，核桃仁50克，西芹30克，生菜80克，白洋葱40克，千岛酱适量

做法

1. 苹果洗净，去核，切成小块；核桃仁掰成小块；西芹洗净切成小段；白洋葱切成条状；生菜洗净撕成小块，待用。
2. 将生菜铺在盘底，放上苹果、核桃仁、西芹和白洋葱，食用时倒入千岛酱拌匀即可。

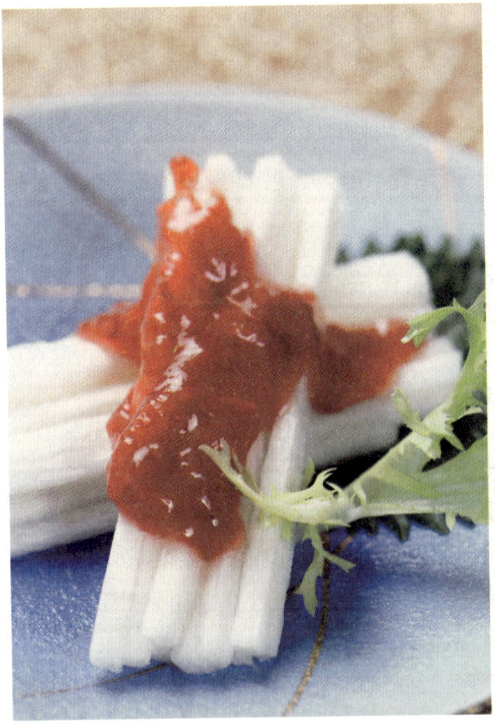

酸梅山药

材料

山药400克，酸梅酱适量

做法

1. 山药洗净去皮，切成长条状，待用。
2. 将山药条放在盘子里，放入蒸锅中，蒸15分钟至熟透。
3. 取出山药，挤上酸梅酱即可。

不育症

男性不育症是指夫妇婚后同居2年以上，未采取避孕措施而未受孕，其原因属于男方者，亦称男性生育力低下。

• 病症分析

不育症可分为原发性不育症和继发性不育症。原发性不育是指一个男子从未使一个女子受孕；继发性不育是指一个男子曾使一个女子受孕，而近2年内有不避孕性生活史而未受孕，这种不育有较大的可能性恢复生育能力。引起男性不育的常见原因包括先天发育异常、遗传、精液异常、炎症、输精管阻塞、精索静脉曲张、精子生成障碍、精神心理性因素和免疫、营养及代谢性因素等。

• 饮食保健

1.宜选择具有促进精液分泌作用的中药材和食材，如巴戟天、淫羊藿、人参、韭菜等。

2.宜食具有补肾益精作用的食物，如山药、鳝鱼、牡蛎、白果、海参、花生、芝麻等。

• 生活保健

长期精神压抑、沮丧、悲观、忧愁，往往引起不育。这是由于负面情绪影响了大脑皮质的功能，于是全身的神经、内分泌功能及睾丸生精功能和性功能均呈不稳定状态。因此，要注意保持心情舒畅。此外，内衣要宽松；禁烟、酒。

• 民间秘方

1.肾精亏虚型男性不育小偏方：取淫羊藿250克、生地120克、胡桃仁120克、枸杞60克、五加皮60克，分别洗净放入纱布袋中，放入装有5000毫升酒的罐内浸泡，每日摇晃1次。7天后取饮，有补肾益精的功效。

2.肝肾亏虚型男性不育小偏方：取杜仲25克、猪腰1个放入锅内，注入适量水，加入葱、姜、料酒等调味，以大火烧沸后转小火煮1小时，每周服3次。

牡蛎煎蛋

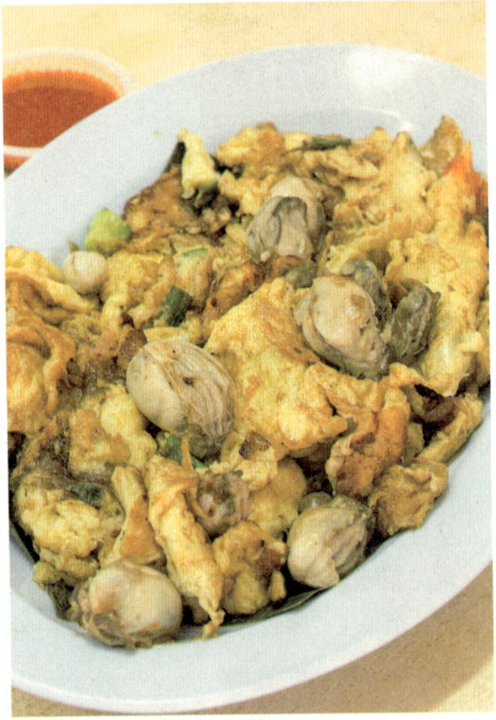

材料

牡蛎10颗，鸡蛋2个，面粉50克，葱花适量，盐2克，料酒、甜辣酱、食用油各适量

做法

1. 将牡蛎放入沸水锅中，倒入少许料酒，氽一会儿，捞出，待用。
2. 取一大碗，打入鸡蛋，打散，倒入面粉和适量清水，拌匀，再倒入牡蛎、葱花、盐，拌匀，制成牡蛎蛋液。
3. 平底锅中倒入2勺食用油，烧热，倒入牡蛎蛋液，煎至凝固，翻面，煎至两面金黄，盛出蘸甜辣酱食用。

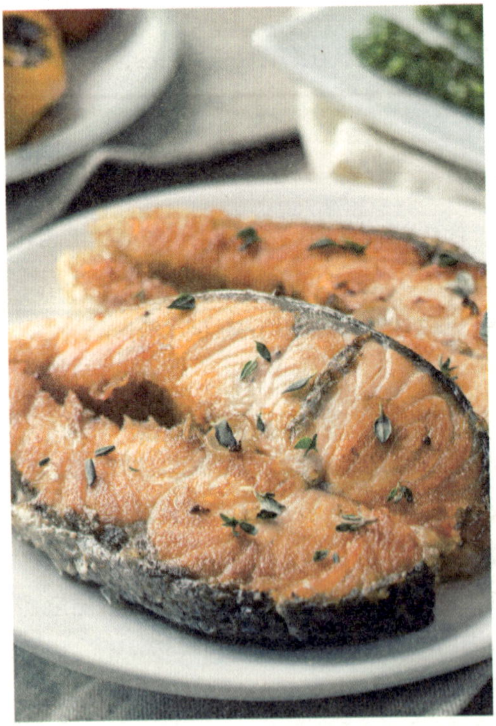

香煎三文鱼

材料

三文鱼400克，料酒3毫升，黑胡椒粉2克，百里香叶、橄榄油各适量

做法

1. 将三文鱼切成两块，用料酒、黑胡椒粉腌渍片刻至入味。
2. 锅中注入橄榄油烧热，放入三文鱼块，煎至两面金黄。
3. 将三文鱼盛出装入盘中，撒上百里香叶即可。

酱炒鸡胗

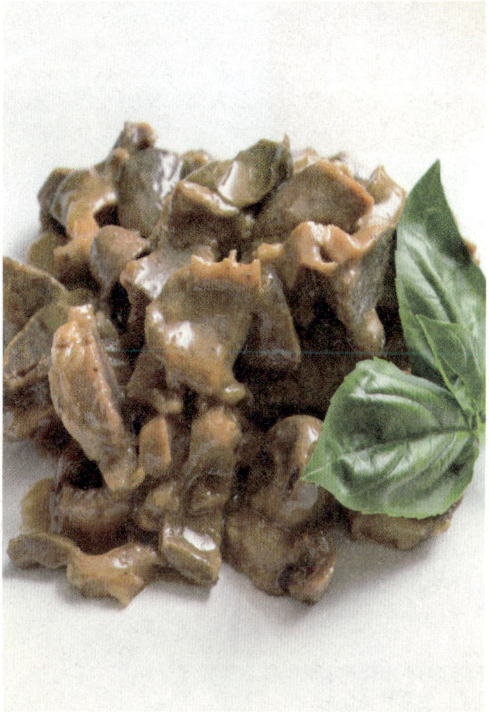

材料

鸡胗200克，姜片、蒜末各适量，盐2克，生抽5毫升，料酒5毫升，水淀粉、食用油各适量

做法

1. 鸡胗洗净，切成小块，待用。
2. 锅中注入清水烧开，倒入料酒，放入鸡胗块，氽去脏污，捞出洗净。
3. 锅中注油烧热，倒入姜片、蒜末，爆香，倒入鸡胗块，炒匀，倒入盐、生抽，翻炒均匀，倒入水淀粉，勾芡收汁即可。

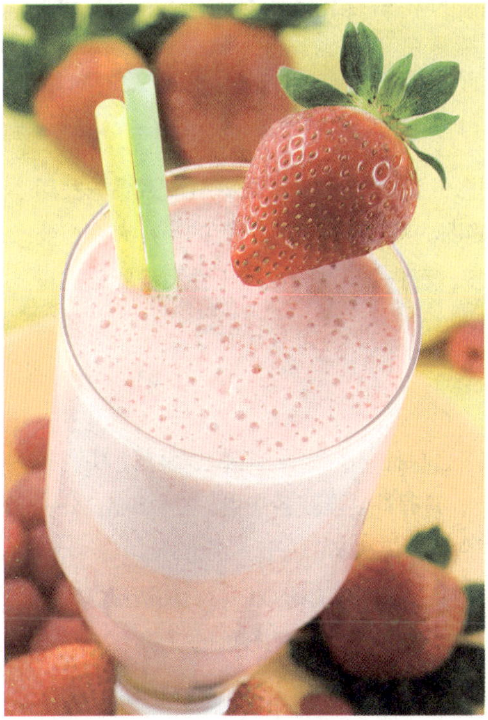

草莓奶昔

材料

草莓8颗，牛奶200毫升，白砂糖适量

做法

1. 草莓洗净，去蒂，切成小块。
2. 取榨汁机，放入草莓块，倒入牛奶和白砂糖，启动榨汁机，榨取果汁。
3. 将榨好的草莓奶昔倒入杯中即可。

脱发

脱发是指头发脱落的现象。正常脱落的头发都是处于退行期及休止期的毛发，使进入退行期与新进入生长期的毛发不断处于动态平衡。

• 病症分析

病理性脱发是指头发异常或过度脱落，临床症状见脂溢性皮炎和斑秃。引起脱发的原因主要有：病理性原因，由于病毒、细菌、高热使毛母细胞受到损伤；物理性原因，空气污染物堵塞毛囊导致的脱发；化学性原因，有害化学物质对头皮组织毛囊细胞的损害导致脱发；营养性原因，消化吸收功能障碍造成营养不良导致脱发。

• 饮食保健

1.宜选用的药材和食材有何首乌、阿胶、黑芝麻、黑豆、核桃、葵花子等。

2.宜食具有补充肾气、调节内分泌功能的中药材和食材，如菟丝子、肉苁蓉、枸杞、杜仲、女贞子、猪腰、羊腰等。

• 生活保健

保证充足睡眠，不熬夜；不使用刺激性强的染发剂、烫发剂及劣质洗发用品；不使用易产生静电的尼龙梳子。正确的洗发周期对于脱发症的治疗有很重要的意义，一般来说，油性发皮脂分泌较多，可1~2天洗一次；干性发皮脂分泌量少，可3~4天洗一次。

• 民间秘方

1.用于肾虚型脱发：取何首乌、女贞子、旱莲草、生地、泽泻、桑葚、山药各20克，菟丝子、党参、枣皮、茯苓各15克，骨碎补、当归各10克，甘草5克，分别洗净，加水煎汤，取液加适量白砂糖搅匀饮用，每次200毫升，每日2次。

2.用于血虚型脱发：取何首乌、当归、柏子仁等分，研成细粉，加适量炼蜜制成约9克重的药丸，每次取1粒服用，每日3次，对于脱发症有较好的辅助疗效。

黑芝麻金枪鱼饭团

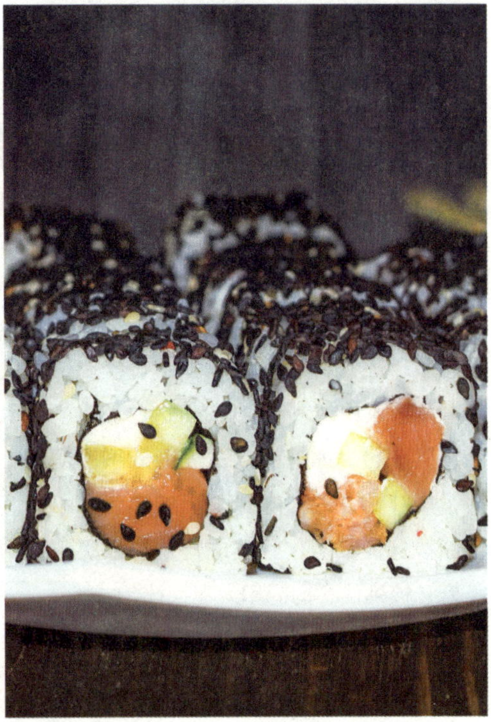

材料

醋饭200克，金枪鱼肉50克，熟黑芝麻30克，黄瓜条30克，沙拉酱适量，紫菜2片

做法

1. 在案板上放一张保鲜膜，在保鲜膜上铺一层醋饭，再在醋饭上铺一张紫菜，放上黄瓜条、金枪鱼肉，挤上沙拉酱。
2. 从保鲜膜的一边开始，用醋饭将食材裹起来，形成一个四方的饭卷，切成小段，蘸上熟黑芝麻即可。

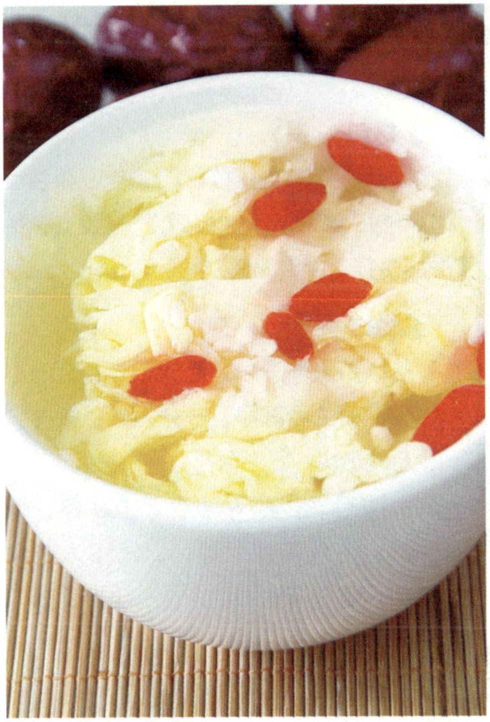

枸杞鸡蛋醪糟

材料

鸡蛋1个，枸杞10克，醪糟1碗

做法

1. 鸡蛋打入碗中，搅散，待用。
2. 取一砂锅，倒入醪糟、枸杞，加入适量清水，煮至沸腾，倒入蛋液，往同一方向搅拌至鸡蛋凝固即可。

固元膏

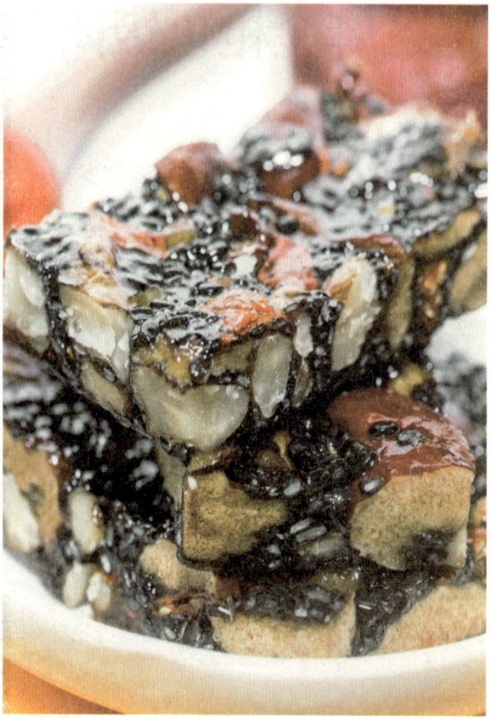

材料

阿胶100克，大枣50克，核桃仁50克，枸杞20克，黑芝麻100克，黄酒300毫升，冰糖50克

做法

1. 阿胶、冰糖打成粉；黑芝麻、核桃仁分别放入炒锅内，炒香，凉凉。
2. 将阿胶粉、冰糖粉、黄酒倒入不锈钢锅内拌匀，放在电磁炉上加热，并不断搅拌使其溶化、熬成膏，加入黑芝麻、核桃仁、枸杞和大枣，拌匀。
3. 将膏体倒在涂上油的不锈钢盘上，抹平，冷冻1小时至变硬成型即可。

核桃茶树菇炒荷兰豆

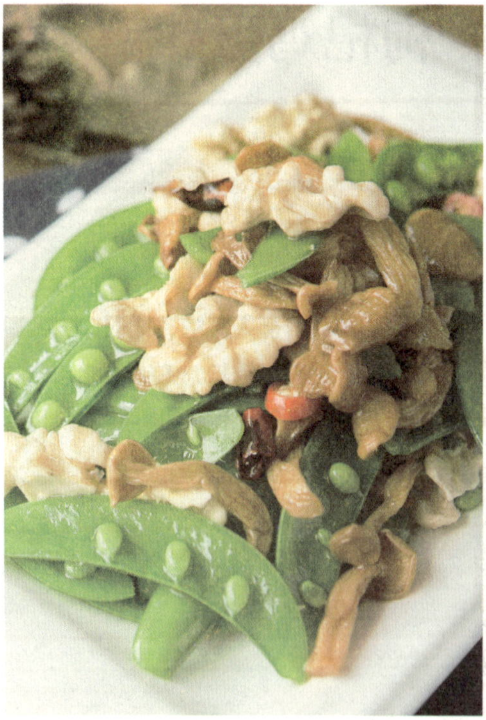

材料

水发茶树菇80克，核桃仁50克，荷兰豆100克，蒜片、干辣椒适量，盐2克，生抽5毫升，食用油适量

做法

1. 茶树菇去蒂洗净，切成相等长度的小段；荷兰豆洗净，一分为二；核桃仁掰成小块。
2. 用油起锅，放入蒜片、干辣椒，爆香，下入荷兰豆炒匀，再下入茶树菇，翻炒至熟，倒入盐、生抽，炒匀调味。
3. 放入核桃仁，翻炒均匀即可。

口臭

口臭是指从口腔或其他充满空气的空腔中，如鼻、鼻窦、咽所散发出的臭气，它严重影响人们的社会交往和心理健康。

• 病症分析

口臭可分胃火型口臭、食积型口臭、热痰型口臭以及虚热型口臭。胃火型口臭多由火热之邪犯胃所致；食积型口臭多由过饱伤胃、缩食停滞胃中引起；热痰型口臭多由热痰犯肺或热痰郁久化脓化腐引起；虚热型口臭多由阴虚生内热所致。另外，由于饥饿、食用了某些药物或洋葱、大蒜等刺激性食物、抽烟、睡眠时唾液分泌量减少所致的细菌大量分解食物残渣等，都可能引起短暂的口臭。

• 饮食保健

平时除了注意口腔卫生外，还应适当食用具有清热化湿、避秽除臭之食物。研究发现，海藻类植物海带中含高效消除臭味的物质，其消臭的效果是现有口臭抑制物黄酮类化合物的3倍。因此，患有口臭的人常食海带有消除口臭的作用。

• 生活保健

选择正确的刷牙方法，每天至少刷2次牙，并养成进食后漱口的习惯。进行舌面清洁也是非常重要的，由于80%~90%的口臭来源于舌背，因此患者要学会正确清洁舌面。

• 民间秘方

1.用于食积型口臭：将藿香15克（鲜品30克）洗净，放入锅内，加水煎5分钟，弃渣取汁待用。将粳米50克淘洗净，入锅内加水适量，置武火上烧沸，再用文火熬煮，待粥熟时，加入藿香汁，煮沸即可食用。

2.用于虚热型口臭：将鲜薄荷叶30克（干品15克）洗净，入锅内加适量水煮，弃渣取汁待用。将粳米50克淘净，加适量水煮至米熟，再加入薄荷叶汁，煮沸即可。

薄荷芒果牛奶

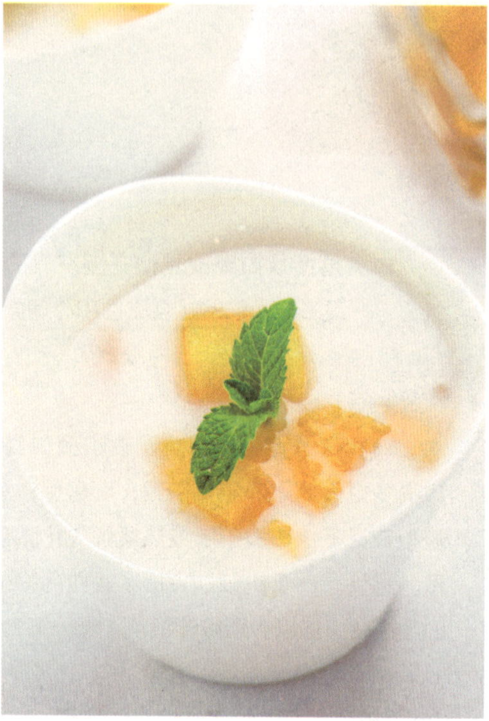

材料

芒果100克，牛奶200毫升，薄荷叶适量

做法

1. 芒果去皮去核切成小块；薄荷叶洗净，待用。
2. 将牛奶倒入杯中，放上切好的芒果果肉，再放上薄荷叶即可。

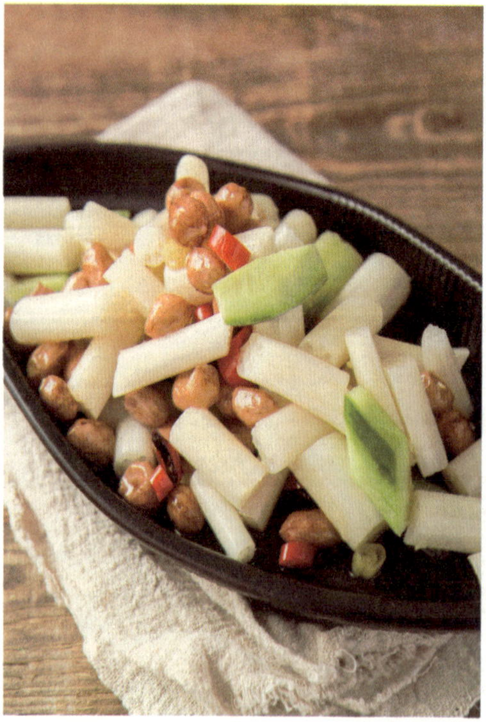

藕尖黄瓜拌花生

材料

黄瓜80克，花生米40克，藕尖300克，小米椒2根，盐2克，鸡粉2克，生抽

做法

1. 藕尖切小段；小米椒切圈；黄瓜去皮，切丁，待用。
2. 锅内注入适量清水烧沸，倒入藕尖、花生米煮至断生，捞出食材盛入碗中待用。
3. 取一碗，加入盐、鸡粉、生抽，拌匀做成酱汁。
4. 往藕尖中倒入酱汁，放入黄瓜拌匀，再撒上小米椒拌匀，盛入盘中即可。

清炒小油菜

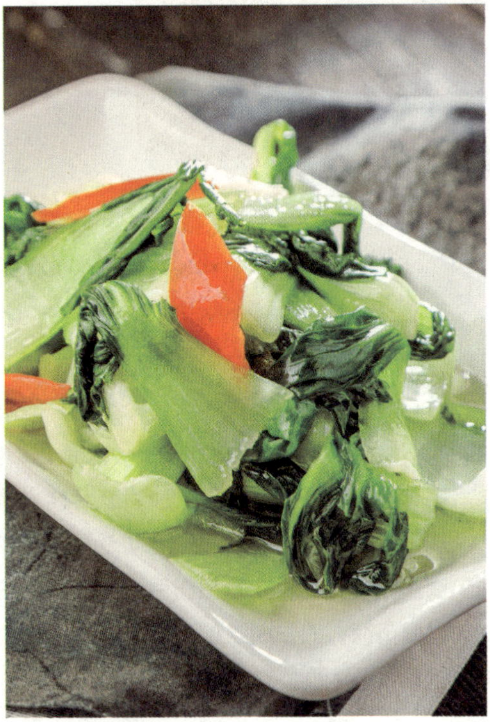

材料

小油菜300克，红椒30克，蒜片适量，盐2克，食用油适量

做法

1. 小油菜择洗干净；红椒切成菱形片，待用。
2. 锅中注油烧热，倒入蒜片、红椒片，爆香，倒入小油菜，翻炒至熟软。
3. 下入盐，炒匀即可。

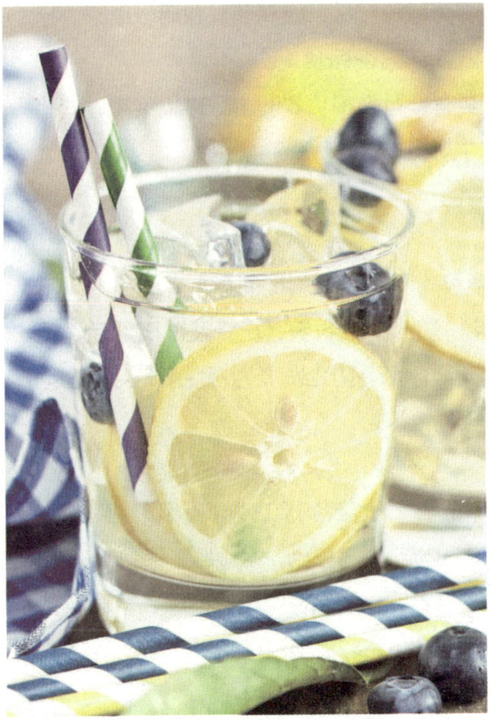

柠檬蓝莓冰水

材料

柠檬半个，蓝莓30克，冰块适量

做法

1. 柠檬切成片；蓝莓洗净，待用。
2. 取一个玻璃杯，放入柠檬片、蓝莓，倒入适量凉开水，放入冰块即可。

腰肌劳损

腰肌劳损，又称功能性腰痛、慢性下腰损伤、腰臀肌筋膜炎等，实为腰部肌肉及其附着点筋膜或骨膜的慢性损伤性炎症，是腰痛的常见原因之一。

• 病症分析

腰肌劳损症见腰部酸痛、胀痛、刺痛或灼痛，腰部酸胀无力，或伴有沉重感。气温下降时，腰部受凉，或劳作后疼痛加剧，症状有腰背酸痛或胀痛，劳累加重，休息则轻，若适当活动或经常改变体位也会使症状减轻。导致腰肌劳损的原因很多，如急性腰扭伤后及长期反复的腰肌劳损。长期反复的过度腰部运动及过度负荷，如长期坐位、久站或从弯腰位到直立位手持重物、抬物等，久而久之可导致慢性腰肌劳损。

• 饮食保健

1.宜食用具有祛寒湿、通经络作用的中药材与食材，如乌药、独活、续断、延胡索、香附、荆芥、羊肉、狗肉、花椒、八角、茴香等。

2.肾气亏虚引起的腰肌劳损者宜摄入具有补肾强腰功效的中药材和食物，如杜仲、补骨脂、牛膝、核桃、猪腰、猪骨、牛奶等。

• 生活保健

患者日常生活中应多睡硬板床，睡硬板床可以减少腰椎间盘承受的压力。不要随意睡在潮湿的地方。根据气候的变化，随时增减衣服，出汗及淋雨之后，要及时更换湿衣并擦干身体。应积极治疗，安心休息，防止发展为慢性腰肌劳损。

• 民间秘方

1.活血通络、强腰壮骨：地龙、苏木、桃仁、土鳖各9克，麻黄、黄柏各3克，元胡、制乳没各10克，当归、川断、乌药各12克，甘草6克。水煎服，每日1剂。

2.清热利湿、舒筋通络：苍术、黄柏各12克，薏米30克，忍冬藤、草萆薢各20克，木瓜、防已、海桐皮、牛膝各25克，甘草6克。水煎服。

排骨莲藕汤

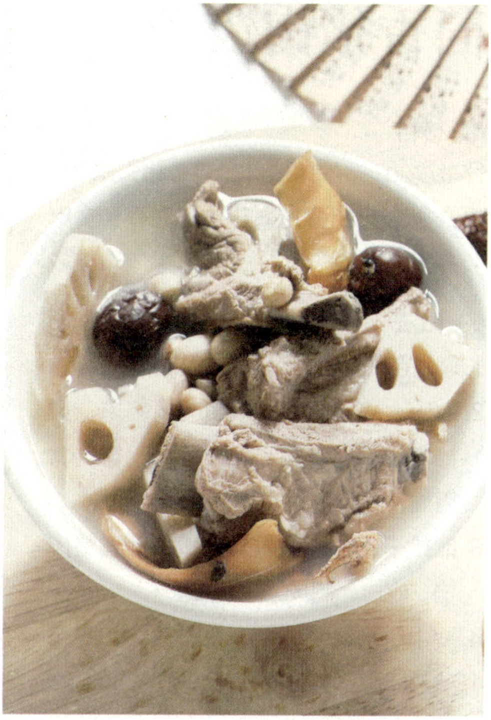

材料

排骨400克，莲藕200克，玉竹60克，水发莲子60克，姜片适量，盐2克，鸡粉2克

做法

1. 排骨斩成块；莲藕去皮，切成块。
2. 锅内注水烧开，倒入排骨，氽去血水后捞出。
3. 取一干净的砂锅，倒入姜片、排骨、莲藕、玉竹、莲子，大火煮开后转小火煮1小时。
4. 加入盐、鸡粉拌匀至入味即可。

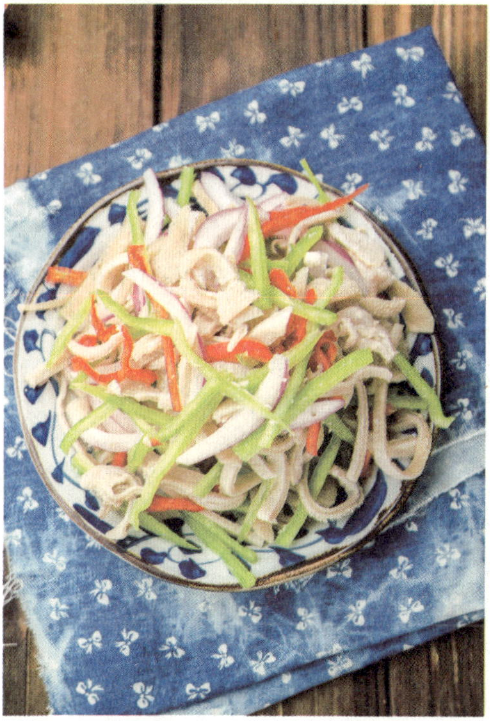

拌羊肚丝

材料

羊肚400克，红椒50克，青椒50克，洋葱40克，蒜蓉适量，盐2克，芝麻油适量

做法

1. 羊肚洗净，下入沸水锅中，氽烫至熟，捞出洗净，凉凉，切成细丝。
2. 红椒、青椒、洋葱洗净切成细丝。
3. 取一个干净的碟子，放入羊肚丝、红椒丝、青椒丝、洋葱丝，放入蒜蓉、盐、芝麻油拌匀即可。

茴香猪肉饺子

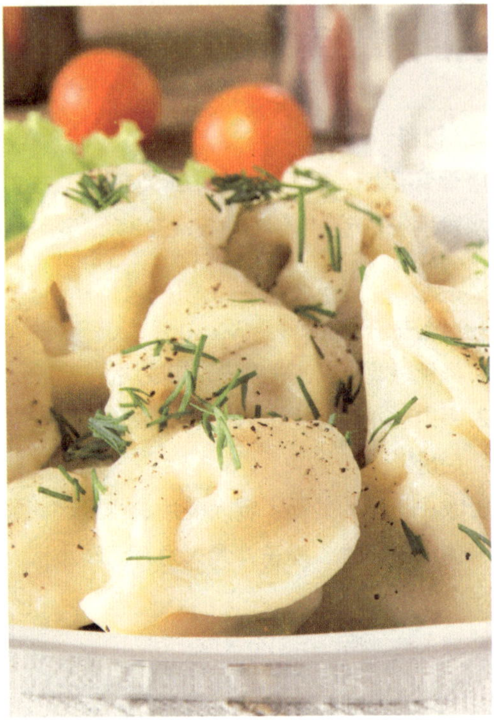

材料

饺子皮20张，茴香苗200克，猪肉末200克，盐3克，生抽5毫升，十三香、食用油各适量

做法

1. 茴香苗洗净晾干，切成碎末，待用。
2. 取一大碗，倒入茴香苗、猪肉末，搅拌均匀，放入盐、生抽、十三香、食用油，拌匀，制成茴香猪肉馅。
3. 取饺子皮，分别放入适量的茴香猪肉馅，收口，制成饺子生坯。
4. 锅中注水烧开，倒入饺子生坯，煮至熟透即可。

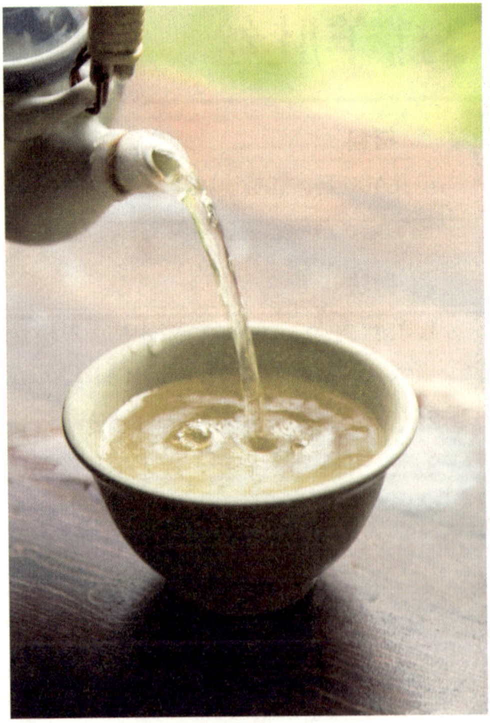

栀子香附茶

材料

栀子10克，香附6克

做法

1. 把香附、栀子倒入砂锅中，倒入适量清水煎煮。
2. 去渣取汁，早晚分服。

大便溏泄

便溏是指大便不成形，形似溏泥，俗称薄粪，与腹泻不同，一般排便次数不增多，也可次数稍有增多。大便排泄不畅，或有排不尽的感受为大便黏滞不爽。

• 病症分析

脾胃是人体纳运食物及化生气血最重要的脏腑，对脾胃病患者来说，平日的饮食很重要，若吃寒凉生冷的食物，很容易导致大便溏泄。具体表现为：大便时溏时泄，迁延反复，完谷不化，饮食减少，食后脘闷不舒，稍进油腻食物则大便次数明显增加，面色萎黄，神疲倦怠，舌淡苔白，脉细弱。

• 饮食保健

1.一日三餐要定时、定量，饭后不要受凉，要多食面食、豆制品、瘦肉、鱼、禽、蛋等高蛋白食物，及时补充身体所丢失的营养成分，维持身体代谢的平衡。

2.应多食蔬菜干和易吸收水分的脱水食品，亦可在食物中佐以少量的偏涩性食物，如乌梅、橘子、石榴、白萝卜、扁豆、牡蛎、淡菜等，均有涩肠止泄功能。

3.长期便溏者应忌食脂肪含量高的食品，因为这类食品会加重消化道负担。

• 生活保健

按摩脐部可促进胃肠蠕动，有助于消化吸收，大便溏泄者可调，秘结者可通。方法：仰卧，两腿弓起，先将右掌心按于脐部，左掌放于右手背上，顺时针轻轻按摩36圈。然后换左掌心按于脐部，右掌放于左掌手背上，逆时针轻轻按摩36圈。

• 民间秘方

1.适用于脾虚泄泻、食欲不振：山药、莲子、扁豆各30克。山药、扁豆洗净切碎；莲子去皮后煮烂，再与山药、扁豆一起煮食。

2.适用于脾虚血亏引起的便溏：火麻仁、芝麻各30克，玉米粉、红糖各适量。将火麻仁研末，芝麻洗净，把火麻仁末、芝麻和玉米粉混合粉拌匀，再加入红糖用水和面做成糕。

紫薯山药粥

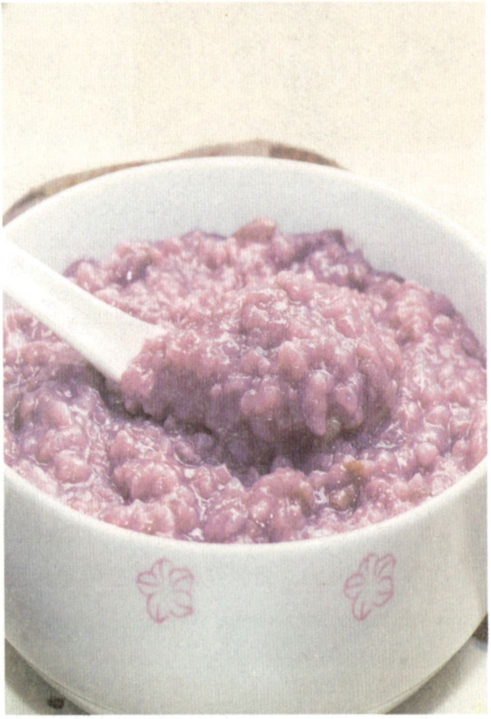

材料

紫薯50克，山药50克，水发大米50克

做法

1. 将紫薯、山药洗净切成小块，放入蒸盘中，上蒸锅蒸至熟，取出，凉凉，压成泥。
2. 锅中倒入水发大米，注入适量清水，大火煮至大米开花，转小火煮至大米熟透。
3. 倒入紫薯泥、山药泥，搅拌均匀即可。

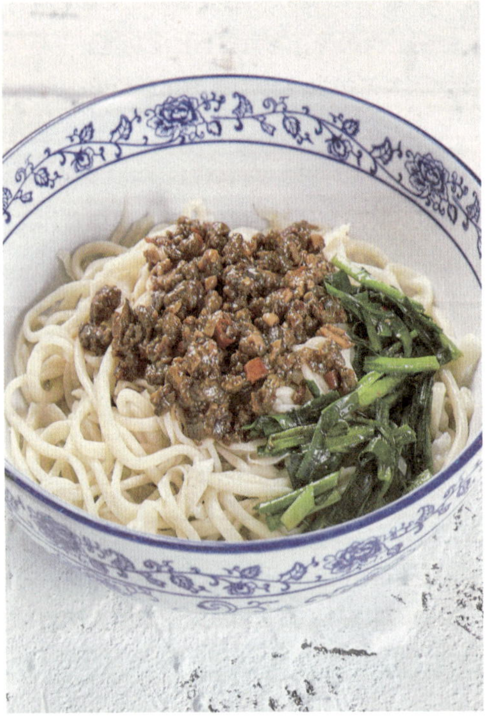

肉酱面

材料

挂面100克，猪肉末50克，豆瓣酱适量，韭菜50克，盐1克，食用油适量

做法

1. 韭菜洗净，切成段，倒入炒锅中，煸炒至熟，加盐调味，盛出。
2. 锅底留油，倒入猪肉末，炒至变色，倒入豆瓣酱，炒匀，盛出，待用。
3. 锅中注水煮沸，倒入挂面，煮至熟，捞出，盛入一个大碗中，在面上放上炒好的肉末和韭菜即可。

橘子黄瓜生菜沙拉

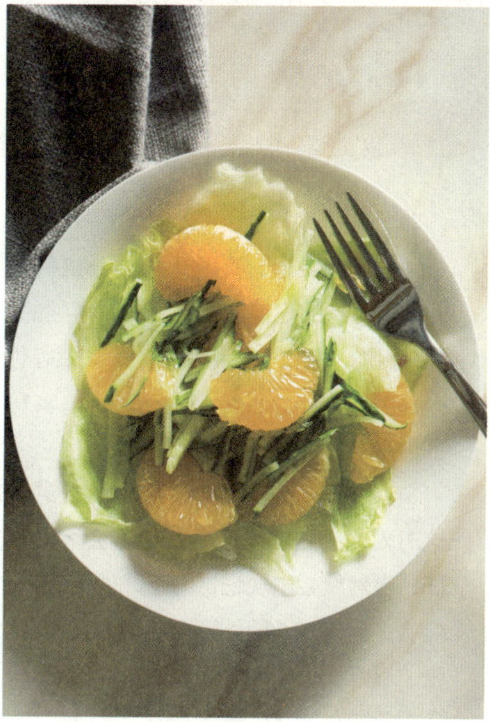

材料

橘子1个，黄瓜50克，生菜3片，沙拉酱适量

做法

1. 橘子剥开，掰成瓣，去除筋膜和外皮，取果肉，待用。
2. 黄瓜洗净，切成细丝；生菜洗净。
3. 取一干净的碟子，铺上生菜，放入黄瓜和橘子肉。
4. 食用时挤入沙拉酱拌匀调味。

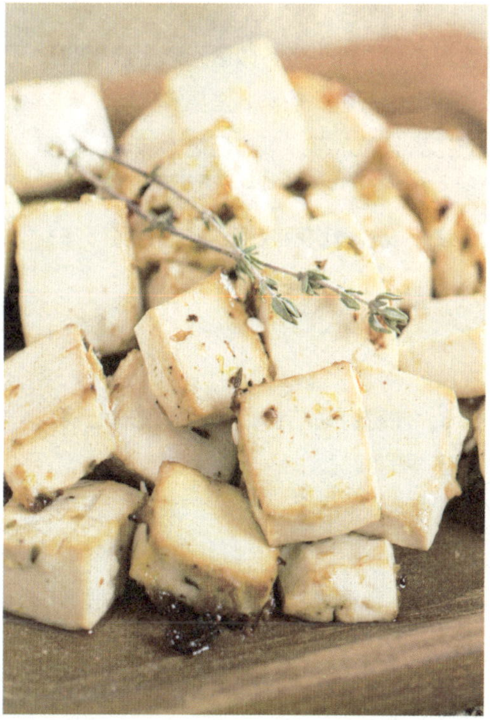

香煎豆腐块

材料

嫩豆腐1块，白芝麻3克，椒盐粉5克，食用油适量

做法

1. 将嫩豆腐切成小方块，待用。
2. 平底锅注油烧热，倒入豆腐块，稍微煎一会儿，撒入椒盐粉、白芝麻，轻轻翻面，煎至两面金黄即可。

记忆力减退

记忆力减退，多是由于内分泌失调引起的大脑活力减退所致。其主要表现为：对事物的记忆能力下降、对事物的回想能力下降、丢三落四、注意力不集中等。另外，熬夜、工作压力大、失眠等也会导致记忆力减退。

• 病症分析

许多男性在日常生活中有熬夜的习惯，频繁的熬夜会导致身体过度疲劳，这时人体大脑细胞的活跃度就会大大降低，人体大脑各方面的能力也会随之降低，自然就会出现记忆力下降的情况。长期熬夜还会导致神经衰弱、反应迟钝等症状。另外，长期处于高负荷的工作状态，也会让人产生负面情绪，如易怒、紧张、暴躁、烦躁等，人体在这种状态下也容易破坏大脑皮质的记忆能力，导致自身的记忆力开始下降。

• 饮食保健

1.补充足够的营养物质，尤其应多进食蛋白质、维生素、微量元素含量高的食物，如奶类、蛋类、粗糙谷物、蔬菜、水果、动物肝脏、瘦肉、坚果等。

2.多吃含胆碱的食物，能提高脑组织的乙酰胆碱水平，预防记忆力减退。含胆碱多的食物有鱼、肉、大豆、动物肝脏和蛋黄等。

3.纠正不良饮食习惯，如偏食、暴饮暴食，或过量饮用浓茶、咖啡、可可等；戒除不良嗜好，如吸烟、酗酒。

• 生活保健

停止熬夜的习惯，不可长时间加班加点，注意劳逸结合；保持愉悦的心情，放开身心；保证睡眠质量，杜绝一些失眠、多梦的情况。

• 民间秘方

增强记忆力和免疫力：山药30克，芡实30克，粳米20克，同煮为粥，根据口味加盐或糖调味。每日晨食。适用于体质虚弱、注意力不集中、易疲倦等。

菠萝咕咾肉

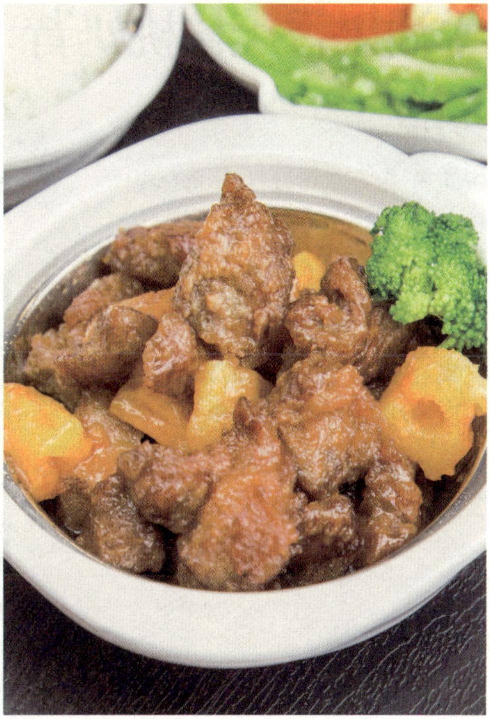

材料

菠萝肉块100克，里脊肉200克，鸡蛋1个，盐2克，淀粉、料酒、白糖、水淀粉、白醋、白胡椒粉、番茄酱、面粉、食用油各适量

做法

1. 里脊肉洗净切成小块，加入食用油、盐、淀粉、料酒、白胡椒粉腌渍片刻。
2. 往里脊肉里打入一个鸡蛋，拌匀。
3. 里脊肉块裹上面粉，下油锅炸至金黄色，捞出控油，待用。
4. 锅留底油，倒入番茄酱、水淀粉熬成糊状，倒入肉块、菠萝块，炒匀，加入白糖、白醋、盐调味即可。

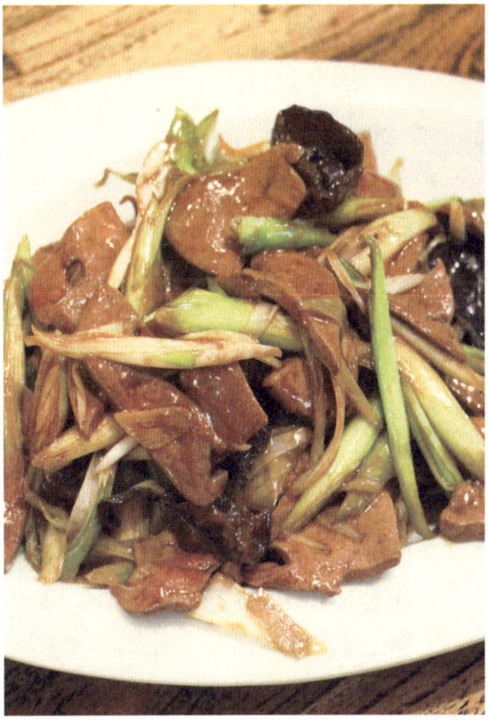

爆炒猪肝

材料

猪肝300克，小葱3根，水发黑木耳50克，姜末、蒜末各适量，盐2克，生抽5毫升，水淀粉5毫升，料酒、食用油各适量

做法

1. 猪肝洗净，加入少许盐、料酒，腌渍入味。
2. 小葱洗净，取前面1/2部分，切成长段；水发黑木耳切成小朵。
3. 锅中注油烧热，倒入姜末、蒜末，爆香，倒入猪肝，翻炒至变色，倒入黑木耳、葱段，继续翻炒，加入盐、生抽，炒匀，倒入水淀粉勾芡即可。

牛油果香蕉核桃奶昔

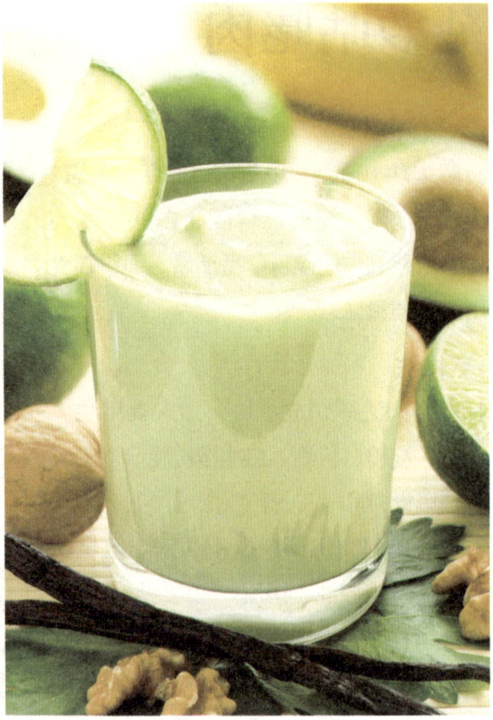

材料

牛油果1个，香蕉1根，核桃仁40克，青柠半个，牛奶100毫升

做法

1. 牛油果去皮去核，切成小块；香蕉去皮，切成小段；核桃仁掰成小块。
2. 取榨汁机，倒入牛油果块、香蕉段、核桃、牛奶，并挤入青柠汁。
3. 启动榨汁机，将食材榨成奶昔即可。

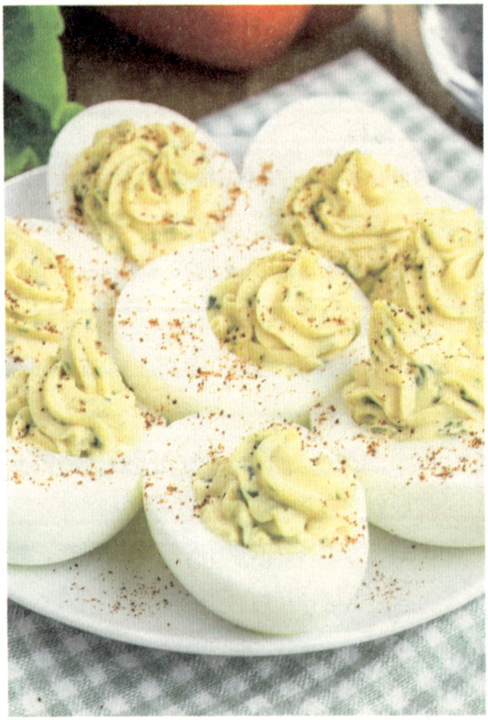

鸡蛋沙拉

材料

鸡蛋4个，香菜碎少许，沙拉酱、辣椒粉各适量

做法

1. 鸡蛋带壳煮熟，剥去蛋壳，切成两半，挖出蛋黄。
2. 将蛋黄放入一个碗中，压碎，倒入沙拉酱、香菜碎，搅拌均匀，制成蛋黄沙拉酱，装入裱花袋里。
3. 取一干净的盘子，整齐地摆上蛋白，在上面凹槽处挤入蛋黄沙拉酱，最后撒上辣椒粉即可。

咽炎

咽炎多由病毒和细菌感染引起，主要致病菌为链球菌、葡萄球菌和肺炎球菌等。好发于长期吸烟者、长期遭受有害气体刺激者，以及多语、嗜酒或夜生活过度者。

• 病症分析

咽炎分为急性咽炎和慢性咽炎。急性咽炎起病急，初起时咽部干燥、灼热，继而疼痛，吞咽唾液时咽痛往往比进食时更为明显。如果急性咽炎治疗不及时，会反复发作，转为慢性。慢性咽炎咽部不适，干、痒、胀，分泌物多而灼痛，咽痒引起阵阵刺激性咳嗽，易干呕，咽部有异物感，咯之不出，咽之不下。鼻部疾病、扁桃体炎、龋齿、粉尘、化学气体、烟酒过度以及贫血、便秘、肝脏病、肾脏病都可引起咽炎。

• 饮食保健

1.慢性咽炎与患者自身免疫力低下有直接关系，因此应多食具有增强抗病能力的中药材和食材，如香菇、猴头菇、黑木耳、银耳、百合、人参、灵芝等。

2.急性咽炎都由溶血性链球菌引起，症状较严重，咽喉部红肿化脓，可用具有杀灭溶血性链球菌的中药材，如蒲公英、鱼腥草、连翘、射干、葛根等。

• 生活保健

咽炎患者要积极防治口鼻疾病，注意口腔卫生，坚持早晚及饭后刷牙；要戒烟戒酒，减少有害气体的刺激；要保持室内合适的温度和湿度，开窗通风，保持室内空气新鲜；加强锻炼，增强体质，预防呼吸道感染。

• 民间秘方

1.清热利咽、化痰止咳，适用于慢性咽炎：麦冬15克，玄参10克，桔梗10克，甘草6克，用水煎服，每日1剂，频频饮用。

2.清热、消炎、止痛，缓解咽喉疼痛：马鞭草（叶子）10克，洗净捣成汁，加入人乳调和，分2~3次含服，每日1次。

香菇浓汤

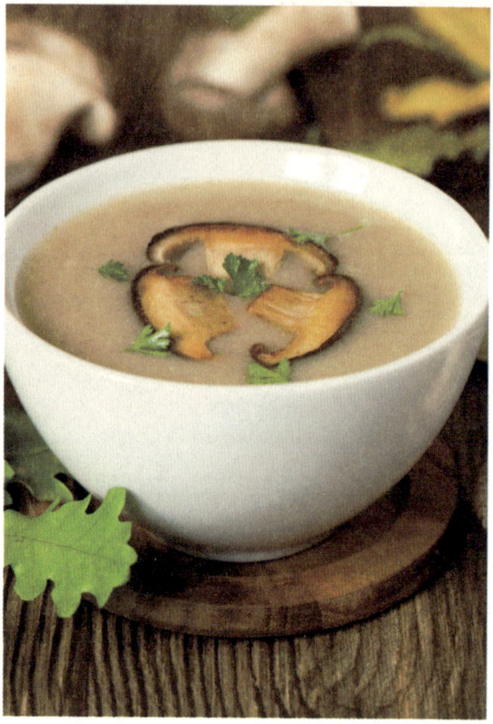

材料

鲜香菇4朵，洋葱30克，全脂牛奶100毫升，黄油10克，淡奶油10毫升，盐1克

做法

1. 香菇洗净，切片；洋葱洗净，切丁。
2. 热锅，倒入10克黄油，用小火融化，倒入洋葱、香菇，煸炒出香味。
3. 倒入牛奶和适量清水，小火煮开之后关火。
4. 将材料倒入料理机中，再倒入淡奶油和盐，搅打成浓浆即可。

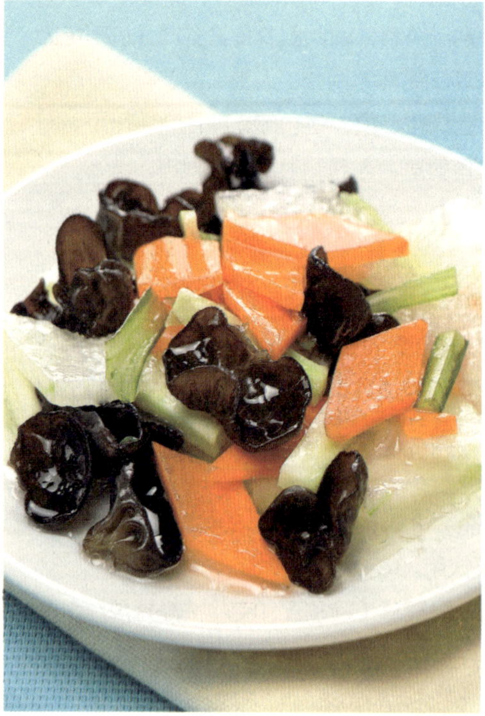

胡萝卜冬瓜炒木耳

材料

水发木耳80克，冬瓜100克，胡萝卜50克，蒜末适量，盐2克，鸡粉2克，食用油适量

做法

1. 洗净的冬瓜、胡萝卜去皮，切成片；水发木耳切成小朵，待用。
2. 锅中注水烧开，倒入胡萝卜片、冬瓜片、木耳，拌匀，焯煮片刻至断生，将食材捞出，沥水待用。
3. 用油起锅，倒入蒜末，爆香，放入焯煮好的食材，翻炒片刻，加入盐、鸡粉，炒至入味即可。

人参茶

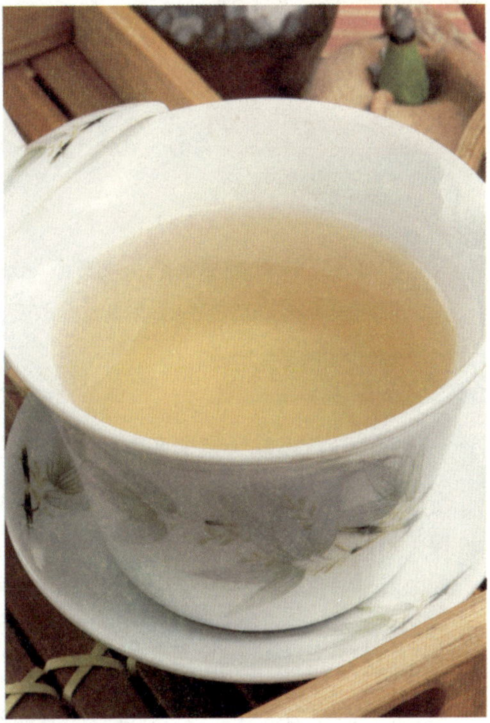

材料

人参片2克

做法

1. 将2克人参片放入洗净的茶杯中。
2. 往茶杯中倒入适量煮沸的开水，盖上盖子，闷泡15分钟左右即可饮用。

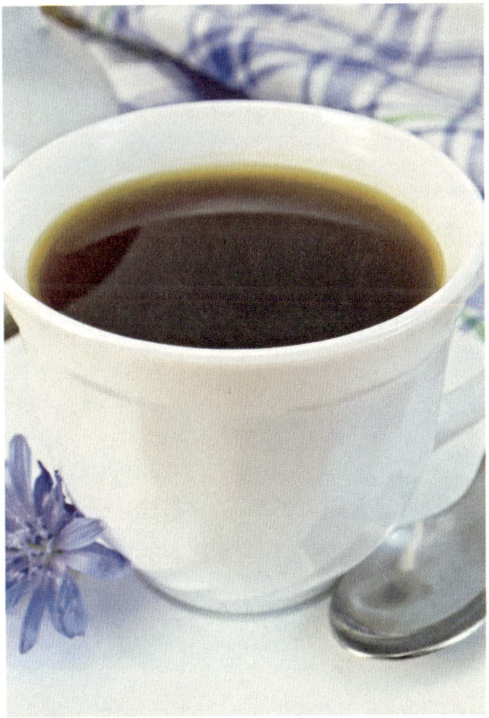

黑豆黄柏射干茶

材料

水发黑豆150克，黄柏8克，射干6克

做法

1. 砂锅注水，倒入泡好的黑豆。
2. 放入黄柏、射干，搅拌均匀，加盖，用大火煮开后转小火续煮1小时至黑豆熟软和中药材有效成分析出。
3. 揭盖，搅拌匀，关火后盛出煮好的药汤，装杯即可。

高血压

高血压是指在静息状态下动脉收缩压和（或）舒张压增高，常伴有心、脑、肾、视网膜等器官功能性或者器质性改变，以及脂肪和糖代谢紊乱等现象。

• 病症分析

高血压的发病因素很多，最主要的三大因素是肥胖、高盐饮食、饮酒。除此之外，高血压的发生还与吸烟、遗传、种族、心理因素、社会文化因素以及口服避孕药物等有关。临床症状见头晕、头痛、烦躁、心悸、失眠、注意力不集中、记忆力减退、肢体麻木（常见手指、足趾麻木）等。

• 饮食保健

1.高血压患者宜选用具有降低胆固醇作用的中药材和食材，如黑芝麻、黄豆、南瓜、大蒜、黄精、菊花、决明子、山楂、灵芝、枸杞、杜仲、玉米须、大黄、何首乌、兔肉等；选择膳食纤维含量高的食物可加速胆固醇排出，如糙米、玉米、小米、荠菜、绿豆等。

2.忌食肥甘厚味，如肥肉、羊肉、狗肉、动物油等。

• 生活保健

高血压患者应合理安排作息时间，生活要有规律，避免过度劳累和精神刺激。应早睡早起，睡眠、工作和休息时间大致各占1/3。注意保暖，宜用温水洗澡，水温在40℃左右。避免受寒，因为寒冷可以引起毛细血管收缩，易使血压升高。

• 民间秘方

1.调理高血压眩晕，适合高血压患者：取桑叶、黑芝麻各250克，丹皮、栀子各120克，一同研成粉末，加水制成梧桐子大小的药丸，早晚各用开水送服6~9克。

2.清热降压：取荠菜花30~60克，加入适量的水，煎汤内服，代茶饮。可常饮，适合高血压患者。

西瓜蜂蜜汁

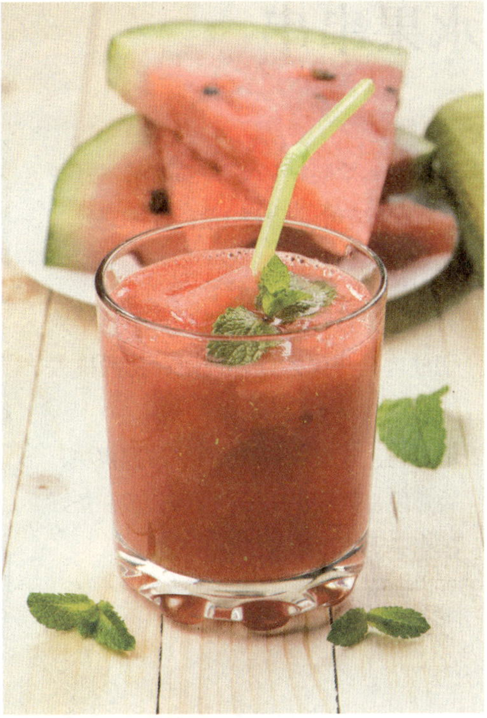

材料

西瓜50克，柠檬20克，蜂蜜少许

做法

1. 西瓜去皮去籽，切小块；柠檬洗净后切薄片。
2. 将3/4的西瓜和柠檬放入榨汁机中，加入适量冷开水榨汁。
3. 将果汁及剩下的西瓜块倒入杯中，加少许蜂蜜拌匀即可。

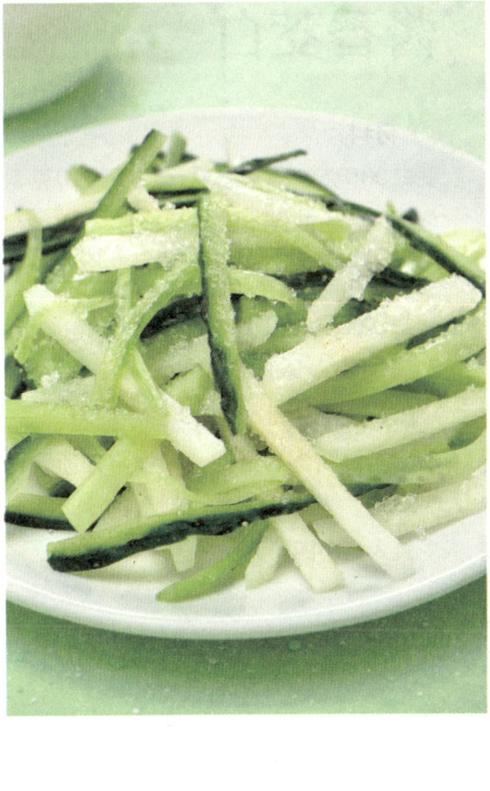

黄瓜梨丝

材料

黄瓜50克，梨50克，白糖10克

做法

1. 黄瓜洗净，连皮一起切成丝；梨洗净去皮，去核，果肉切成丝。
2. 将黄瓜丝、梨丝拌匀放在盘子里，撒上白糖即可。

水果串串

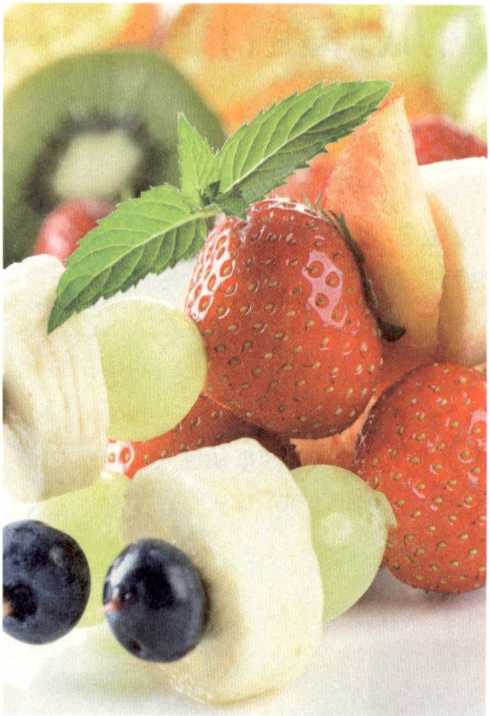

材料

蓝莓20克，苹果1/4个，草莓4颗，香蕉1根，猕猴桃半个，青提3颗，竹签3根

做法

1. 将蓝莓、青提、草莓清洗干净；苹果切成片；香蕉去皮切成段；猕猴桃去皮切块。
2. 取竹签，分别插上苹果片、猕猴桃块、香蕉段、草莓、青提、蓝莓，放在备好的盘子上即可。

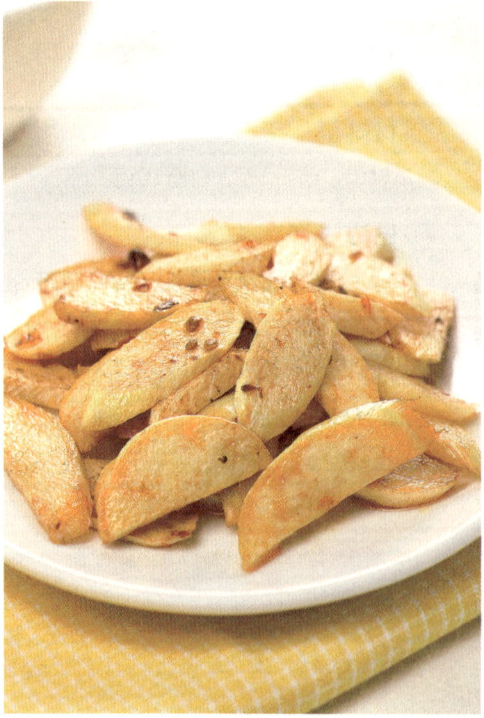

酱香茭白

材料

茭白300克，蒜末适量，豆瓣酱10克，食用油、生抽各适量

做法

1. 茭白洗净，切成片。
2. 锅中注入适量食用油烧热，放入蒜末，爆香，倒入茭白，翻炒均匀。
3. 倒入豆瓣酱、生抽，翻炒匀，加适量清水，煮沸后焖煮片刻至收汁，盛出装入盘中即可。

脂肪肝

脂肪肝是指由各种原因引起的肝细胞内脂肪堆积过多的病变。多发于肥胖者、过量饮酒者、缺少运动者、慢性肝病患者及中老年内分泌失调者。

• 病症分析

一般而言，脂肪肝属可逆性疾病，早期诊断并及时治疗常可恢复正常。发病原因包括长期饮酒、长期摄入高脂饮食、肝炎、某些药物引起的急性或慢性肝损害等。轻度脂肪肝患者多无明显症状，部分患者通常仅有疲乏感，而多数脂肪肝患者较胖，故更难发现轻微的自觉症状。中度脂肪肝有类似慢性肝炎的表现，可出现食欲不振、疲倦乏力、恶心、呕吐、体重减轻、肝区或右上腹隐痛等症状。

• 饮食保健

1.可多吃具有防止脂肪堆积作用的药材和食材，如薏米、泽泻、冬瓜、决明子、黄精、何首乌、丹参、郁金、黄瓜、芝麻、上海青、菠菜、干贝、淡菜等。

2.慎食辛辣、刺激性食物，如葱、姜、蒜、辣椒等；慎食肥腻、胆固醇含量高的食物，如肥肉、动物内脏、巧克力等。

• 生活保健

脂肪肝患者应保持一颗“平常心”，保持情绪稳定；饮食宜清淡，限制饮酒；可选择慢跑、乒乓球、羽毛球等运动，消耗体内的脂肪；慎用对肝脏有损害的药物。

• 民间秘方

1.利水减肥、保肝排毒，适用于脂肪肝：取泽泻15克，枸杞10克，洗净放入砂锅内加水煎汁，取汁服用，每日1次。

2.清热消肿，适用于脂肪肝：取冬瓜500克去皮洗净切块，薏米30克淘净放入锅内，注入高汤以大火烧沸，再改用小火继续炖至八成熟，然后加入冬瓜煮熟，调入盐、味精即可食用。

绿豆薏米粥

材料

水发绿豆80克，水发薏米50克，白糖5克

做法

1. 砂锅中注入适量清水烧开，倒入绿豆、薏米，盖上锅盖，烧开后用小火煮40分钟，至食材熟透。
2. 揭开锅盖，加入白糖，搅拌匀，煮至白糖溶化。
3. 关火后盛出，装入碗中即可。

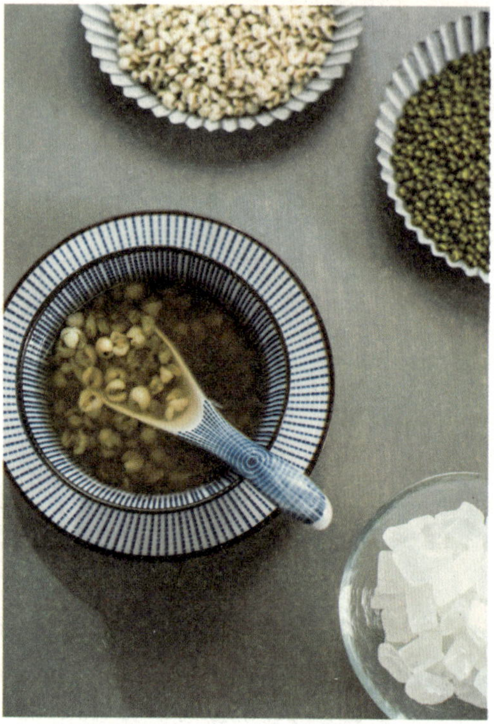

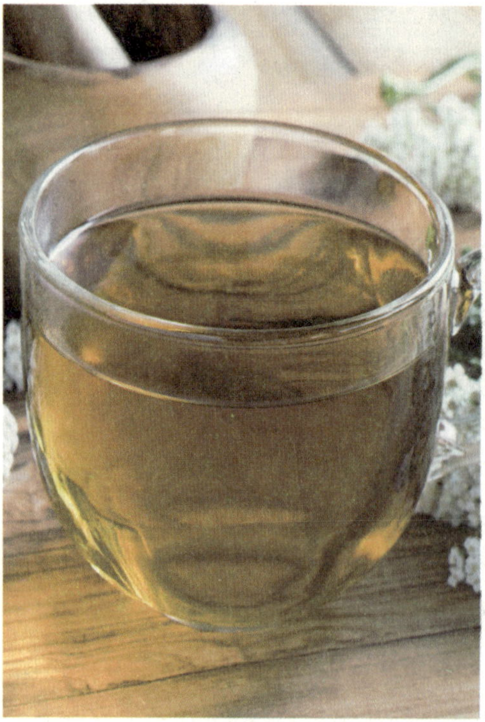

香附丹参茶

材料

香附10克，丹参、柏子仁各8克

做法

1. 将香附、丹参、柏子仁洗净，研磨成粉末状，备用。
2. 在锅中加入1500毫升水，用大火煮沸。
3. 将所有备用的药材加入锅中，用小火煮20分钟即可。

决明子明目茶

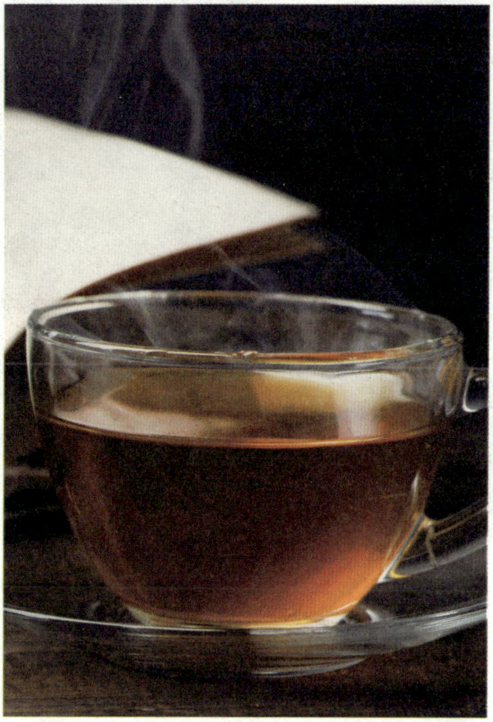

材料

决明子15克

做法

1. 取一个碗，倒入决明子，注入清水，洗去杂质，捞出，沥干，待用。
2. 砂锅中注水烧开，倒入决明子。
3. 盖上盖，煮沸后用小火煮15分钟，至其析出有效成分，揭盖，转中火略煮片刻。
4. 关火后盛出煮好的决明子茶，滤取茶汁，装入茶杯中即可。

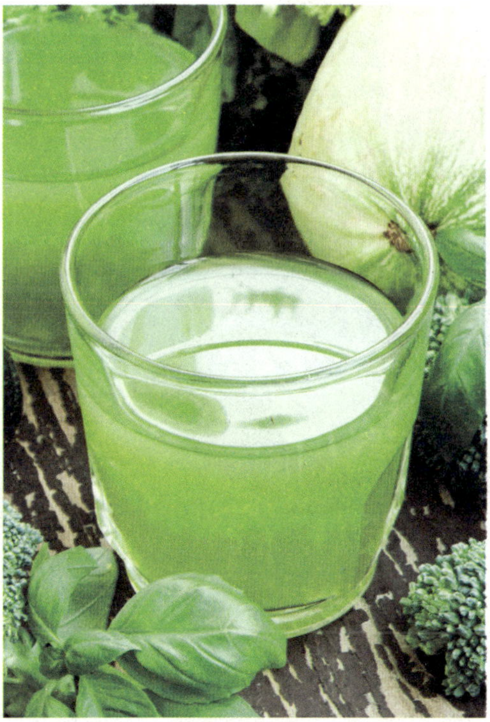

西蓝花菠菜汁

材料

西蓝花100克，菠菜100克，蜂蜜适量

做法

1. 将西蓝花洗净，切成小朵；菠菜洗净，去掉根须，切成小段。
2. 将西蓝花和菠菜倒入榨汁机中，加入适量矿泉水，榨成汁，依据个人口味添加蜂蜜食用。

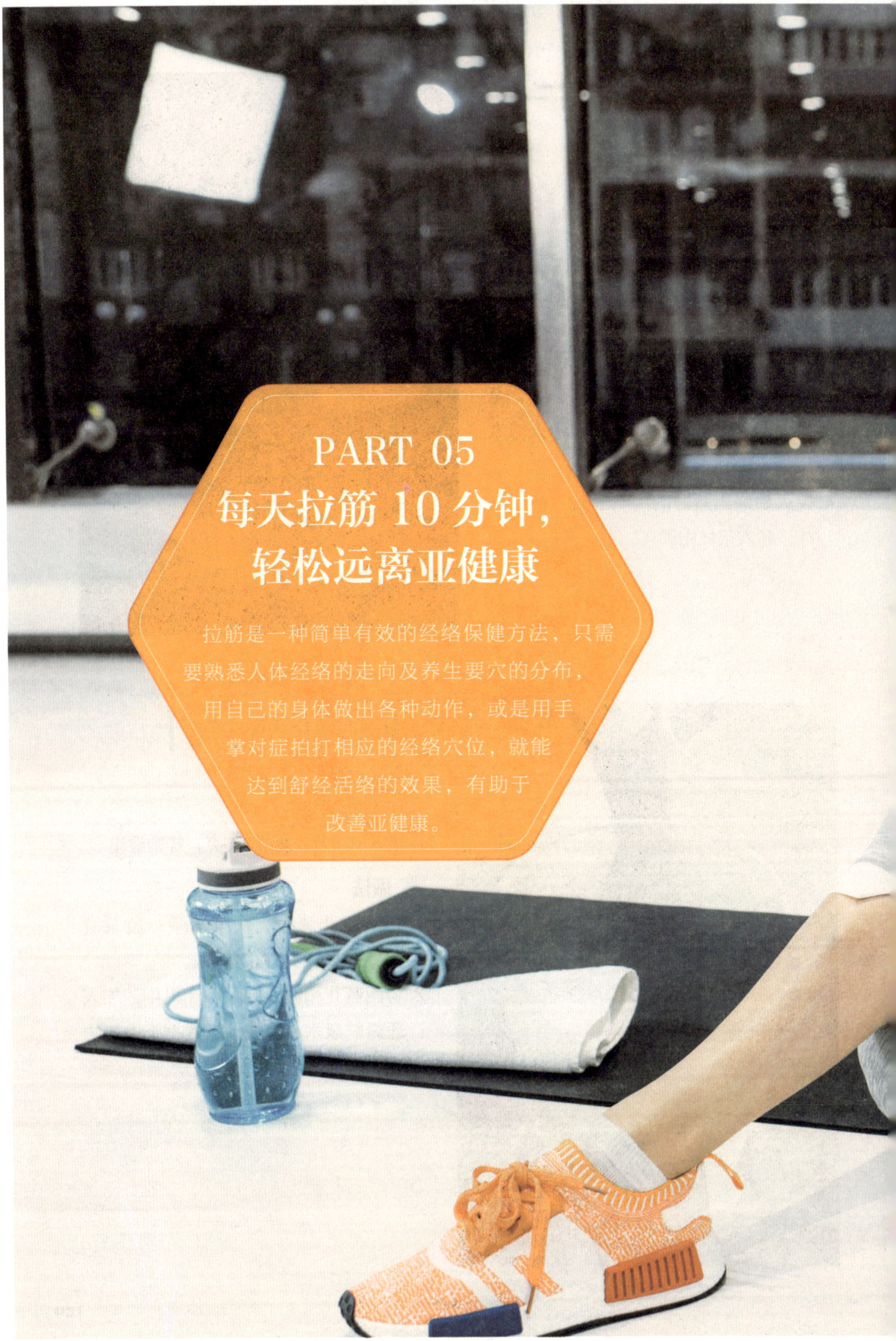

PART 05
每天拉筋 10 分钟，轻松远离亚健康

拉筋是一种简单有效的经络保健方法，只需要熟悉人体经络的走向及养生要穴的分布，用自己的身体做出各种动作，或是用手掌对症拍打相应的经络穴位，就能达到舒经活络的效果，有助于改善亚健康。

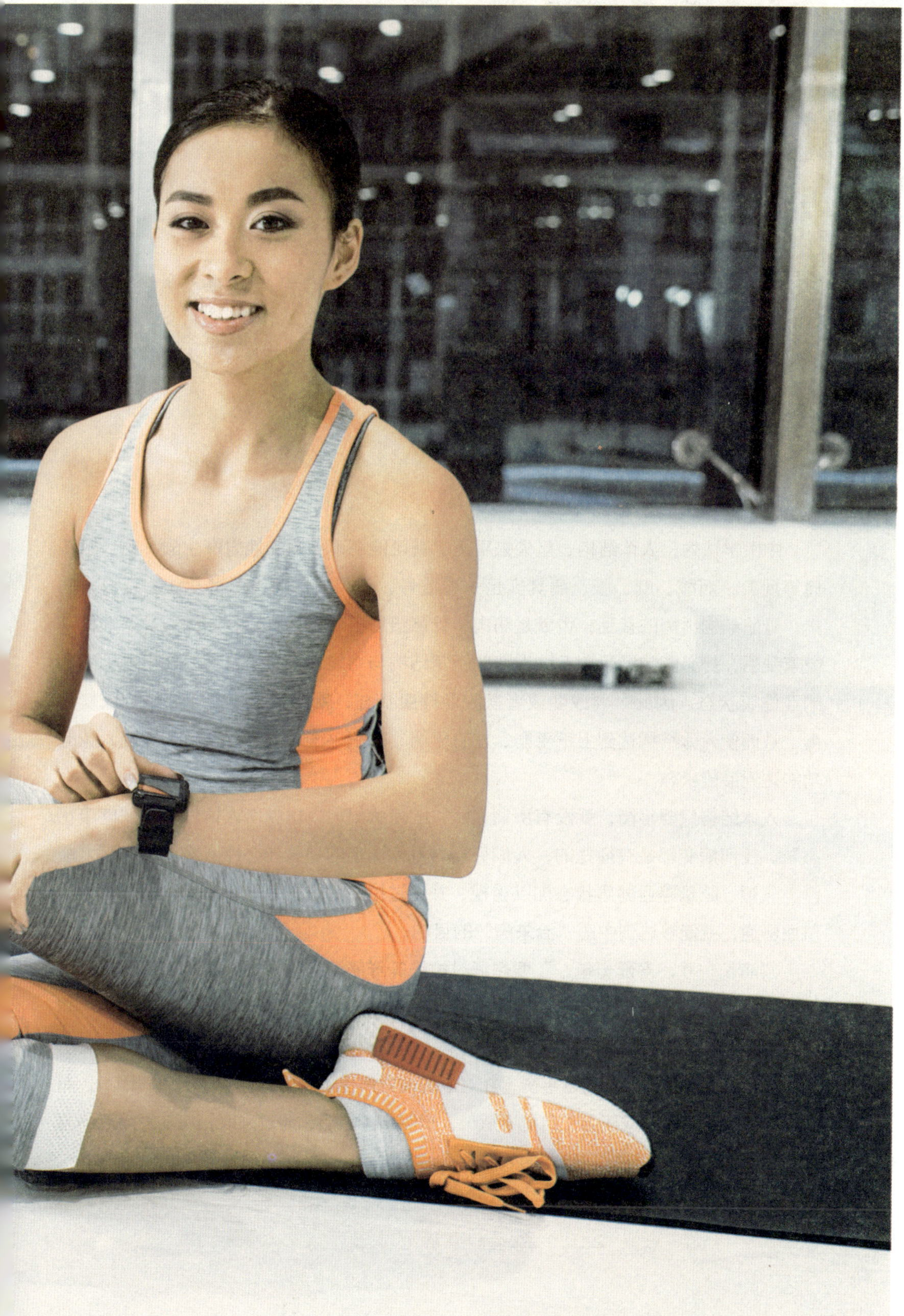

一、亚健康与拉筋的关系

在现代科技不断发展、人们生活水平不断提高的时代背景下，越来越多的人开始出现一种介于健康与疾病之间的亚健康状态，这种状态困扰和影响着人们的正常生活。既然是介于健康与疾病之间，寻求医疗的帮助未必能有所改善，而适合人人进行练习的拉筋术正悄然走进人们的生活……

1.学会拉筋，摆脱亚健康

中医学认为，人体结构一旦失去平衡，就可能在不平衡的地方产生酸、麻、胀、痛等现象，而酸、麻、胀、痛其实是一种信号，表明人体某些器官功能的衰退，筋肉、骨骼结构平衡的紊乱，也就是筋肉、骨骼结构出现了不平衡。筋肉、骨骼结构平衡紊乱后，势必影响经脉和五脏六腑的正常结构与功能，临床上早期表现出各种不适的亚健康状态。因此，要改变或者摆脱亚健康状态，就要使筋肉、骨骼结构恢复平衡，从而使人体结构达到上下平衡、左右平衡、阴阳平衡、五行平衡，使五脏六腑的功能达到最佳状态。

人体结构只要平衡，就没有所谓“病”的症状出现，也就使人体恢复了“健康状态”。任何病变都是有征兆的，人们只要对身体出现的一些如心悸、胸闷、失眠、虚汗、气短、眩晕等亚健康状态加以重视，并通过拉筋等方式来舒筋活络，保持体内的气血畅通，就能够达到中医“治未病”的目的。

“筋长一寸，寿延十年。”要想通过拉筋等舒筋活络的方式来防病治病，就要善于识病。也就是说，经筋诊断可依身体整体结构的变化，再论局部机体后续的延伸；亦可直接以四肢末端论整体结构，至整体的病因病理。任何病变在身体的某一部分都有明显的线索。因为身体结构为求平衡，在对应的地方产生了所谓的代偿作用（病因），而在两相对应的中间形成压力（自觉不适）。辨明病因之后，通过采取相应的舒筋活络方法，往往能达到“手到病自除”的效果。

2.你不可不知的拉筋分类

在大部分人的认知中，拉筋是作为健身运动前热身的一种方式，能够有效地防止肌肉拉伤。正确的拉筋方法能促进血液循环，达到自愈和诊断身体的目的。这里所说的拉筋，并不只是我们生活中所理解的狭义上的运动前热身的拉筋，而是通过调整经筋结构平衡舒筋活络来防病治病的一类方式方法的统称。拉筋的分类有两种，按拉筋时的状态可分为静态式拉筋法和动态式拉筋法；按拉筋形式的不同，可分为肌肉拉伸（伸展）拉筋法、经络松筋法、经络瑜伽等，其中肌肉拉伸（伸展）拉筋法即为我们俗称的“拉筋”。

静态式拉筋法

静态式拉筋法又分为静态拉筋、被动式拉筋和主动式拉筋。

静态拉筋

通过某种拉筋姿势，让想要伸展的肌肉（或肌群）受到一定的延展压力。不管是拮抗肌群或主动肌群，都处于放松状态。然后再对要伸展的肌肉（或肌群）施加压力，接着维持这种姿势一段时间，让目标肌群得到伸展。

被动式拉筋

这类拉筋法与静态拉筋非常相似，但需要有同伴或辅助器材帮忙。由于有外力介入，肌肉受力较大，因此这类拉筋法的风险也比静态拉筋法略高。所以，必须慎选结实稳固的辅助器材。

主动式拉筋

这种拉筋法是运用相反肌肉（拮抗肌）的力量，来伸展目标肌群（主动肌）。抵抗肌的收缩可以帮助主动肌放松，最典型的一个动作是把单脚往前尽量抬高，在没有同伴和器材辅助下维持这个姿势一段时间。

动态式拉筋法

动态式拉筋法指的是涉及动态动作的一类伸展运动。运动者不再是停留在某一个动作上，而是采取动作或跳跃的动作，借此延展肌肉或扩大关节的活动范围、提升柔软度。动态拉筋法又分为弹震式伸展、动态伸展和单一肌群主动伸展。

弹震式伸展

弹震式伸展是利用快速摆动、弹动及反弹产生的动力，迫使身体部位超越平常的活动范围。这是一种过时的伸展法，因为弹震式伸展可能产生的危险超过其好处，选择其他的动态伸展方式可以达到更好的伸展效果。

动态伸展

动态伸展运用克制或温和的弹动或摆动动作，让特定的身体部位达到其活动范围极限。这种伸展法会逐渐增加弹动或摆动的力度，但动作绝对不能急遽猛烈或失控。

单一肌群主动伸展

单一肌群主动伸展可以将想要伸展的肌群单一隔离定位，进行两秒钟的伸展。其方法是收缩拮抗肌（即相反的肌群），迫使被伸展的肌群放松。

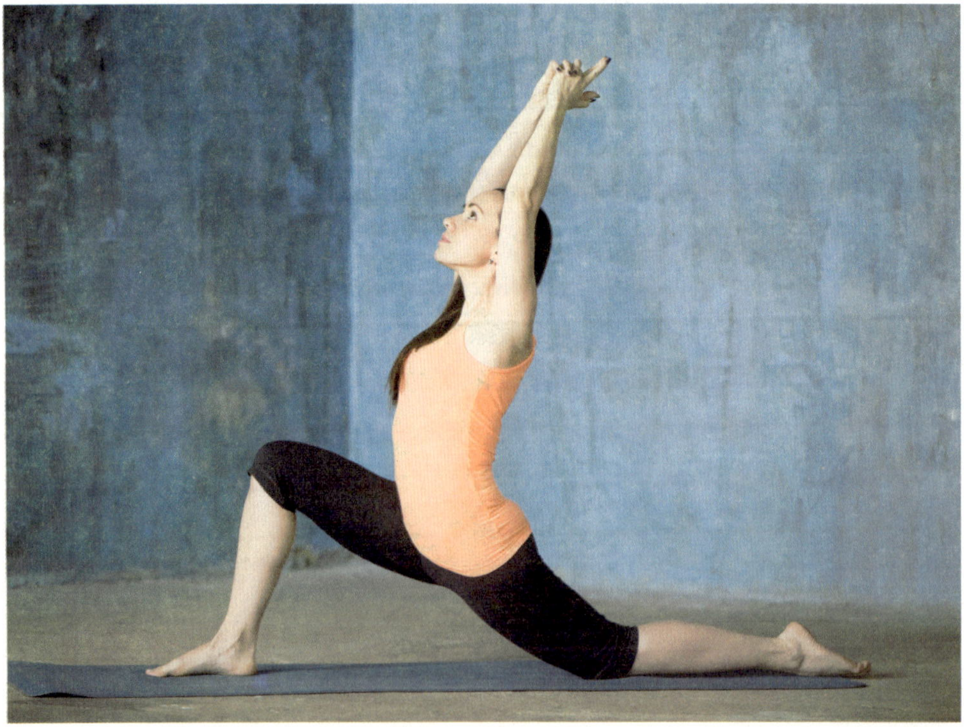

3.牛角松筋术，为健康添活力

当人们自身调理不当时，可能会出现筋缩、筋结（黏连）、积存（关节积液）等经络阻塞的情况，这就需要运用松筋手法来舒活经筋，对十二经脉所经过的肌肉组织加以刺激，活络与疏解分离使筋结松开，筋膜重整康复，恢复正常弹性与张力，使经络得到疏通，也使脏腑与经络联系顺畅，并通过经络正常运行及传达作用，达到脏腑内病外治的保健功效。

肌肉固化出现筋结时，人们常对重点穴位施行指压、脚底指压等疗法，或用各种油压舒缓放松按摩。然而，这些疗法往往在未将硬块组织筋肉疏松开以恢复其弹性、张力与正常伸展收缩功能的情况下，直接予以强硬手技整骨，容易对身体造成意外损伤，因此对施行者的专业技术要求极高，不适合人们日常居家使用。后经过实践，人们找到了一种可直接运用在筋结处疏通经络，且又适合人们居家使用的松筋手法——牛角松筋术，它是遵循传统经络学说精髓，并结合肌肉组织结构原理，创新开发的一种全方位保健方法。

牛角松筋术在继承古人“放筋路”的基础上，发扬其消除酸痛、健康保健的理念，循着全身经络与筋脉走向垂直，可针对浅层筋膜、深层筋膜、诸要穴，更可通过牛角工具敏锐的触感，采用点、线、面整体操作手法，轻而易举地发掘阿是穴、筋肉粘连等，结合具有活化修护功效的乳霜，使经脉气血运行顺畅，同时帮助软组织恢复正常功能，使脏腑功能维持正常。筋脉疏通后，再配以芳香精油做顺气按摩，帮助火气、乳酸代谢，以防止火气逆冲、筋结处再度粘连。由此可知，此全方位面面俱到的经络松筋术是最正确的经络保健手法，也是最适合现代人面临各种无名酸痛、身体不适时，无须借助药物就能改善症状的第三类医疗辅助手法。

牛角松筋术的每一手法都是作用在筋膜与穴位处，故能轻易准确地帮受术者找出其筋脉不通之处，其着力所在筋膜与穴位处亦是受术者最在意的每一酸痛处，让筋膜产生的筋结松开，肌肉组织快速恢复弹性与功能，帮助身体气血筋脉运行顺畅，使身体各项功能正常运作，令身体种种不适之症状不药而愈。

牛角松筋术工具与手法解析

牛角松筋术是依经络与筋脉走向垂直，采用点、线、面整体操作手法，深层疏开筋结硬块，使软组织恢复正常状态与功能的一种保健方法。“工欲善其事，必先利其器。”要发挥牛角松筋术的保健功效，首先要针对身体的不同部位选用不同的牛角棒来松筋。

①双爪牛角棒：适合身体较大面积部位，如大腿、臀外侧及手足部位。

②中牛角棒：适合身体各部位。

③小牛角棒：适合脸部。

④眼睛部位专用牛角棒。

⑤头部松筋专用牛角棒。

⑥开耳穴专用牛角棒。

牛角松筋术手法解析

一般来说，牛角松筋术循经络与筋脉路径，施以圆拨、点拨、划拨、深挑、刮等方法。

①圆拨。

牛角循经脉画螺旋状。例如，握笔圆拨：手法如同握笔，以拇指、食指、中指轻巧劲力在筋膜上呈螺旋状拨动。此手法多在穴位处与脸部松筋按摩时使用，或舒缓松筋时使用。

②点拨。

在穴位处做拨揉手法。例如，直立点揉：手掌心轻稳握住牛角棒，略呈直立角度，用自身重力带动牛角点揉筋膜。此手法多适用处理深层筋膜与顽固筋结，或穴位处加强深拨使用。

③划拨。

循经络与筋脉深层做来回划动。例如，握笔划拨：手法如同提笔，以手腕或手指轻巧劲力来回活动拨筋。此手法适用处理浅层筋膜的放松，或穴位处点拨。

④深挑。

深层肌肉固体化时，必须压深挑开筋结。

⑤刮。

用牛角握柄面刮痧。

牛角松筋术的注意事项

禁忌人群

①严重心脑血管疾病、肝肾功能不全、全身水肿者。

②体质虚弱者，尤其是大病后体质虚弱者。

③皮肤异常者，如体表有疖肿、破损、疮、斑疹和凸硬囊肿、脂肪瘤、纤维

瘤者。

④急性扭伤或创伤的疼痛或骨折者。

⑤有出血倾向的各种急症者，如再生障碍性贫血和血小板减少患者、先天性类风湿关节病变患者。

谨慎处理部位

①手臂心经在午时（11:00~13:00）心气宜静不宜动，应尽量避免在此时段进行心经拨筋手法。

②颈部、头部或身上手脚静脉血管暴起浮现处，应谨慎将牛角运用在其皮下深层筋膜，拨动松开筋结使“青筋”消沉。

③胸部神封、神藏穴位区。此部位因近心脏，故松筋时如发觉有粗厚筋结硬块组织，须逐步保养松开筋结，以防求好心切太过松筋，使气血脉冲加大、心动过速，令患者心生恐惧无法负荷。

④颈部胸锁乳突肌内侧（颈前三角肌区）有颈总动脉血管经过，故手法须小心谨慎，不可太深入。

⑤腹股沟韧带处。此部位韧带肿硬者不可过度强硬手法松筋，因内部神经极易发炎，引起强烈疼痛。

⑥腘窝中央委中穴处。此部位肿硬隆起症状常见，因内部为滑液组织而非筋膜结构，故不可深层太强刺激，以防发炎及变形肿大。

此外，松筋前不宜吃得过饱；松筋后需大量补充水分，以利排毒；每次使用完牛角后，要注意牛角的清洁工作，将牛角棒用粗盐水浸泡半小时左右，以消磁净化。

松筋之后，辨反应知好转

当人们被施行保健治疗手法之后，往往会根据身体出现的一些反应来判断是有效还是无效。牛角松筋术也是如此。“药不瞑眩，厥疾弗瘳。”临床上年轻人身体产生不适症状，多半是姿势不良，筋肉僵硬影响循环所致，多数没有好转反应。但年龄越大、身体越不好的人，其症状多已深入内脏，已经不是表层筋脉僵硬气阻的问题，所以好转反应反而会比较明显。此外，对于一些症状较轻的人来说，好转反应多较为明显，如局部酸麻痛或内脏不适，以及植物神经失调症状、胸闷、头晕、失眠、腹泻等症状一经松筋调整，便很快得到改善。

在进行正统经络松筋手法操作时，会先施予全身肌肉、神经系统镇静安抚放松的手法，再渐进式点、线、面深层松筋消除“筋结”，待深层松筋结束后，再依人体气行方向及血液流向，运用按摩手法进行排毒，帮助肌肉恢复柔软弹性。故好转反应现象会比一般保健按摩或服用草药、保健食品症状轻得多。松筋调整后，常见的好转反应有以下几种：

皮肤红疹

因体内毒素排出体外，皮肤易出现红疹，3～7天即可消失。

咳嗽、咳痰

会出现咳嗽、咳痰增加的情况。松筋后因肺部功能活化，会刺激肺部纤毛蠕动与肺内上皮黏膜分泌黏液，共同将入侵肺部的病菌、灰尘从口排出。

头晕、头胀

因长期头颈部气血运行不佳，缺血、缺氧，筋脉已阻，松筋后因加速气行、血行，新陈代谢率增强，故易产生因气血活络而出现的头晕与胀痛感，此现象2～5小时即会减轻消失。松筋后，若产生头晕、胀痛现象，有可能是被操作者头颈部筋脉未完全松开，气不畅通，可加强此部位手法，以改善头晕、头胀。

腹痛、腹泻

松筋后会出现腹部胀痛、排宿便、腹泻。因本身肠壁坚硬累积宿便，借由松筋开穴，辅助大肠蠕动功能增强排出宿便，故会产生腹痛、腹泻与排便量增多的现象。

疲倦、嗜睡

2～3天易疲倦、嗜睡。“人动则血运于诸经，人静则血归于肝脏。”故长期肝功能不佳者，松筋后会通过人体正常生理反应，让人嗜睡、安静休息，以使血液回流肝脏，使肝细胞得以修补。

腰酸背痛

松筋后一段时间内腰肾会更酸痛，特别是背部筋肉僵硬呈条索状者与硬皮症者，因硬块打散疏开，退化部位细胞、神经活化产生反应。

多尿、眼前云雾

身体会出现短暂肿胀、眼前云雾、多尿等表现。肾主管通调全身水液代谢，肝肾二脏皆与眼相关，肾功能不佳，本身水液滞留体内，故松筋完后，排尿次数增加。尿量增多，乃身体积水排出、肿胀消失所致。眼睛因长期筋脉不通，气行后神经活化、筋脉膨胀会产生短暂眼雾现象。

面部皮肤问题

因筋结疏开，深层筋脉气血畅通，使原本积压在皮肤深层的黑色素、油脂、汞、重金属、化学毒素代谢，故在一段时间内斑、痘会增加。

4.经络瑜伽，从古至今的保健秘方

瑜伽起源于印度，距今有5000多年的历史。古印度瑜伽修行者在大自然中修炼身心时，无意中发现各种动物与植物天生具有治疗、放松、睡眠、保持清醒的方法，患病时能不经任何治疗而自然痊愈。于是，古印度瑜伽修行者根据动物的姿势，观察、模仿并亲自体验，创造出一系列有益身心的锻炼系统，也就是体位法。瑜伽发展到了今天，已经成为世界广泛传播的一种身心锻炼修习法，同时不断演变出各种各样的瑜伽分支方法，如热瑜伽、哈他瑜伽、高温瑜伽、养生瑜伽等。

经络瑜伽是一种将传统瑜伽与东方医学相结合的练习方法。这种内外兼施的和缓运动，通过独特的瑜伽动作作用于全身的经络和经穴，结合适当的经穴刺激以产生自然能量，达到消除身体异常、塑身健体的效果。经络瑜伽理论认为，通过经络的联系，人体的五脏六腑以及皮肤、筋骨等组织成为一个有机的整体，穴道及经络对脊椎、骨髓、中枢神经、自主神经具有一种反射作用。所以，刺激经穴就可以影响到内脏功能，从而激发人体固有的自然治愈能力。

经络瑜伽经过一系列连贯的伸展、扭动、弯曲体位，利用身体各部位间的接触，可以有效地对各个穴位进行刺激，从而调整内分泌，改善淋巴和血液循环，促进皮肤和各个器官的新陈代谢，排除人体内不良的和有毒的积物，提高人体免疫力。在做完瑜伽动作之后，再对相关重点穴位辅以按摩，可以收到事半功倍的效果。

经络瑜伽的注意事项

对于瑜伽初学者来说，有必要先了解一些基本的瑜伽常识，尤其是练习瑜伽的注意事项，这样才能更安全、更有效地达到练习瑜伽的目的。

练习冥想

冥想是一种意识状态。进行冥想练习时，要尽量让自己内心安静下来，把精神集中在体内。冥想可以有效地舒缓紧张的肌肉和神经，恢复身体的能量。通过练习冥想，可以提高精神注意力，使心情平和。

了解体能

练习瑜伽姿势之前，要了解自己的体能有多大，这是非常重要的。瑜伽不是竞技，千万不要勉强自己做一些自身体能所不及的姿势或者过度的运动，而造成身体损伤。

循序渐进，掌握正确的方法

为达到有效的瑜伽练习的目的，还必须掌握正确的方法。瑜伽是一种完善的健身体系，虽然并不是每一个人都能够完美地做出所有的瑜伽姿势，但每个人无疑可以毫无困难地掌握瑜伽练习的要领。瑜伽练习的每一步骤要谨慎从事，不可操之过急，练习过程中要配合呼吸，动作要尽量舒缓，要保持整体动作的平衡。

练习时间

清晨、早饭之前、傍晚都是练习瑜伽的最佳时间。其他时间也可练习，但要保证空腹或食物完全消化以后进行练习，即饭后3~4小时，摄入流质食物或饮料可在半小时后练习，练习后1小时进食比较科学；在练习瑜伽至少15分钟后再沐浴。不同时间要练习不同的内容，如早晨多练习体位法，中午多练习庞达，晚上多练习冥想等，且争取每天都在同一个时间练习。

练习时的着装

练习瑜伽时宜穿舒适宽松的服装，一般建议脱掉袜子，如果觉得太冷，可以穿棉质的短袜。

辅助设施

练习瑜伽不需要什么特殊的设施，可以买一块瑜伽垫。如果有地毯，铺条大毛巾就可以了。垫子要有支撑性，太软或太硬都不好，千万不能让脚下打滑。在室内练习时，需要一个开阔的空间，没有家具妨碍。室内要有舒适的温度，没有外来因素干扰。

慎做某些姿势

做上体往下倒立的姿势时，高血压、低血压患者，或头部受过外伤的人、眩晕病人、心衰患者不要做，经期妇女也不要做，以免头部充血而发生危险。

经络瑜伽的功效与作用

经络瑜伽可针对不同体形、不同部位进行强化锻炼，如刺激肺经、大肠经，能改善下半身肥胖；刺激心经、小肠经，能收缩腹部；刺激胃经、脾经，能美化上半身曲线。再结合瑜伽呼吸法、冥想法练习，能增强体质，提高免疫力，让身心减压、放松，消除精神的紧张、抑郁，使人保持年轻、平和、安宁的心态。

延年益寿

做瑜伽能够让人长寿，可能有人会觉得有点夸张，但是经络瑜伽确实有这种效果。因为经络瑜伽可以影响脑部垂体，作用于内部器官。做经络瑜伽时，有一种倒立体位，可促使地心引力将血液引至头部，从而改善血液循环和神经传送。很多人到了一定年龄会出现血液和神经都凝滞难行的状况，通过经络瑜伽，使气血得以疏通，并且改善脑部的垂体神经系统，产生“回春”的效果。

黑发美容

做经络瑜伽，每日倒立数分钟，可以抵抗地心引力的作用，使面部肌肉不致松弛，面部皱纹减少。而且倒立时血液向头皮内发囊的流量增加，使其弹性增加，头发得到了更多的营养，从而生发乌发。

改善心智，增强体魄

做瑜伽不但能改善人们的心智和情绪，还能够改善人们的视力和听力，并且改善脑内的椎体神经系统。经常练习经络瑜伽能够增加身体对疾病的抵抗力，增强体魄，身体也就更健康。

5.拉筋的好处你都知道吗

与众多压腿、武术、舞蹈等具有拉筋功效的动作相比，拉筋的适用面更为广泛，更容易普及，而且拉筋时间和强度可自行掌握，不易拉伤，安全指数较高。而与其他中医外治法相比，拉筋简单易学，不需要严格的辅助工具，拉筋竟能广泛普及，并能让任何人借此深刻地体会中医和经络的原理、疗效，是中医学历史上的一大进步。此外，现代人的各种亚健康状态也可以通过拉筋的方式来改善，减少不适症状的发生。不过，拉筋的好处你都知道吗？

增加肌力

有些人认为：做太多伸展运动会丧失肌力，关节也会不稳定。其实这种想法是不正确的。因为增加肌肉长度，就能增加肌肉自如收缩的距离。换句话说，拉筋伸展可以增加肌力，运动能力会因此变强，身体的动态平衡力会变得更好，控制肌肉能力也会得到改善。

扩大活动范围

通过对身体某个部位的伸展，可以拉长这一部位的肌肉长度，因此能降低肌肉张力并扩大拉伸部位的正常活动范围。身体部位的活动范围一旦扩大，四肢肌肉和肌腱就不会像之前一样容易受伤。身体部位活动范围扩大后，拉伸部位会感觉更舒服，活动更自如，肌肉和肌腱拉伤的概率会降低。

减轻运动后肌肉酸痛

大家应该有这样的经历，很久没有运动，第一次去健身或运动后，隔天会觉得肌肉很紧绷、酸痛、僵硬，往往连下楼梯都有困难。剧烈运动后的这种肌肉酸痛，通常称为“运动后肌肉酸痛”，这种酸痛是由于肌肉组织的细微破裂（肌纤维内的微小组织破裂），血液中的乳酸等废物堆积的后果。拉筋伸展作为有效的缓和运动，通过延展肌纤维，可促进血液循环及排除废物从而减轻酸痛。

减轻疲劳

疲劳是每个人都有的问题，特别是有运动习惯的人群。疲劳会降低我们的体能及智力活动水平。持续做拉筋伸展可以增加身体的柔软度，进而减轻负责运作的肌肉（主动肌）所承受的压力，达到预防疲劳的效果。

疏通十二经脉

十二经脉的走向与十二经络相同，故筋缩处经络也不通，不通则痛。这就是为什么在拉筋时，人体的胯部、大腿内侧、腘窝等处会产生疼痛感的原因，这是筋缩的症状，说明相应的经络不畅。而通过拉筋，可使僵硬的部位变得柔软，增强人体柔韧性，腰、膝、四肢及全身各处的痛、麻、胀等症状因此减缓或消除，重回“骨正筋柔，气血自流”的健康状态。

治病诊病

拉筋不仅能促进睡眠，还能提高免疫力，促进全身气血循环，改善各种慢性病症状，如高血压、糖尿病、心脏病、气喘、肾病、肝病、肩周炎、失眠、心情烦躁、气血循环不良、新陈代谢变缓等。拉筋不仅能治疗一些病症，还能诊断某些疾病。如果拉筋时膝痛而不直，则定有筋缩症，肝主筋，筋缩则说明肝经不畅，相应地脾胃也不太好。因肝属木，脾属土，木克土。如果胯部、腘窝痛，说明膀胱经堵塞，腰有问题。膀胱与肾互为表里，共同主水，膀胱经不畅者肾经也容易不通畅，水肿、肥胖、尿频、糖尿病等皆与此相关。

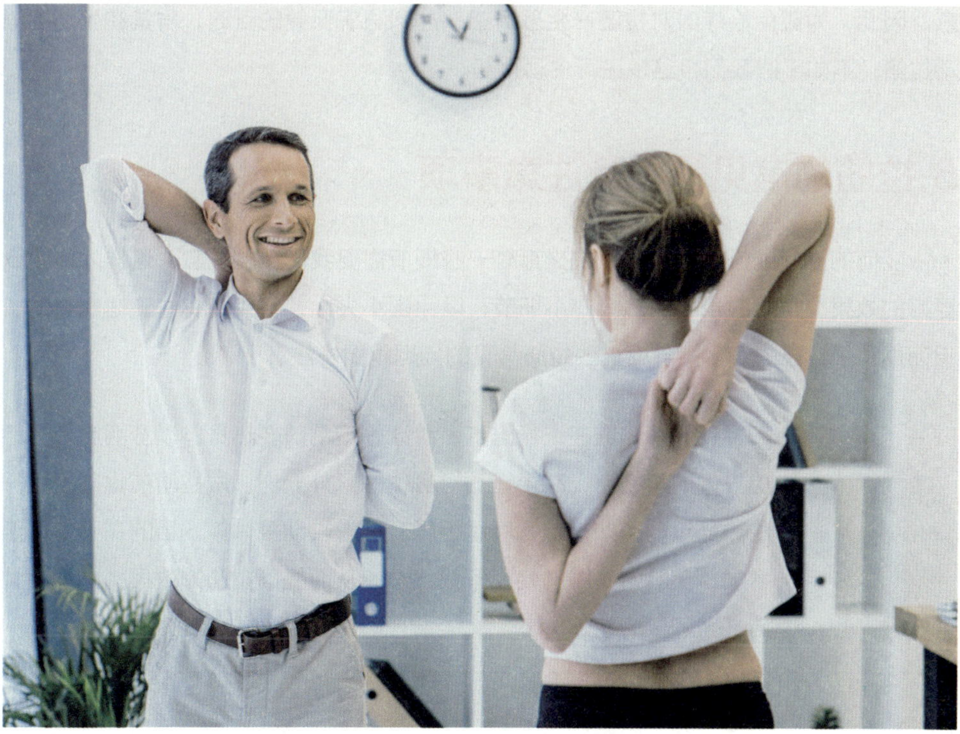

加强肾功能

拉筋可打通背部的督脉和膀胱经。督脉是诸阳之会，元气的通道，此脉通则肾功能增强。而肾乃先天之本，精气源泉，人的精力、性能力旺盛都仰赖于肾功能的强大。

提高身体代谢能力

拉筋时身体伸展会使基础代谢的效率提升，还能促进淋巴循环，有效消除水肿，使身体线条变得更柔美。

在现实生活中，很多人往往是身体出现不适症状时才会寻求缓解疼痛或是治疗的方法，不仅遭受了长时间的痛苦，在治疗过程中有时还需承受新的疼痛。因此，正确的做法是空闲时主动拉筋防病。

说到主动拉筋，自然就有被动拉筋。被动拉筋是指患者需要在医师或他人的协助下进行的拉筋动作。专业医师手法娴熟，可帮助患者拉过痛点，且拉筋到位的速度较主动拉筋快，效果也较为显著。但是在被动拉筋时，患者的心理压力较大，时常因过分恐惧而导致肌肉紧张，影响拉筋的效果，而且一些患者可能忍受不了拉筋时突如其来的剧痛而要求停止拉筋，一些胆小怕痛的患者甚至自此对拉筋产生恐惧感、排斥感。因此，为避免治疗时对拉筋产生恐惧感，达到防病保健的目的，与其在生病后被动拉筋，不如平时我们自己多进行主动拉筋。

6.拉筋的常见问题及注意事项

任何的治疗或保健方法或多或少都有一些细节需要我们加以注意，这样才能收到更好的效果。拉筋时也要注意一些小细节，以免因小失大，不仅没有达到健康目的，反而损害了自己的身体。下面这些拉筋常见的问题就要多注意了：

拉筋前先做热身小运动

我们都知道在进行跑步、游泳等运动前要热身，以舒活筋骨，增加身体的柔韧性，减少运动对身体的意外损伤。做拉筋前也需要做一些热身运动，如小跑、甩甩手脚、左右转动身体等，目的在于使体温增加，使肌肉与肌腱处在备战状态，从而提高拉筋的效果，减少因拉筋不当导致的意外伤害。

拉筋时要学会使用巧劲

拉筋的目的之一，是利用肌肉肌腱的弹性及延伸，刺激肌肉梭神经及肌腱感受小体的神经讯息，逐渐增加伸展的潜力及忍受力。因此，无论是律动式拉筋或固定式拉筋，拉筋的动作都要缓慢而温和，千万不可猛压或急压，尤其忌讳在拉平常拉压不到的筋时为求速成而猛烈地急压，或让他人施加外力帮忙，容易因用力不当而拉伤肌腱，对人体造成伤害。

运动前后都要拉筋

多数情况下，人们只记得运动之前要拉筋，而当运动后身体疲倦时，只想着休息，却忽略了运动后的拉筋。在运动之后，虽然肌肉酸痛，可是仍然需再缓和地做一次拉筋，如此可使肌肉纤维重新调整，更加快速地缓解疲劳，进行下一次运动时肌肉的条件也会更好。

拉筋时再痛也要注意呼吸

对于刚刚开始拉筋的人来说，在拉筋时出现疼痛的现象较为常见，但要注意忍耐，并注意调整呼吸，不要暂停呼吸，应该缓慢及深深地呼吸。因为暂停呼吸或屏气的行为容易使负氧状况增加，导致拉筋动作不协调，从而提高了受伤的概率。

别只针对一个肌肉群拉筋

有些人拉筋时只喜欢拉手筋，或是只做拉脚筋的运动，这样就会导致只有一个肌肉群运动，可能影响人体结构的平衡。对于同一动作，常由许多肌肉共同组成相同功能的群体才能协同完成。这些肌肉多位于不同的解剖位置，可能需要靠不同的拉筋动作才能一一地伸展到。除了协同肌，方向作用相反的拮抗肌也必须对等地拉筋。如果拉筋时遗漏了某个协同肌，某一些极限动作便可能无法完成而导致受伤。如果拮抗肌没有得到相应的伸展，则在肌肉强烈收缩时会失去平衡，也会使之受伤。

疲劳状态下不要拉筋

有的人喜欢在疲劳时拉筋，认为这样能够舒筋活络，有助于恢复精神。其实不然，拉筋时会消耗体力，如果在疲劳状态下拉筋，容易使疲惫不堪的身体“雪上加霜”，不仅不能恢复精神，反而可能导致肌肉拉伤。

拉筋宜“酸”不宜“痛”

拉筋是一个循序渐进的过程，不能使猛力拉筋，以免拉伤肌腱。人们拉筋的程度以感觉有点“张力”或“酸”为宜，绝对不能一下子就到“痛”的程度。拉筋时产生“张力”或“酸”的感觉，是肌肉感觉神经元正确地反映出拉筋的成效，但一下拉筋到“痛”的感觉，便十分接近受伤的程度了，此时如果再继续拉筋，就可能造成关节和肌肉活动范围过大，容易导致受伤。

7.要拉好筋就要多懂些技巧

正如前面拉筋常见问题中所述，运动前后都要拉筋，这是不可怠惰的，一定要安排好时间拉筋以伸展紧绷或僵硬的身体部位，越是热衷于运动和体能锻炼的人，就越要花时间和精力在拉筋上。我们应该在什么时候拉筋？如何选择最适合自己的拉筋方法呢？

选对拉筋方法

就热身运动来说，选择动态式拉筋效果最好。而就缓和运动而言，静态及被动式拉筋伸展最适合。如果要增加肌肉和关节活动范围，建议做单一肌群主动伸展。

随时都可以拉筋

拉筋是任何时候都能进行的运动。拉筋伸展运动是放松自己和舒缓日常生活压力的好方法，看电视时拉拉筋，能合理利用时间。刚开始可以先原地快走或慢跑五分钟，然后坐在电视机前的地板上开始练习拉筋动作。如果日后要参加体育比赛，就要非常注意自己的身体状态，让身体保持良好的体能状态，进而慢慢达到巅峰状态是非常重要的。参赛者的身体柔软度应在比赛之前达到最佳状态。很多人都是在进行竞技性运动时，因为急剧激烈的动作而受伤。因此，在比赛前务必要好好拉筋。

每个拉筋动作要重复几次

每个肌群需要做多少次拉筋动作，这需要视个人是否有经常运动的习惯或从事的运动类型而定。例如，初学者应该伸展每个肌群2～3次。如果是从事激烈竞技性运动的人，就必须每个肌群伸展3～5次。

每个拉筋动作要保持多久

这是争议性最大，也最众说纷纭的一个问题。有些人会说保持10秒就够了。其实10秒只够肌肉放松并开始延展，要对柔软度有帮助，每个拉筋动作要保持20～30秒才可以。对于想增进健康及体能的人而言，每个动作只要保持20秒就足够了；对于从事激烈竞技性运动的人，每个动作必须至少保持30秒，然后延长到1分钟以上。

每次拉筋的时间要多长

初学者每次练习5～10分钟就够了，但专业运动员就可能要长达2小时。若是介于初学者及运动员之间的人，可依自身情况调整时间长短。进行拉筋伸展时要有耐心，没有人能够在两三个星期内就柔软度大增，所以不要期待拉筋会带来奇迹般的效果。有些肌群需要至少3个月的密集拉筋才能见到成效，所以拉筋要持之以恒。

拉筋应从身体的哪个部位开始

没有资料显示拉筋必须依循哪些特定的步骤。一般建议从坐姿式的拉筋入手，因为采取坐姿练习，受伤概率较小，等身体适应后，再接着练习站姿式拉筋。最简易的做法是从脚踝开始拉筋，然后往上进行到头部，或是反方向进行也可以。只要能伸展到所有主要肌群及作用相反的肌群，采用哪种方式都可以。

拉筋时要保持正确的姿势

在进行拉筋伸展时，姿势会影响到伸展运动的整体效果。不良的姿势和不正确的做法可能会造成肌肉受力不均，导致肌肉失衡，使身体受伤。如此一来，花时间拉筋反而未蒙其利，先受其害，这便有些得不偿失了。相反，正确的姿势，则能让目标肌群得到最好的伸展。

8.生活中常见的九种筋缩现象

在中医古籍中，筋症被分为筋断、筋走、筋弛、筋强、筋挛、筋萎、筋胀、筋翻及筋缩等。筋是中医的旧称，西医统称为肌腱、韧带、腱膜等。缩，有收缩和痉挛的意思。简单来说，筋缩就是筋的缩短，因而令活动受限。在我们的日常生活中常会出现以下筋缩现象：

脖子动不了

当人们发现自己做低头、摇头或扭头等动作有困难时，这大多是筋缩导致颈部肌肉紧痛，此时应多做做拉颈筋的动作。

转身困难

许多从事办公室工作的上班族往往会发现自己转身困难，这是因为他们长时间在办公桌前保持固定姿势，导致身体僵硬而出现筋缩。

弯不下腰

要检验自己有没有筋缩症状，可以试试自己能不能弯下腰来。一般来说，筋缩症患者常常感觉腰背疼痛，弯腰拾物有困难。

手不能伸屈

生活中的很多事常会用到手，如果手不能伸屈，会给生活带来极大的不便。因此，在生活中要注意多拉手筋。

蹲不下来

不能下蹲的筋缩症状往往出现在老年人身上，但随着现代生活中人们的运动逐步减少，一些缺乏运动的“宅男”“宅女”身上也会出现不能下蹲的筋缩症状。

腿抬不起来

有些人能一步跨过好几个台阶，而有些人却连上一个台阶都困难，抬不起腿来，这就是筋缩的症状，平时应多注意拉腿筋。

密步行走

生活中有不少人小碎步行走，这可能是因为筋缩导致迈不开步，只能小步行走。此时就要多拉腿筋。

腿横跨不了

要想知道自己有没有筋缩，不妨试着蹲蹲马步，如果发现腿不能横跨，即两腿张不开，这就说明筋缩了，需适当拉筋恢复身体柔韧性。

长短腿

有些人天生一条腿长、一条腿短，即“长短腿”，然而有些人是因为筋缩导致“长短腿”，不得不一瘸一拐地走路。此类人宜多做拉筋锻炼，以改善“长短腿”。

9.小心！爱运动的人也会筋缩

我们常常会看到一些运动员为了挑战生理极限而做剧烈运动，因此时常发生肌腱拉伤的事情。所以，多数人认为经常运动难免会拉伤肌腱，但却不可能筋缩。其实这是一种错误的观念。即使一个人几十年来经常进行体育锻炼，也还是有可能出现筋缩症状的。这是为什么呢？

这些爱运动的人要找到筋缩的原因，首先要问自己3个问题：运动前是否先做了热身运动？如何做的热身运动？是否认真做了拉筋舒展运动？

对于这些经常运动的人来说，他们会认为自己筋骨活络，因而常忽视了运动前的热身，只是随便活动手脚，挥挥手臂，几分钟便了事。更有甚者，运动前根本不做热身。这样根本达不到舒活筋骨、增加身体的柔韧性、降低运动中身体的意外损伤概率的效果。长期如此，即使是长年运动，体内的筋得不到有效拉伸，便会出现筋缩的症状。因此，在做热身运动时要尽量激活全身肌肉，避免进行单调重复的，而使某些部位频繁运动，却导致其他部位不能平衡。

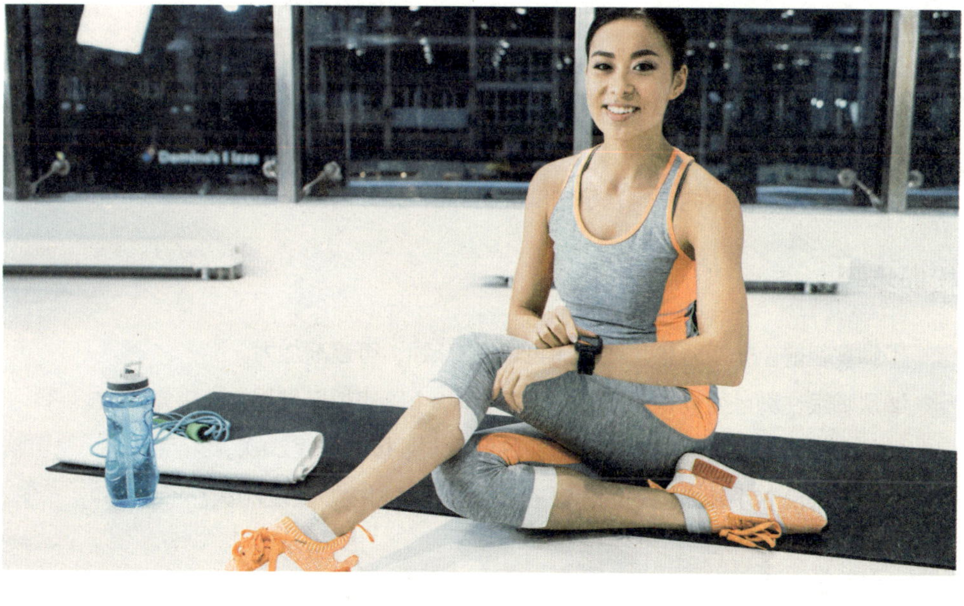

二、妙用牛角松筋术，告别亚健康状态

头痛、失眠、消化不良等这些亚健康症状常常让你苦不堪言吗？怕吃药，去养生馆既破费又不放心，那就不妨自己学习些简单的保健法来为健康保驾护航。中医学中的保健方法众多，但牛角松筋术可谓最自然、无不良反应的一种保健方法。其操作工具简便，小小一只牛角棒，经济又实用，且牛角对于人体的功效在中医药典籍中均有记载。走进本节，学些简单的牛角松筋术，为自己和家人加一道抵御疾病的盾牌。

1.空调病

长时间在空调环境下工作、学习的人，因空气不流通、环境不佳，容易滋生致病微生物，且室内外温差较大，身体难以适应，易出现鼻塞、头昏、打喷嚏、乏力、记忆力减退等症状。一般表现为疲乏无力、四肢肌肉关节酸痛、头痛、腰痛，严重者可引起口眼㖞斜，这类现象在现代医学上称为“空调综合征”或“空调病”。

牛角松筋术能促进血液循环，改善空调病引起的手脚冰冷症状，加快新陈代谢，提高身体调节温度的能力。此外，加上辅助的按摩手法能增强牛角松筋术的功效。

穴位定位

涌泉：位于足底部，约当足底第二、三趾趾缝纹头与足跟连线的前1/3与后2/3交点上。

三阴交：位于小腿内侧，当足内踝尖上3寸，胫骨内侧缘后方。

松筋步骤

①脚掌朝前，一手持牛角棒对涌泉划拨3分钟，可逐渐加力。

②从脚跟往脚趾方向，分上、中、下半段3个脚底板区域划拨，重复20次。

③以脚跟为中心，沿着脚掌两侧往脚趾方向划拨，重复20次。

④由脚跟沿着小腿方向划拨，对三阴交穴加强划拨，重复20次。

2.头痛

头痛是临床常见的自觉症状，可单独出现，也可见于多种疾病的发展过程中。疼痛形式多种多样，常见的有胀痛、闷痛、撕裂样痛、电击样疼痛、针刺样痛，部分伴有血管搏动感及头部紧箍感，以及恶心、呕吐、头晕等症状。头痛的种类很多，外感头痛、颈源性头痛、偏头痛、内伤头痛比较适合用推拿手法治疗。

头痛除了用推拿按摩的方法治疗外，也可以用牛角松筋术来治疗。牛角松筋术能放松僵紧的头部肌肉，畅通头部经络，活血化瘀，促进头颈部的血液循环，令头脑清醒，有轻松感。

穴位定位

百会：位于头部，当前发际正中直上5寸，或两耳尖连线的中点处。

太阳：位于颞部，当眉梢与目外眦之间，向后约一横指的凹陷处。

风池：位于项部，当枕骨之下，与风府相平，胸锁乳突肌与斜方肌上端凹陷处。

天柱：位于项部，大筋外缘之后发际凹陷中，约当后发际正中旁开1.3寸。

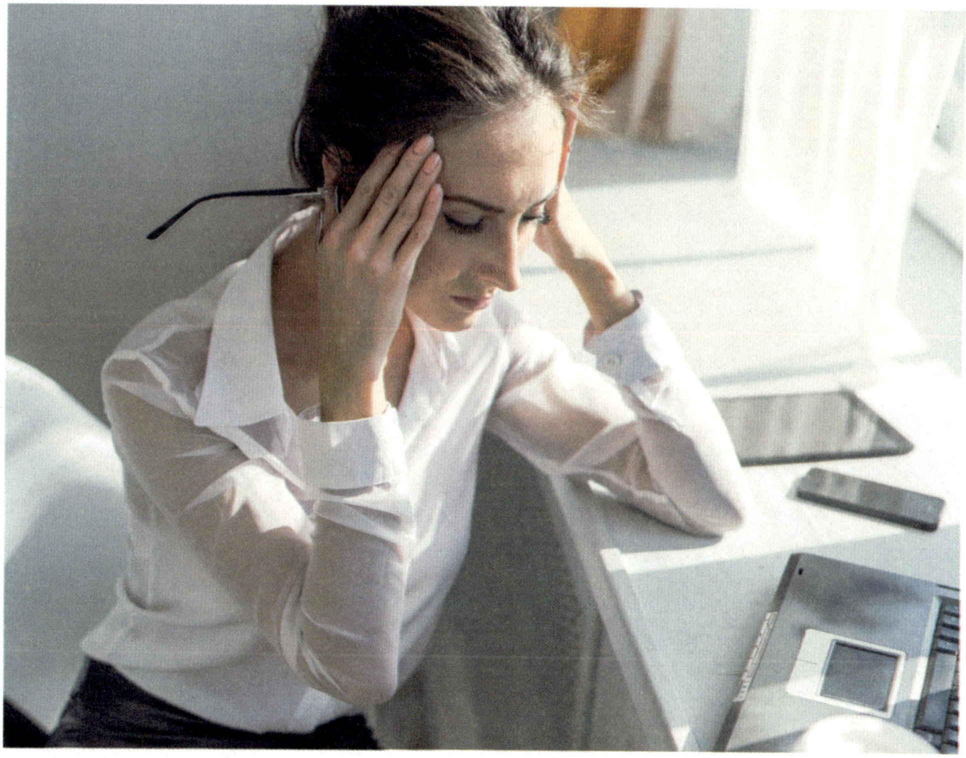

松筋步骤

①从两侧额角太阳沿着头侧往下划拨至耳后，再到头部。

②以牛角棒推顶后脑枕骨及枕骨下缘天柱、风池，至酸痛感减轻为止。

③沿头部督脉线，放松划拨至百会，再分同等比例呈放射状，逐一划拨至百会。

④从后发际线往头顶方向划拨，力度不可太深太重。

3.心悸

心悸是指病人自觉心中悸动、惊惕不安，甚至不能自主的一种病症。多因体虚劳倦、情志内伤、外邪侵袭等导致心神失宁而发病。心悸常伴有气短、胸闷、失眠、健忘、眩晕、耳鸣、喘促等症状。心悸多为阵发性，每因情志波动或劳累过度而发作，不发作时可无明显症状。

牛角松筋术能促进经络畅通，改善气血循环，养血和营、理气开胸，有效改善胸闷、气短、健忘、失眠等症状。

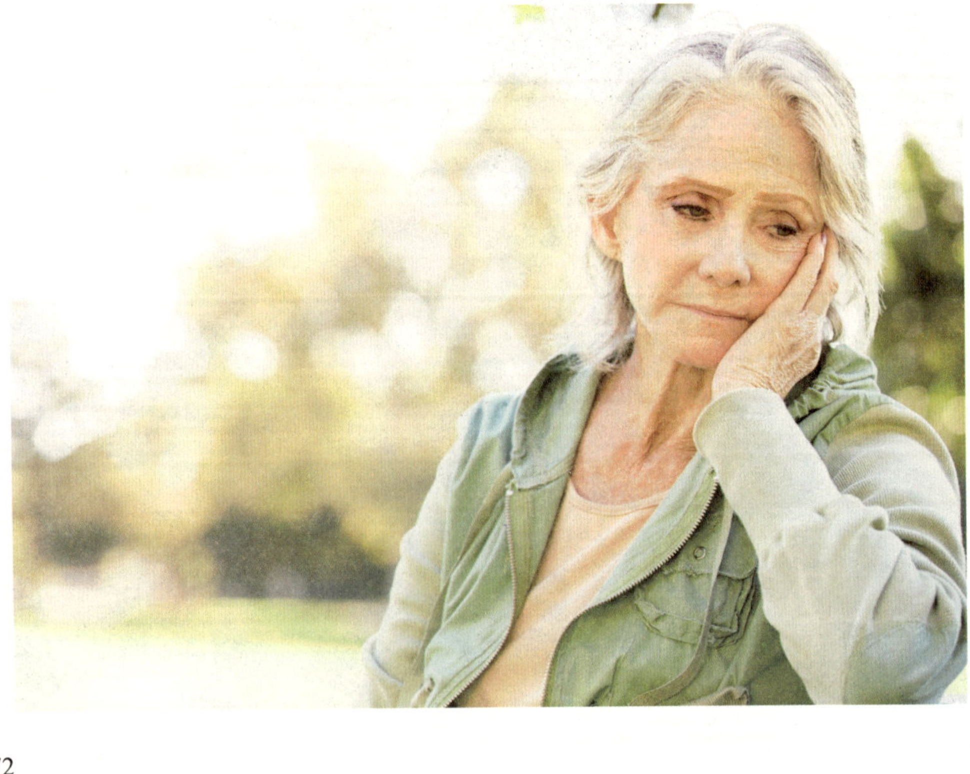

穴位定位

涌泉：位于足底部，约当足底第二、三趾趾缝纹头与足跟连线的前1/3与后2/3交点上。

然谷：位于足内侧，足舟骨粗隆下方，赤白肉际处。

气海：位于下腹部，前正中线上，当脐中下1.5寸。

关元：位于下腹部，前正中线上，当脐中下3寸。

松筋步骤

①用双手拇指搓揉脚底涌泉至脚心微热，再对相同位置点拨1分钟。

②对脚内侧然谷加强点拨1分钟。

③从脚跟往脚趾方向，分上、中、下3个脚底板区划拨，重复20次。

④从肚脐垂直向下划拨到下腹部气海、关元，重复20次。

4.消化不良

消化不良是指具有上腹痛、上腹胀、嗳气、食欲不振、恶心、呕吐等不适症状，经检查排除引起上述症状的器质性疾病的一组临床综合征，是由胃动力障碍所引起的疾病。长期消化不良易导致肠内平衡被打乱，出现腹泻、便秘、腹痛和胃癌等。所以消化不良者平常要注意饮食，不宜食用油腻、辛辣、刺激的食物。

在上腹局部进行牛角松筋术能促进肠胃蠕动，活络消化系统，唤醒胃肠道功能，消除嗳气、腹胀、恶心等不适症状。

穴位定位

中脘：位于上腹部，前正中线上，当脐中上4寸。

水分：位于上腹部，前正中线上，当脐中上1寸。

关元：位于下腹部，前正中线上，当脐中下3寸。

足三里：位于小腿前外侧，当犊鼻下3寸，距胫骨前缘一横指（中指）。

松筋步骤

①从上腹部中脘穴垂直向下划拨至肚脐下方水分、关元，重复20次。

②用牛角棒顶住中脘往下压，再分别往腹部两侧划拨至侧腹部，重复20次。

③对足三里加强松筋后，沿着胫骨外侧向下划拨至脚趾而出，重复20次。

④用牛角棒从膝盖下缘沿着胫骨及胫骨外侧往下划拨，顺气至脚掌而出。

5.便秘

便秘是指大便秘结不通，排便间隔时间延长，或欲大便而粪便干燥的一种病症。现代医学认为，便秘的致病原因多是排便动力缺乏（如膈肌、腹肌等衰弱），肠道所受刺激不足（主要由于食物对大肠、直肠机械的或化学的刺激不足），肠黏膜应激力减弱（各种肠黏膜的病变，如痢疾等）。中医则认为，便秘的病因多为热性病后或过食辛辣而致燥伤肠液，肺燥、肺热下虚等造成的胃肠运化、升降和传导功能失常。

牛角松筋术能调理胃肠功能，理气健脾、补益元气，促进胃肠蠕动，通肠排毒，从而解决便秘问题。

穴位定位

中脘：位于上腹部，前正中线上，当脐中上4寸。

天枢：位于腹中部，横平脐中，前正中线旁开2寸。

章门：位于侧腹部，当第十一肋游离端的下方。

足三里：位于小腿前外侧，当犊鼻下3寸，距胫骨前缘一横指（中指）。

松筋步骤

①从胸骨柄下缘沿腹中线划拨至肚脐，中脘重点加强，重复20次。

②从肚脐两侧的天枢划拨至侧腹，重复20次。

③从胸骨柄下缘划八字行斜下至腹部章门，重复20次。

④双手置于腹部，以肚脐为中心，顺时针摩动30次，再逆时针摩动30次。

6.抑郁症

抑郁症是由于情志不舒、气机郁滞所致，以心情抑郁、情绪不宁、胸部满闷、胁肋胀痛、易怒喜哭，或咽中如有异物梗阻等为主要临床表现的一类病症。抑郁症的主要病因为肝失疏泄、脾失健运、心失所养。虽然与肝、脾、心三个脏腑皆有相关，但各有侧重。肝气郁结多与气、血、火相关，而食、湿、痰主要关系于脾，心则多表现为虚证，如心神失养、心血不足、心阴亏虚等，也有一些属于正虚邪实、虚实夹杂的证候。抑郁症初病在气，久病及血，故气滞血瘀的证候在临床上十分多见。抑郁症日久不愈，往往损及脾、肾，造成阳气不振、精神衰退证候。

牛角松筋术能调理气血，帮助神经松弛，缓和情绪，镇定心神，使肝经疏泄正常，气机得运，则气滞得以缓解、消除。

穴位定位

角孙：位于头部，折耳郭向前，当耳尖直上入发际处。

期门：位于胸部，当乳头直下，第六肋间隙，前正中线旁开4寸。

太溪：位于足内侧，内踝后方，当内踝尖与跟腱之间凹陷处。

照海：位于足内侧，内踝尖下方凹陷处。

松筋步骤

①用牛角棒分别对肋骨下方期门斜行划拨至侧腹部，至感觉微发热。

②对脚心加强点拨，至脚底有温热感，再换脚重复相同动作20次。

③划拨脚心及脚踝内侧太溪1分钟，再从脚心划拨到脚踝内侧附近。

④从脚踝太溪往脚跟方向划拨照海1圈。

⑤沿着头部两侧耳朵边缘角孙穴从上而下划拨20次。

⑥以齿梳沿着前发际边缘朝同一方向以两短一长的频率梳20次。

⑦对后脑枕骨上缘位置及枕骨下缘进行划拨。

⑧从前发际线正中沿着头顶中线向后划拨，经百会穴时着重加力。

三、疼痛可轻可重，日常止痛拉拉筋

生活中的疼痛无处不在，小到肌肉酸痛，大到神经疼痛，一旦疼痛发作常令人痛苦不堪。对于生活中的一些常见病痛，不一定要求医问药，适当地拉筋放松，往往能收到意想不到的效果。一起翻开本节，学习并掌握正确的拉筋技巧和拉筋方法，让疼痛远离我们的生活。

1.颈椎病

颈椎病又称颈椎综合征，是由于颈部长期处于紧张的工作状态，劳累过度，形成劳损；或颈椎及其周围软组织发生病理改变，如颈椎骨质增生、椎间隙变窄、椎间盘突出等，使得颈部神经、血管或脊髓受到压迫、刺激而导致的一组复杂的症候群。颈椎病主要症状表现为关节韧带疲劳，头、颈、肩、背酸痛，颈项僵硬，活动受限。颈肩酸痛可放射至头枕部和上肢。严重者肩背部有沉重感，四肢无力，手指发麻，手握物不稳，行走时有踏棉花之感，可伴有恶心、呕吐等症状。

颈椎病的分型

局部型颈椎病

症状：颈部剧烈疼痛，并放射到枕顶部或肩部，头部活动严重受限，患者为了缓解疼痛而常用手托住下颌。

交感型颈椎病

症状：头疼、恶心；视线模糊、眼睛干涩、眼窝有胀痛感；肢体怕冷发凉、局部多汗；头晕眼花、眼睑下垂、鼻塞等。

椎动脉型颈椎病

症状：位置型眩晕或猝倒；耳聋、耳鸣、出现视觉障碍；感觉异常、无力持物；严重者出现对侧肢体轻微瘫痪。

脊髓型颈椎病

症状：步态不稳、行走不便、走路时有轻飘飘的感觉，单侧或双侧下肢颤抖、乏力、麻木。

神经根型颈椎病

症状：肩、颈、背、上肢某一处出现持续性酸痛，并放射到手肘处，还会出现针刺或触电般疼痛；颈部及上肢出现运动障碍。

混合型颈椎病

两种或两种以上上述病症同时存在即为混合型颈椎病，它的症状复杂，体征不一。

生活小保健

长时间伏案工作的人，在坐姿上应保持自然的端坐位，头略前倾，保证头、颈、胸的正常生理曲线不受影响。每当伏案一段时间后，应抬头向远处眺望1分钟左右。

拉筋步骤

①头向左右缓缓转动，幅度宜大不宜小，以感觉酸胀为度。

②头先向前再向后拉伸，直到颈项不能再拉伸为止。重复做30次。

③双手上举过头，掌心朝天，每次坚持5秒以上。

④左手往后按住后颈部，右手握住左肘，同时头颈向后用力，每次互相抵抗5次。

⑤头部用力左旋，并尽力后仰，眼望左上方坚持5秒钟。复原后，再换对侧用力。

⑥两手贴在大腿两侧，头旋向左侧时，上身往右侧转。复原后换另一侧操作。

⑦右手把头部压向左侧，再换手压向右侧，耳朵尽量靠近肩膀，肩膀保持不动。

⑧头部分别向左、右做画圈运动，每一个方向所画的圆圈都要达到极限，重复10次。

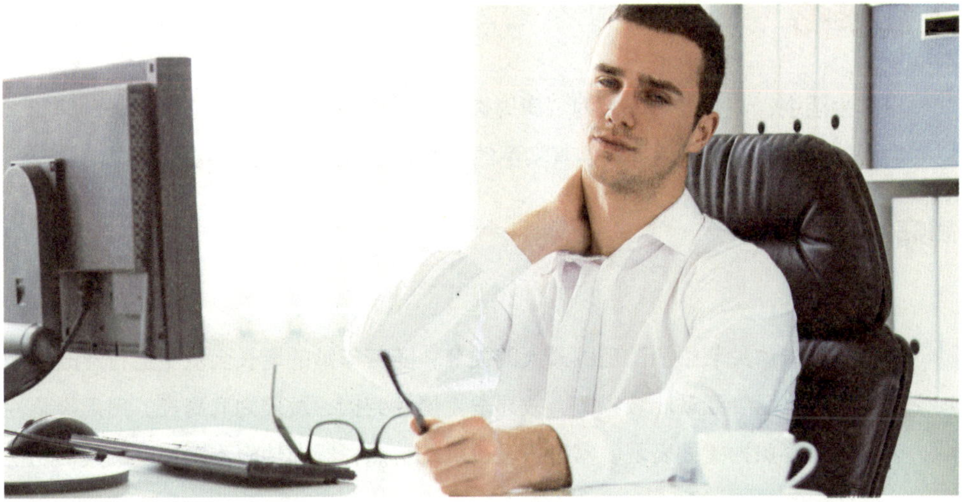

2.咀嚼肌疲劳

有时我们吃完干鱿鱼丝等偏硬、难以嚼碎的食物后，会觉得下巴疼痛或僵硬，这种现象大部分是咀嚼肌出了问题。咀嚼肌在反复使用的情况下会出现肌肉疲劳，并紧缩酸痛。如果肌肉长期紧缩就会发生粘连，进而相互碰撞发出“喀”的声音，甚至颞颌关节盘也会出现问题，严重时还会引起头痛。有的人还会出现一处或多处咀嚼肌的局部持续疼痛，在耳部或耳前区钝痛，疼痛常放射到颞部、前额、眼部、下颌角、颈外侧或枕部，这便是咀嚼肌紊乱。

咀嚼肌包括咬肌、颞肌、翼内肌和翼外肌，均左右成对分布于颞下颌关节周围，是上提下颌骨、使口闭合的一组头肌，参与咀嚼运动。咀嚼肌的疲劳或损伤常与外伤、微小创伤、精神紧张、寒冷刺激、紧咬牙、夜磨牙等因素有关。因牙科治疗等需长时间大张口，可导致咀嚼肌过度活动；不良修复或牙合垫过高使牙合间距离增大，可导致咀嚼肌过度伸展或拉长；无牙合患者牙槽骨明显吸收或双侧后牙缺失则可使咀嚼肌过度收缩，最后导致咀嚼肌疲劳。

拉筋步骤

①用食指、中指、无名指指腹按摩咀嚼肌的前后部位，重复10 次。

②用双手沿颧骨下缘划至耳前部位，重复10 次。

③沿嘴角线按摩至耳垂部位，重复10 次。

④从下颌骨上缘按摩至耳下部位，重复10 次。

3.肩膀痛

日常生活中，许多老年人因为“肩周炎”而受肩痛的折磨，便造成了一种误解，以为肩痛就一定是患上了肩周炎。其实不然，肩痛也可能是其他疾患引起的。

肩痛的常见原因

肩周炎

肩关节是人体关节中活动范围最大的关节，随着年龄的增长会发生退行性改变，加之肩关节在生活中活动比较频繁，故易发生慢性劳损，发展为肩周炎。肩周炎急性期，以肩关节疼痛为主要表现，常有日轻夜重的特点，同时伴有不同程度的关节功能障碍。在粘连期或恢复期，常影响日常生活。

肩部骨折

肩部骨折包括锁骨骨折及骨折不连接、肩胛骨骨折及骨折不连接、肱骨近端骨折及骨折不连接等。

肩关节脱位

肩关节脱位包括急性肩关节脱位、陈旧性肩关节脱位、复发性肩关节脱位、习惯性肩关节脱位、肩关节半脱位、肩锁关节脱位、胸锁关节脱位等。

肩袖伤病

肩袖伤病包括肩袖撞击综合征、肩袖完全或部分撕裂。

肩关节僵硬

肩关节僵硬包括原发性肩关节僵硬（即冻结肩）、继发性关节僵硬以及创伤后肩关节僵硬。

颈椎病

颈椎病可引起肩部疼痛，最常见的是颈神经根压迫的症状，疼痛一般不太剧烈，可伴有肢体发麻、无力等，关节功能受限不明显，检查有颈椎骨质增生存在。

肩部肌肉痉挛

造成肩部肌肉痉挛的原因有局部受凉、长期低头伏案工作或长期从事电脑操作坐姿不正确等，因长期保持某一种姿势，使肌肉一直处于紧张状态，所以很容易引起肩部肌肉痉挛。

肌腱炎

肌腱炎包括钙化性肌腱炎、肱二头肌长头肌腱炎、肩袖肌腱炎等，以上均能引起肩痛。

由此可见，引起肩部疼痛的原因是多方面的，如果疼痛经过简单的对症治疗后不见好转，且有不断加重的趋势，应当及时到医院诊治。

肩周炎的自我诊断

①患者年龄一般大于50岁，随着年龄的增加，发病率也提高。

②肩关节周围有明显的压痛点，一般无放射性疼痛。

③患者做肩关节上举（如梳头动作）和后伸（双手做背手动作）运动时，患侧肩部疼痛加重。与健康一侧的肩关节相比，患侧肩关节活动的幅度明显变小。做双上肢外展动作时，患侧上肢不能伸到水平，如果勉强将患侧上肢伸平到90°，身体会出现

向健康一侧倾斜的现象。

④肩关节可有肌肉萎缩现象，以三角肌萎缩最为明显。

生活小保健

许多疾病都是一点一滴积累而成的，日常生活中的很多不良小习惯可能会影响我们的健康。肩部是我们日常活动最多的部位之一，只有好好保护，才能避免肩膀积劳成疾，使手臂灵活自如，从而更方便我们的生活。

床铺与肩部健康

古人云："睡侧而屈，觉正而伸。"在维持肩背健康方面，床铺也起着关键性的作用。如果床铺选择不当，会直接导致我们的肩背受损，引发各种疼痛和疾病。

①床铺的长度。

适宜的床铺长度是有要求的，要比就寝者的身高长20厘米以上才合适。床铺过短，睡觉时人就会蜷缩着身体，脊柱和四肢都得不到舒展，不仅休息不好，还会影响肩背和腰椎的健康。

②床垫的硬度。

首先床垫不宜过软。有的人喜欢很软的床垫，觉得越软越健康，这是错误的。柔软的床垫刚躺上去，的确会让人觉得身体放松，能缓解疲劳，但是久而久之就会出现腰酸背痛、颈重肩累的现象，这是因为过软的床垫不能很好地保持人体的生理弯曲。有利于健康的床铺应该是在硬板床上铺上7～9厘米厚的软垫，枕头高度以7～10厘米为宜。

运动与肩部健康

肩膀痛的时候，很多人会在第一时间想到做运动。但是，不是所有运动都是对

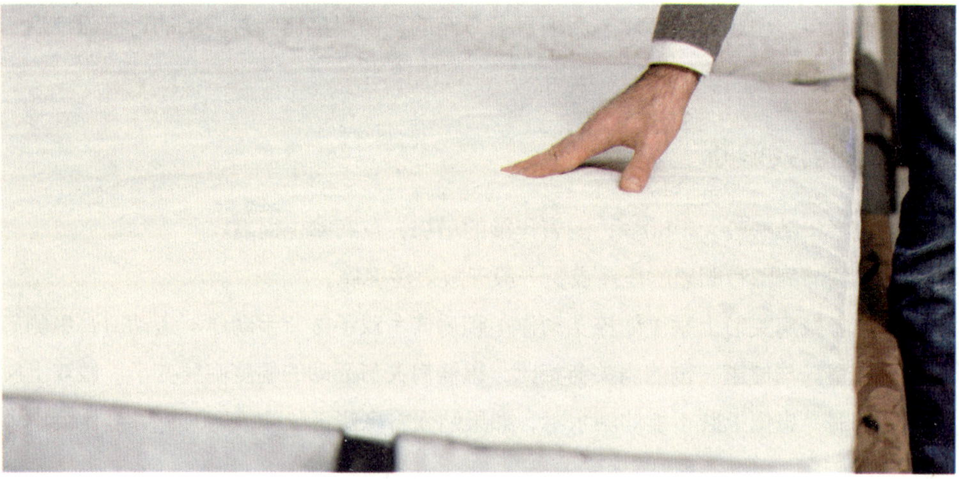

肩部有好处的，错误的运动方法，如举过重的哑铃、俯卧撑等，非但不能缓解肩膀痛，还会带来反作用，使肩膀受伤。而拉筋则是一个缓解肩膀疼痛的好方法。

拉筋步骤

①站直，一手臂横过胸前，与地面平行，然后用另一手肘把手臂往另一侧的肩膀拉近。

②身体站直，双臂交叉环抱肩膀就像拥抱自己一样，然后把双肩往后挺。

③双臂于身前交叉，双手抓住膝盖后面，挺起上半身，直到上背部和肩膀觉得紧绷。

④背对桌子或长椅站直，双手反向抓住桌子或椅子的边缘，慢慢往下蹲。

4.腰部疼痛

在传统意义上，腰痛代表了一种老化现象。但现在，腰痛已经成为现代人的一种常见病，各种原因造成腰痛病患者急剧增多。我们需要了解腰痛形成的原因，来缓解、治疗以及预防腰痛。

腰痛形成的原因

人体脊骨的弯曲形状

脊骨的过度活动是导致腰痛的原因之一。当我们弯腰时，是第四、五腰椎在弯曲，腰椎活动范围的大小决定了支撑肌肉负担的大小，一旦负担累积，弯曲幅度长期大于45°，就会造成疲劳过度，很容易引起腰痛。

脊椎的分离

脊椎分离的情况主要发生在从事剧烈运动的人身上，出现这种现象的原因主要是椎骨关节的一部分引起骨折或分离。在此状况下，人体会感到腰部笨重酸疼，严重者还会觉得脚部麻木疼痛。

腰椎的变形

变形性腰椎疼痛以早上起床时腰疼、腰部僵硬不灵活为主要表现，这主要是由椎间盘老化引起的。椎间盘在老化后会失去原有的弹性，再加上脊骨的压力而逐渐被压扁。椎间盘一旦受到刺激，椎体四周的骨质增生，会出现小刺（骨刺）的突出，这种突出使支撑脊椎骨的肌肉变弱时就会引发慢性腰痛。

脊椎管狭窄

脊椎管是人体腰椎中间血管与神经通过的地方，位于脊骨背侧，骨髓也从脊椎管通过，一旦脊椎管出现异常，如变窄，就会压迫马尾神经、神经血管，从而出现腰痛麻木、脚痛等症状。这种腰痛病症在脊椎管本来就狭小的人身上比较常见。另外，脊椎管随着年龄的增长，脊椎管随之发生变化的人也是脊椎管狭窄的主要病发人群。

突发性腰痛的形成

①因某一动作突然引发。

这种情况是最常见的，如人们在搬重物或抱孩子时，因事先在心里对要负担的重量低估了，所以在猛然间负重时，本来预计使出的力气没能够搬起重物，腰部突然承受过大的负担，这样就会扭伤腰部，或者导致腰部肌肉附近所包裹的筋膜发炎，进而产生疼痛。

②无缘由地突然疼痛。

有的时候，我们会突然莫名地腰痛，却发现当天并没有做任何特别的事。这个时候就要回想几天前有没有做特别的事了，可能是你前一两天做了剧烈的运动或进行了超负荷的工作，而又没有进行适当的压力放松，致使腰部肌肉或肌肉附近的筋膜发炎，引发疼痛感。

③个人体型的变化。

个人体型的突然改变也会改变我们的身体状况。例如，短期内体重急剧增加时，已经习惯原本体重的肌肉、关节、韧带等在这个时候就必须承担更重的负荷，更加劳累，因此就会更容易产生腰痛。

生活小保健

①当较长时间站立干活时，可以把一只脚放在高30厘米左右的台上，并且不时地轮换两只脚。即干活时一会儿重心在左脚，一会儿将重心换到右脚，这样站立可避免腰部肌肉紧张。

②从地上捡东西时，无论物品轻重，都应蹲下再捡。站立时也要靠两膝支撑起身体。

③盘腿坐时，屁股下面应垫个垫。若随便席地而坐，则会增加腰部的负担。

④抱沉重物品时，应使其紧贴身体并微屈两腿，以减轻腰部肌肉的负担。

⑤取放位置高过面部的物品时，要站在台或凳上，不要伸腰踮脚去够。

拉筋步骤

①站直，双臂放松，上半身慢慢前倾，至背部与地面平行，双臂自然与地面垂直。

②站直，上半身轻轻向后仰，将双手放在臀部，身体尽量向后。

③仰卧，一侧大腿慢慢向胸部方向抬高。双手抱住膝部，慢慢地将腿拉向身体。

④四肢着地，两臂和大腿与身体呈90°，像猫一样弯曲背部保持20秒。

5.网球肘

网球肘又称为肱骨外上髁炎，为肘关节外侧前臂伸肌起点处肌腱发炎疼痛。网球肘发病较为缓慢，患者自觉肘后外侧酸痛，局部无红肿，肘关节伸屈不受影响，但在用力抓握、提举重物时疼痛加重，疼痛有时沿前臂向上或向下放射。患肢在屈肘、前臂旋后位时伸肌群处于松弛状态疼痛可缓解。严重者手臂旋转疼痛、无力、握力减弱、无法举高，手指伸直、伸腕或执筷动作时即可引起疼痛，过于严重时，牙刷、筷子、汤匙都无法拿好。

网球肘的病因及病理

网球肘发病的原因主要包括：击网球时动作错误、网球拍大小不合适或网拍线张力不合适、高尔夫握杆或挥杆技术不正确等；手臂重复某些动作过多，如网球、羽毛球抽球，棒球投球，以及刷油漆、划船、使锤子或螺丝刀等。

本病的发生大多由于前臂长期反复地旋转活动，或由一次剧烈过度旋转引起。亦可由于前臂在旋前位时，腕关节的反复背伸活动，肱骨外上髁附着处的伸腕肌腱过度受牵拉，而发生劳损或扭伤。其主要病理改变为：由于反复损伤，腱纤维的肱骨外上髁部发生撕裂、出血，形成骨膜下血肿，继而机化、骨化，产生肱骨外上髁骨质增生（多呈一锐边或结节状）。病理组织切片检查为透明样变性缺血，故又称缺血性炎症。有时伴有关节囊撕裂，关节滑膜因长期受肌肉的牵拉刺激而增生变厚。当腕关节屈伸和前臂旋转时，滑膜可能被嵌入肱桡关节面之间，亦可发生肱桡韧带松弛、桡尺近端关节轻度分离，致桡骨小头脱位。这些病理上的变化，可引起肌肉痉挛、局部疼痛或沿伸腕肌向前臂放射性窜痛。

高尔夫肘

与网球肘的病理相似的疾病为肱骨内上髁炎，又称前臂屈肌总腱损伤或尺侧屈腕肌损伤，即我们常说的“高尔夫肘”。高尔夫肘多因腕关节背伸、前臂半旋前位时，受到肘的外翻压力，使紧张的屈腕肌群突然被动过牵，造成前臂屈肌总腱在肱骨内上髁附着处损伤；或经常用力做屈腕、屈指或前臂旋前动作时，屈腕肌和旋前圆肌反复紧张收缩，使肱骨内上髁附着处长期受牵拉，而发生疲劳性损伤。

生活小保健

①从事反复伸屈肘关节工作的中老年人，应注意劳逸结合，适当进行有针对性的锻炼。

②平时体力活动较少的人，应注意避免突然的肘部过度活动。

③有网球肘病史的患者要防止肘部吹风、着凉，避免过劳，以免复发。

④在进行体育锻炼时应注意运动的强度要合理，不可使手臂过度疲劳。

⑤每次活动后要重视放松练习。建议按摩手臂，使肌肉更加柔软不僵硬，保证手臂肌肉与收缩的协调性，避免产生“网球肘”。

⑥平时电脑打字、料理家务前，要充分做好热身，特别是手臂和手腕的内旋、外旋、背伸练习。

⑦有效地使用弹力绷带和护肘，对慢性网球肘的伤情扩展是有帮助的。

⑧网球初学者不应强迫自己使用过重的球拍，以免给手腕和肘关节造成过大的负担。

⑨平时网球练习不应过频，频繁的练习会使肌肉和关节长期处于疲劳状态，增加网球肘的发病可能。

拉筋步骤

①四肢着地的跪姿，前臂朝前，手指朝后，然后慢慢地把身体往后移动。

②十指于胸前交扣，伸直手臂，然后把手掌往外推。

③一手抓住另一手的手指，将手掌外翻，伸直手臂，然后把手指往后拉。

④手臂伸直与地面平行，把手腕往下转再往外翻转，另一手帮助手腕往上翻转。

6.背部酸痛

背痛，虽不如颈痛、腰痛那样多发，但也是一种常见的病痛，在所有的慢性疼痛病患中，腰酸背痛的病患占了最高的比例。据相关统计，30％～40％的人在某一时期患有背痛，有80％～90％的人在某个时候经历过背痛。不同性别和不同年龄的人都可能患病，但背痛在中年人中最为常见。

那些不爱运动且体质虚弱的人较易罹患腰酸背痛。尤其是从事久站、久坐或是长期弯腰搬运重物的工作者，如司机、店员、搬运工、护理人员和电脑族等，最易因固定姿势或姿势不正确而引起腰酸背痛。另外，内心的焦虑、对工作的不满或有家庭纠纷，或是经常失眠者，因长期的苦闷、忧郁会使身心紧张，背部肌肉长期承受压力也会引起肌肉的疼痛，又因疼痛而使苦闷、焦虑加重。

背部酸痛的常见原因

①胆绞痛、胰腺疾病、胃及十二指肠肿瘤等可引起肩背部疼痛。

②骨肿瘤或肾、膀胱、子宫、肺等罹患肿瘤转移至肩胛骨、椎体骨、肋骨时，引发肩胛痛、背部疼痛、胸痛。

③颈椎病引起的后背疼痛。颈椎第四、五、六颈椎的脊神经后支向背部延伸，支配上背部的皮肤肌肉。当颈椎发生退行性改变时，如果牵拉到第四、五、六颈椎的脊神经后支，就会导致背痛。

④肩周炎引起的背部疼痛。肩周炎会引起肩关节疼痛，随着病情的发展，疼痛范围会不断加大，部分患者会出现后背疼痛。

⑤强直性脊柱炎引起的后背疼痛。强直性脊柱炎患者会出现慢性泛发性或持续性腰背痛，棘突有压痛感，晨起后后背腰部僵硬，后仰时背腰部疼痛加重，活动后好转，久站或行走易疲劳。 患者多表现为下背和腰部活动受限，体检可发现腰椎棘突压

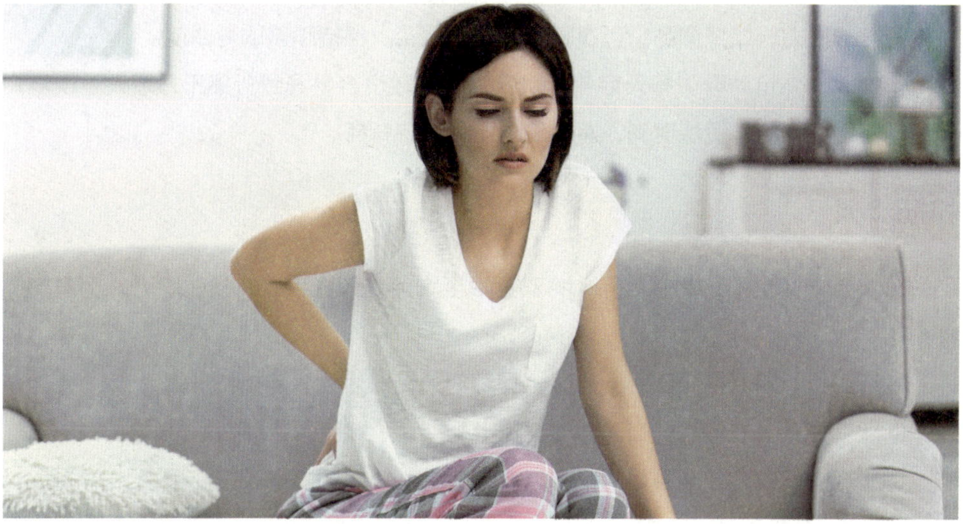

痛、脊椎旁肌肉痉挛，后期可出现肌肉萎缩，甚至引起驼背。

⑥不少呼吸系统疾病引起的肩背疼痛，一般在后背、侧背或肩胛部，较常见的有胸膜粘连、肺癌与结核。

⑦内脏疾病引起的牵涉性痛。妇科盆腔疾病、前列腺疾病等可引起下腰痛；肾脏疾病，如结石肌瘤、肾下垂、肾盂肾炎，以及腹膜后疾病，如脓肿、血肿等，均可引起腰背痛。肝病和心脏病也可引起背部疼痛。

生活小保健

①坐立时应尽力保持良好的姿势。不良的姿势，如低头垂肩坐在椅子上、俯身趴在书桌上，都会使脊柱偏离正常位置，将过多的压力压在背部肌肉上，从而造成背部酸痛。

②给背部以支撑。坐时将一个小枕头或者靠垫放在背下部的脊柱部位，这可以为背下部提供支撑，减轻对肌肉的过多压力。

③伸展背部。对伏案工作的人来说，伸展背部可以防止并减轻背痛。坚持在工作时每隔15分钟站直身体，将双手置于后腰上，向后倾身。伸展时动作应该缓慢而平稳。

④恰当提举物品。当你提东西时，将它尽可能靠近身体。不要伸直手臂或弯腰拾起物品，应尽量保持背部竖直，然后弯曲膝盖蹲下拾起。

⑤经常活动。在办公室久坐的上班族，需要至少1小时站起来活动一下。如果无法离开办公室，试着将文件夹等物品放在你必须站起来才能取到的位置，或者有意识地站着接听电话，午休时散散步。

⑥睡觉时弯曲膝盖。经常背部疼痛的人，睡觉时最好侧卧，弯曲膝盖，从而减少对椎间盘的压力。如果仰卧，可在膝下放一个枕头，保持膝盖的弯曲度。

⑦换双户外运动鞋。整天穿着过软或过硬的鞋也容易导致背部压力增大。换双户外运动鞋，增加跑步锻炼时间，有助于防止和缓解背痛。

拉筋步骤

①双手十指交扣，掌心向外，将双手抬至胸前并伸直手臂，锁住手肘并将肩部向前推出。

②仰卧位，双臂往头部上方伸直，脚趾朝天，然后尽可能拉长身体。

③双臂往头上方伸直并交叉，尽量往上延展。

④坐姿，双臂垂放在身体两侧或放在大腿上，让头部和胸部往前垂下。

四、亚健康按摩法 + 日常误区解读

当亚健康状态积累到一定程度时，便转化为疾病；反之，若采取有效措施正确防治，则可以恢复健康。我国传统医学在很早就有了对亚健康的认识，从古流传至今的推拿按摩法越来越为大众所接受，其保健功效也深入人心。此外，生活中的一些误区也会导致人体逐渐步入亚健康状态，因此要正确认识这些误区，避免出现亚健康状态。

1.适当按摩，轻松面对亚健康

受伤后身体所感受到的痛苦与不适，会让人们出于本能地用手抚摸、按压体表损伤或病痛部位，以便在一定程度上抑制或缓解这些疼痛，久而久之就逐步演化为后来的按摩之术。要改善人体的亚健康状态，除了采用前面所述的拉筋方法以外，还可以借助按摩手法来改善。临床实践表明，按摩一般有以下五大功效：

平衡阴阳，调整脏腑

阴阳失调便会引发脏腑功能紊乱，从而导致疾病发生。按摩能够调节脏腑的功能，使之达到阴阳平衡。实践证明，强而快的按摩手法能够引起神经和肌肉的兴奋；轻而缓的按摩手法则可以抑制神经、肌肉的功能活动。

疏通经络，调和气血

当经络不通时，身体便会出现疾病，通过按摩，可以使经络疏通、气血流通，进而消除疾病。

扶正祛邪，增强体质

经常进行自我按摩，能够使苍白、松弛、干燥的面部皮肤变得红润且富有弹性；令肥胖者的身体变得灵活；使瘦弱者体重增加，身体强健；使肺气肿患者的呼吸功能得以改善，提高免疫力，进而减少发病。

强壮筋骨，通利关节

骨伤疾患会直接影响到运动系统功能，自我按摩能够强健筋骨。经常对肾俞、关元等穴位进行按摩，能够补肾强骨，令全身筋骨强健、关节灵活。

活血化瘀，消肿止痛，松解粘连

实践证明，对病变的关节部位进行按摩，可以促进关节滑液的代谢，增强关节囊和关节的韧性。如肩周炎患者经过自我按摩并配合肩关节的运动后，能够松解关节周围的粘连，消除局部疼痛而痊愈。

头部保健按摩法

①双手十指张开，按压头皮1分钟，以局部有酸胀感为宜。

②拇指指腹揉按风池穴1分钟，再分别按压两侧后发际线1分钟。

③拇指指腹放于百会穴上，适当用力压揉1分钟。

④拇指指腹揉按头维穴，力度由轻渐重，揉按1～2分钟。

颈肩保健按摩法

①用掌根揉按后颈项部肌肉3分钟，力度由轻渐重。

②用食指按揉后发际线至耳部发际线2～3分钟，力度由轻渐重。

③拇指和其余四指成钳形拿捏后颈部肌肉30次，再按揉风池穴30次。

④将双手大拇指与其余四指成钳形拿捏肩部肌肉，捏揉3分钟。

手部保健按摩法

①拇指指腹放于曲池穴上，由轻渐重，用力压揉5分钟。

②用拇指指腹由手肘至手腕部用力压揉5分钟，以局部酸胀为宜。

③拇指放于合谷穴上，食指顶于掌面，由轻渐重掐压3分钟。

④用拇指指腹按揉内关穴1～2分钟，力度适中。

腰背保健按摩法

①将手掌放于八髎穴上，用力搓揉3～5分钟，以局部透热为宜。

②双手分别置于腰部揉按2分钟，再用拇指着力揉按肾俞穴2分钟。

③双手拇指分别从肩部沿脊柱点按至腰部2分钟，以有酸胀感为宜。

④双手手掌从腰部一侧推擦至另一侧3分钟，以局部有温热感为宜。

下肢保健按摩法

①双手掌心搓热，覆盖在膝关节处，揉搓20次，再捏揉1～2分钟。

②将拇指与其余四指相对成钳形拿捏小腿，由轻渐重拿捏3～5分钟。

③搓热双手掌心后，迅速覆盖在小腿外侧，以顺时针方向轻摩50次。

④双手拇指从小腿腘窝处压揉至足后跟，用力压揉3分钟。

2.日常生活中的几个误区解读

误区一："舒服姿势"看电视

日常生活中，不论是年轻人还是老年人都时常会有颈肩痛、小腹凸、腰背痛等困扰。其实，这种结果很大一部分是由不经意间保持的"舒服姿势"引起的。

错误一：侧身躺着看电视

拿起遥控器蜷在沙发上侧躺着看喜欢的电视节目，是很多人的最爱。但这样的放松姿势不仅会压迫胃部，造成消化不良，而且对颈、腰椎也是一种力学性的伤害。支撑头部重量的主要是颈部肌肉，侧头看电视使头部过多的重量作用于脊柱小关节的软骨上，会出现类似落枕的症状，这是肌肉和韧带的急性损伤。此外，还会挤压肩部，加重肩部负担。

错误二：跷二郎腿

跷二郎腿常被认为是一个既放松又耍酷的姿势，但结果却适得其反。其一，跷二郎腿时把原本可由两条腿负重变为单靠一条腿来支撑，时间一长易造成腰椎与胸椎压力分布不均而出现脊椎变形，诱发腰椎间盘突出。其二，跷二郎腿会压迫到受压侧大腿内侧的股神经，如果经常对股神经进行压迫，容易让人感觉麻痹。其三，跷二郎腿时，被垫压的膝盖受到压迫，会影响下肢血液循环。

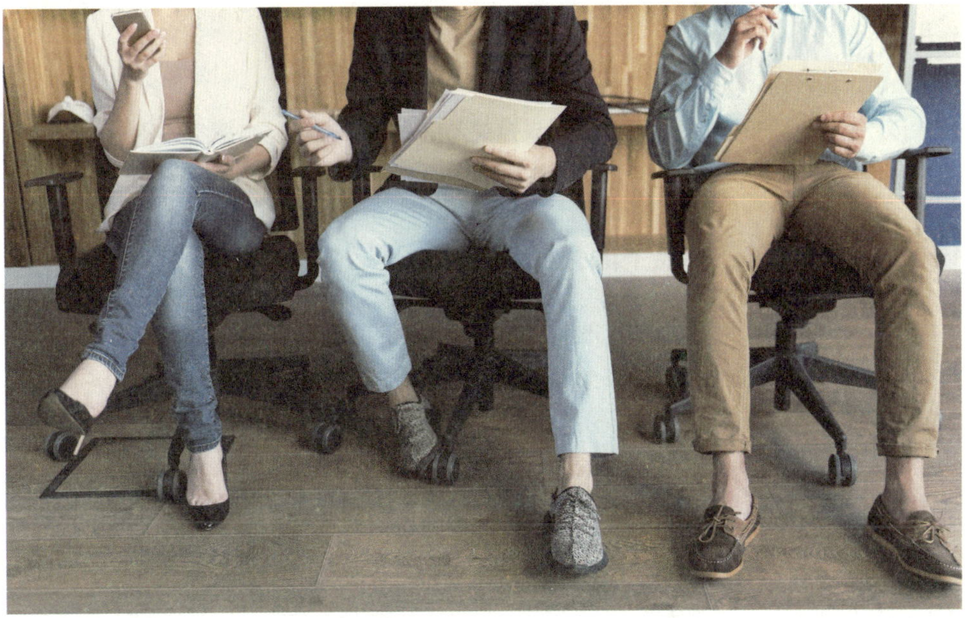

正确做法：坐起来看电视

坐起来看电视，不仅对肩部有好处，还不会损伤眼睛。另外可以在腰部垫一个靠垫，以保持脊柱直立，减轻对脊柱肌肉的损伤。

误区二：膝盖一痛就马上带护膝

膝盖是人体一个极其重要的部位，同时又是一个非常脆弱、容易受伤的部位，当其受伤时极其疼痛且恢复较慢，有的人甚至一到阴天或下雨天膝盖就隐隐作痛。而护膝作为一种保护膝盖的工具，被人们广泛使用着。

护膝的两个作用：支撑和保温。膝关节是上下腿骨交汇的地方，中间有半月板，前面有髌骨，髌骨由两条肌肉拉伸，悬浮在腿骨交汇处之前，非常容易滑动。使用具有支撑作用的护膝，可以防治因膝关节承受过多压力和剧烈运动而引起的膝关节疾病。膝盖又是非常容易受凉的部位，很多膝关节的疾病都与膝盖受凉有关，使用有保暖作用的护膝，则可以很好地防治膝盖因受凉而引起的膝关节疼痛。

错误一：一直带着护膝

护膝只是用来治疗疾病的一种辅助工具，常被用于支撑身体重量的肌肉。随着肌肉的恢复，要逐渐减少带护膝的时间。如果过于依赖护膝，会使肌肉本身变得越来越衰弱。

错误二：用保暖护膝作为辅助工具

护膝有两种，一种是保暖的，一种是起支撑作用的。保暖用的护膝几乎没有支撑作用。

正确做法：以支撑关节为目的使用护膝

以治疗为目的的护膝，可以起到支撑关节的作用。在足以支撑身体重量的肌肉还没有长好之前，护膝可以作为辅助工具使用，但膝盖的活动范围就会受到限制。

误区三：睡觉时在膝盖下面垫枕头

一天当中，我们身心最放松的状态莫过于睡觉的时候。如果睡觉时姿势不正确，容易引起身体不适，轻则疼痛，重则引发疾病。什么样的睡觉姿势才正确呢？让我们听听专家怎么说吧。

错误一：抬高膝盖睡觉

适当抬高膝盖睡觉会觉得很舒服，但如果膝盖抬得过高，腰部会感到轻松，但膝盖却会变得不舒服。因为膝盖在伸直的状态下，下肢血液循环比较流畅，可顺利到达微血管。而膝盖在弯曲的状态下，膝盖部位的血管就会由于受到压迫而变得狭窄，血液难以到达微血管，造成下肢血液循环不良。

错误二：在膝盖下面垫枕头或靠枕

如果引起膝盖疼痛的原因是膝关节变形，就不能让膝盖长时间维持弯曲的状态，否则变形的状况会更加恶化。

正确做法：采取自己感觉最舒适的姿势

睡觉时可采取自己感觉最舒适的姿势，如仰卧时，在膝盖到小腿的部位垫一个坐垫使小腿和脚抬高，以减轻疼痛；侧卧时，使膝盖自然弯曲，也可在两腿之间夹一个坐垫以减轻下肢的不适。

误区四：为了锻炼下肢而不用拐杖

有些人会出于种种原因拒绝使用拐杖，有为了锻炼下肢而拒绝使用拐杖的，有觉得自己年纪轻轻而不好意思使用拐杖的。其实有时候使用拐杖反而有利于疾病的恢复。

错误一：不管下肢多痛都不用拐杖

使用拐杖是因为下肢疼痛等原因影响了自己的活动范围。如果因为心里抵触而拒绝使用，会使下肢疼痛渐渐无法忍受，进而减少活动量，这是不利于缓解疼痛的。

错误二：使用拐杖会使肌肉退化

有人认为，使用拐杖会使下肢肌肉失去锻炼，造成肌肉不断退化乃至萎缩不可用。然而，事实恰恰相反。如果不用拐杖会因疼痛而更加不愿出门，日久必会造成下肢肌肉逐渐退化。使用拐杖不但能减少走路时的负担，而且会使下肢肌肉得到适当的锻炼。

正确做法：用拐杖来辅助步行

拐杖可以辅助下肢，起到支撑身体重量的作用。使用拐杖帮助走路，比不使用拐杖走得更轻松、更远，而且疼痛会减少。因此，拐杖是帮助支撑身体肌肉快速恢复的重要用具，下肢疼痛的人尤其要多加利用。

选择适合自己的拐杖才能真正起到缓解疼痛的作用。使用拐杖时，应用食指和中指夹住拐杖头，再用整个手掌包覆住把手，肘关节弯曲度应为30°～40°。拐杖的长度以把拐杖顶在离脚尖20厘米处时，握拐杖的手在臀下的高度最理想。

误区五：肢体疼痛就马上泡澡或热敷

当身体不适时，很多人都喜欢洗个舒服的热水澡，或是泡澡、泡脚等来缓解身体的不适，而且泡澡或热敷对缓解疼痛有很好的效果。但是泡澡或热敷只有在没有肿胀或发热的情况下才会达到缓解疼痛的效果，否则，不仅不会起到好的效果，反而会使症状恶化。

错误一：盲目泡温泉治疗

温泉中含有促进血液循环的成分，如果身体中有血管破裂，或有缓慢出血的状况时，泡温泉反而会造成出血过多，使疼痛加剧，患处变得更难以治疗。

错误二：身体倦怠时立即泡澡

当身体感觉沉重或有倦怠感的时候，不能立即泡澡。如果是发炎引起的疼痛，泡澡反而会使患部恶化。

正确做法：刚疼痛时冷敷并安静休养

身体刚开始疼痛时，要安静地坐下或躺下，先冷敷患部。如果想要清洗身体，不要泡澡，要用温凉的水尽快洗好，待肿胀和发热退去后再考虑泡热水澡或热敷。

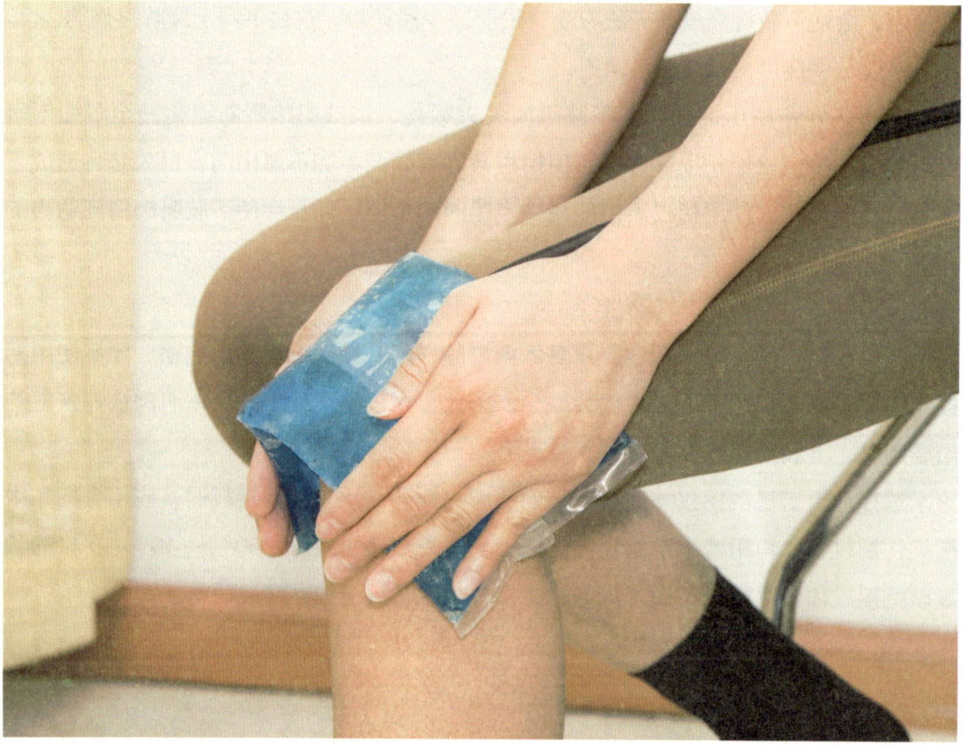

误区六：上下楼梯时不用扶手

在日常生活中，有些人会选择爬楼梯的方式来锻炼身体。在爬楼梯时，我们要注意一些问题，才能避免对膝盖和下肢造成伤害。以下是一些在上下楼梯过程中常见的错误：

错误一：爬楼梯时不用扶手

对于很多腿脚灵活的年轻人来说，楼梯的扶手只是一个起到防护作用的护栏。但很多人却不知道，人在上下楼梯时，膝盖的承重量约为体重的7倍，爬楼不用扶手无形中增加了膝盖的负担，久而久之，下肢就容易出现一些问题。

错误二：一步两个台阶

有的人爬楼梯时为求速度，一步上两个台阶，甚至一步跨过好几个台阶。殊不知，这样爬楼梯的速度是快了，但由于膝盖弯曲的弧度更大、负担更重，对膝盖造成的伤害也就更大。

正确做法：爬楼梯时利用扶手

为了减少上下楼梯时对膝盖的负担，要充分利用楼梯的扶手，这样不仅有利于保护膝盖，对整个下肢也有好处。

误区七：穿松的鞋子减轻下肢负担

“千里之行始于足下”，为了避免足部受到伤害，选择一双适合自己的鞋子显得尤为重要。一项数据调查结果显示，成年人的脚病与多种因素有关，其中64%源于穿鞋不当。为了避免我们双脚的“保护神”扮演破坏者的角色，要注意下面这些错误的穿鞋方式：

错误一：穿鞋跟过高的鞋子

人在穿高跟鞋走路时，为了保持身体平衡和稳定，膝盖会不自然地弯曲，这必会给膝盖造成很大的负担，而且在这种情况下，身体很容易前倾，一不小心就会扑倒，相当危险。

错误二：穿拖鞋或脚后跟没有包覆的鞋

穿着拖鞋或脚后跟没有包覆的鞋走路时，脚跟会浮起很多，姿势也会随之变得不稳定，不但影响身体平衡，也给脚尖和下肢带来很大的负担。如果鞋跟很高的活，会使脚往旁边歪斜，在这种情况下，为了维持身体平衡，很容易一不小心扭伤脚踝，甚至会对下肢造成伤害。

正确做法：选择适合自己的鞋子

应该是鞋跟以2厘米为最佳，最好不要选择鞋跟在5厘米以上的鞋子。拖鞋前脚掌的包覆最好能延伸到鞋子一半以上的位置，这样走路时才有利于稳定。鞋子的大小不仅要能穿进去，还必须让脚趾轻松活动。

误区八：厕所里的“马拉松”

许多人喜欢在上厕所时玩手机或看书，于是上厕所变成了一场“马拉松”，这可不是一个好习惯。长时间蹲厕所不仅影响身体的血液循环，还会对下肢造成伤害。

错误一：直接起身

人从下蹲到站起的过程中，会对膝盖造成很大的负担。所以，如果厕所装有扶手，起身时要借助扶手慢慢站起；如果没有扶手，要用手扶着墙壁慢慢站起来。理想的扶手位置是坐在马桶上就可以轻松够到，位于腰和肩膀之间为最佳高度。

错误二：上厕所时间过长

无论是蹲式排便还是坐式排便，时间都不应超过10分钟。蹲式如厕时间过长可导致直肠静脉曲张，易引发痔疮，且病情的轻重与时间长短有关，时间越长发病概率越高。而坐式如厕时肛门周围的肌肉会牵拉直肠，使得排便需要更加用力，肛裂和便秘等病症就更容易发生。

正确做法：结合蹲式排便与坐式排便的优点

坐在马桶上方便时，条件允许的情况下可以在双脚下垫个物体，如矮凳、几本厚杂志，把双脚垫高，使大腿面保持水平，不但能舒服地坐着排便，还能继续蹲式排便的优势，这样更有利于排便。

误区九：搬东西用蛮力

很多人在拿东西、搬东西或抱小孩时会有一些不良习惯，若长时间不注意，这些不良习惯容易引起腰部或下肢损伤。因此，我们要及时改掉这些不良习惯。

错误一：单手提重物

一手提行李或购物袋很容易使身体倾向一侧，这时应把物品分装在两个袋子里，用两手来提，这样左右两侧重力均等，身体也容易保持平衡。另外，还可以选择使用双肩背包。

错误二：弯腰拿低处的物体

许多人从地上捡东西、抱小孩或宠物时，都会直接弯腰将其抱起（拿起），这一动作不仅容易使人一不小心扭到腰，还会对下肢造成很大的负担。

正确做法：搬东西时完全蹲下后再将东西搬起

搬物品时要先走到物品前面，双脚打开，与肩同宽，完全蹲下后，再将物品轻轻搬起。带婴儿外出时，要尽量利用婴儿车。背着婴儿就如同在背上负重走路一样，会对膝盖造成很大的负担，即使是抱在手上也同样有负担，而且长时间抱着婴儿，会影响手臂的血液循环。

误区十：经常托腮或长时间头侧一边讲电话

开会时、看书时、脑袋有点儿晕时，甚至装可爱时，不少女孩子都喜欢用手支撑着脸。另外，还有的人在忙碌时经常会头侧一边讲电话。以上这些小习惯都容易造成面部及颈部的损伤。

错误一：经常用手托腮

很多人在思考问题或发呆的时候，总会不自觉地单手或双手托腮，这样一个不经意的动作，其实也是“毁颜”利器。长时间托腮后，把手放下来时，一定会感到面部发麻、下巴发红，这些症状就是面部血液循环不畅造成的。

错误二：长时间头侧一边讲电话

我们经常能看到在办公室里忙碌的人或是在家中忙于家务的人为了不中断手中的活，常会将话筒夹在脖子上讲电话。如此一来，颈部肌肉会过度用力收缩，颈椎容易受伤。同样，侧着身子在沙发上睡着了，如果长期往右侧弯，右边的椎间盘或关节容易退化。

正确做法：想问题时多起身走走；避免长时间头侧一边讲电话

思考问题时要多起来走走，或将双手放在后颈，扭转颈部，保证脑部血液流通。如果有托腮的习惯，坐着的时候在手中拿一本书或一支笔，时刻提醒自己。接电话时，最好能停下手中的工作，待通话结束后再继续工作，或使用电话的免提功能，或使用耳机接听，这样不至于耽误手头的工作。手持电话应放松肩部，头颈直立，不要用力握话筒，至少10分钟换一次手。

误区十一：做家务时长时间站立或反复弯腰

对于家庭主妇来说，每天都会进行一些家务劳动。虽然现在科技发达，许多家用电器大大减轻了家庭主妇的负担，但有些家务活仍免不了需要长时间站立或反复弯腰，时间一长或稍不注意，就会使身体受到伤害。

错误一：操作台过高或过低

由于装修时设计方面的原因或个人身高方面的原因，家中厨房的操作台总不能完全符合我们的操作习惯。操作台过高或过低均会导致腰部压力大增，拉伤颈脖、双肩及腰部肌肉。

错误二：反复的弯腰动作

我们在晾衣服、擦窗户或做其他清洁工作的时候，常会不自觉地弯腰，这会对腰部、下肢和膝盖造成很大的负担。此外，熨衣服时站立、弯腰或坐在地板上，也会给下肢带来持续性的负担。

正确做法：操作时操作台应略低于手部

在操作台前操作时，双脚分开与肩同宽站立，双肩自然下垂，肘部弯曲90°，切菜台比手部略低即可，如果过高可以加个脚凳。为了避免重复弯腰动作，可以把洗好的衣服放在较高的位置，理想的位置高度应该是与腰平齐，这样干活时就会觉得比较轻松。清洁时应选择不用弯腰、挺直脊背就能打扫的拖把或专用清洁工具。清扫房间时还要注意保持身体平衡。如果总是用同一只手拿着扫把或吸尘器，身体很容易歪曲，所以要每隔几分钟换一次手。

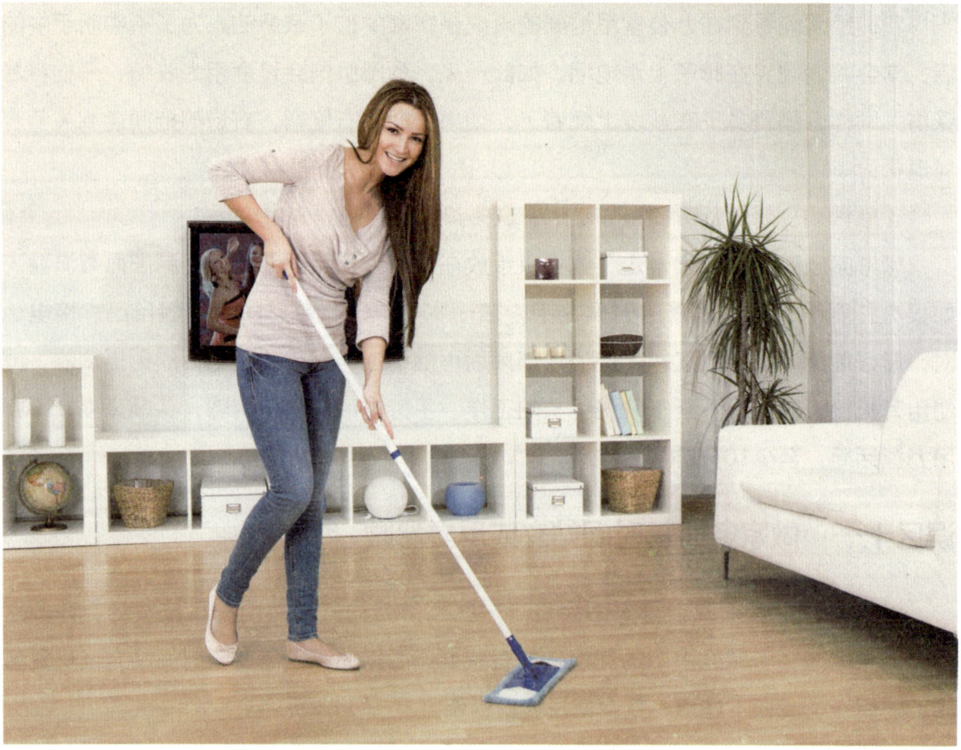